中醫思學踐悟錄

张西俭 著

张西俭名中医传承工作室协助整理

人民卫生出版社

图书在版编目（CIP）数据

中医思学践悟录 / 张西俭著 . —北京：人民卫生
出版社，2018

ISBN 978-7-117-26329-0

Ⅰ.①中… Ⅱ.①张… Ⅲ.①中医临床－经验－
中国－现代 Ⅳ.①R249.7

中国版本图书馆 CIP 数据核字（2018）第 067829 号

人卫智网	**www.ipmph.com**	医学教育、学术、考试、健康，
		购书智慧智能综合服务平台
人卫官网	**www.pmph.com**	人卫官方资讯发布平台

中医思学践悟录

著　　者：张西俭
出版发行：人民卫生出版社（中继线 010-59780011）
地　　址：北京市朝阳区潘家园南里 19 号
邮　　编：100021
E - mail：pmph @ pmph.com
购书热线：010-59787592　010-59787584　010-65264830
印　　刷：北京画中画印刷有限公司
经　　销：新华书店
开　　本：710×1000　1/16　印张：18　插页：4
字　　数：343 千字
版　　次：2018 年 5 月第 1 版　2018 年 5 月第 1 版第 1 次印刷
标准书号：ISBN 978-7-117-26329-0/R·26330
定　　价：69.00 元

打击盗版举报电话：010-59787491　E-mail：WQ @ pmph.com
（凡属印装质量问题请与本社市场营销中心联系退换）

著者简介

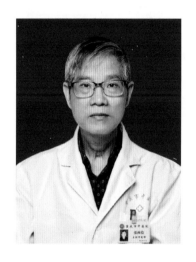

　　张西俭,生于 1944 年,先后就读于上海中医学院(今上海中医药大学)、成都中医学院(今成都中医药大学),医学硕士,重庆市名中医,现为重庆市中医院主任中医师,第四、第五、第六批全国老中医药专家学术经验继承工作指导老师,"张西俭名中医传承工作室"导师,重庆市文史馆馆员,2017 年获评首届全国名中医。公开发表《〈内经〉虚实理论中有无说辨》等学术论文 10 余篇,经弟子整理、总结公开发表《脉诊与辨证》等学术论文 5 篇,著有《张西俭脉论脉案集》,主编或参编《重庆中医急症 55 年(1950~2004)》等学术论著 9 部。

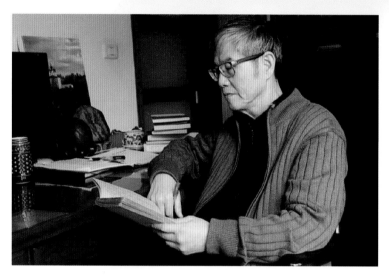

2017 年于书房

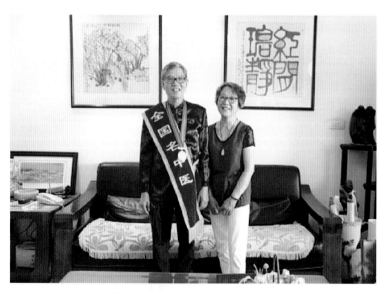

获评首届全国名中医后,伉俪合影

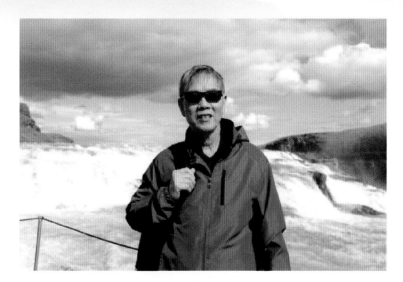

2017 年于冰岛

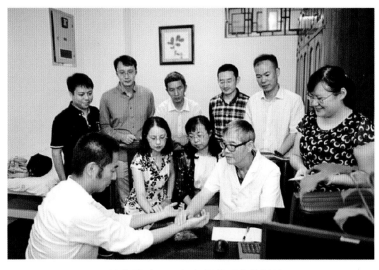

互诊与论脉——与入门弟子集体讨论

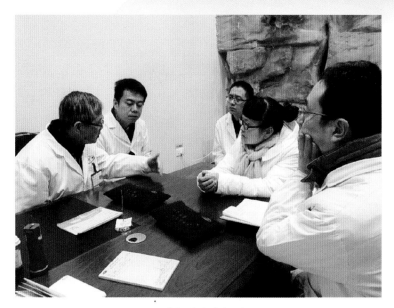

门诊析脉论案（一）

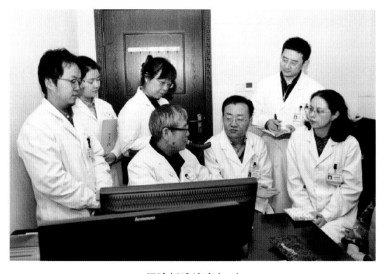

门诊析脉论案（二）

工作室纲领

宗旨：坚守临床，传承发展，服务民众。

目标：探索和发展以实践为基础的理性中医临床医学。

理论路线：辨证论治，辨在病机；病机之明，在于结构；法随机立，药与法合。

技术路线：脉诊为先，四诊合参。

作风：诚实为人，团结友爱；争鸣好学，严肃认真；科学求实，锲而不舍。

张西俭先生手书

张西俭名医传承工作室纲领

宗旨：坚守临床，传承发展，服务民众。

目标：探索和发展以实践为基础的理性中医临床医学。

理论路线：辨证论治，辨在病机，病机之明，在于结构，法随机立，药与法合。

技术路线：脉诊为先，四诊合参。

作风：诚实做人，团结友爱；争鸣好学，严肃认真；科学求实，锲而不舍。

自　序

　　1962年考入上海中医学院（今上海中医药大学）医疗系专业，自定的人生目标是学成之后要当一个好的中医。但即使在毕业后的数十年间，也从未想过要给自己出一本医集。

　　我写的第一篇医学论文是1979年至1981年在成都中医学院（今成都中医药大学）研究生班学习期间必须要交的硕士学位论文：《论气机学说》。毕业后又陆续写了一些文章，作文的原因部分是禀命于师长和领导，更多的是因对一些专业问题不解，因而翻书、求教，继而思考，然后留意临床体验，如果有所得，则笔之成文。40余年来也不过30来文，公开发表者仅10余文而已，可见不是一个丰产的治学者。而且作文甚慢，有的文章写写停停，反复修改多年乃成，但今天读下来仍感有所不备，仍需要修改，足见我还是一个钝思的人，所以常常感叹文不胜其改，作文太累。以上是过去未曾想过要出个人医集的两大原因。

　　2009年至2015年先后担任第四、第五批全国老中医药专家学术经验继承工作指导老师，2013年始国家中医药管理局在重庆市中医院筹建、验收"张西俭名中医传承工作室"，我担任导师。这三件事促使我考虑出于教习传承的需要，应将历年所写所思的东西整理出来。后人民卫生出版社约稿，于是决定编写一本医集。稿成后因字多又分编为二本书，本集书名《中医思学践悟录》者，乃本医集的内容不过总结本人此生对中医学术和临床经验的学习、思考和临床实践之得而已，另一本为《张西俭脉论脉案集》。

　　回顾40多年来的医学经历大致分两个阶段。第一阶段从上海中医学院本科学习开始至1979年考入成都中医学院研究生班为止，注意力集中在方药知识方面，以为只要多多熟悉药性、多拿到几张秘验方就可以取得良好的临床疗效。这种工作对于初出茅庐的我来说有一定作用，起码减少了初试临床的惶恐。象征性的工作是整理了一厚本的中药资料和三日记本的方歌集，其中的方歌部分是抄书，部分则按自己的口读习惯改编或自编，供自习之用。

　　在大学本科毕业后的10来年中，渐渐发现仅凭方药知识还不能成为高水平的中医师，按病、症、证索方治病仍有许多不顺之例。所谓秘方、验方、专药，临床试用之后或有效或无效但不明其理。当时以为乃用方识药不够精熟，在缺乏名师指点的条件下，热衷于读古今名家医案，希望从中能得到启悟。案书买了不少，常阅者有清代叶桂《临证指南医案》、民国《丁甘仁医案》、近代《蒲辅周医疗经验集》。读案初期似坠云雾之中，根本不明白案文的内涵，久之懂一些，并且渐渐明白名师之术，或取之于前人、他人和老师，或自我总结，总有观点思路和经验为其分析、判断案情和组方用药提供方向和依据，而且像上述叶、丁、蒲诸家，药轻方简却屡起大疴，其医术之深绝非单纯的方药一端所能理解，其识证之深、立法遣药之精必有好的理论和临床思想支持。当然好的经验也很重要，但好经验一定在好的临床思维组织下方能发挥好的治疗作用。犹如兵家治军打仗，丰足的粮草、精良的武器、充裕的兵力只是具备了取胜战争的物质条件，尚需正确的军事思想和临阵正确的判断、指挥才能打赢战争。而且我的中医研究生专业就是"中医基础"，所以我从研究生班毕业之后就比较注意中医基础和临床的理论以及临床思维方法的再学习，选题锁定在中医的思维方法、气机学说，并慢慢扩大到虚实理论、方剂基本配伍规律、《伤寒论》中的气机气化问题、脉诊理论、病机结构、中医辨证论治精神等方面。同行中有议之为虚思空论，有时做讲座，听众之中往往希望多介绍经验方、用药经验和治病诀窍。但我却感到随着学习、思索的深入，对临床能力的提高助益甚多，每诊病患，胸中渐渐有所成竹，看问题开始有角度、有方向，所以学习、探究中医的理论问题和思维方法至今乐此不疲。学生皆认为我在脉诊上有所成就，但我的脉论和脉诊经验正源自对中医思维方法、虚实、气机、病机等理论问题的学习和思考，而且脉诊上的提高也是立足于关于脉诊的理论思考，并联系实践，是领悟到的中医基础理论观点在脉诊上的再领悟。同样的关系也见之于对感证热病、高血压病、湿滞互结证、变态反应性皮肤病等临床课题的探索。

总之，正确的基础理论和临床理论以及思维方法因能够提供分析判断病情的观点和方向，能够正确地对信息资料进行取舍、组织、分析和综合，能够从临床表象深入病情的内部本质，能够帮助正确运用前人和自身的临床经验，并由此及彼、举一反三，从而是十分严肃、重要的足以终身为之学习、思考和实践的医学课题，是中医临床工作进入理性思维，而不仅仅是经验的再运用的基础。这是我的观点。但我丝毫没有轻视医疗经验的学习、总结与实践，没有临床经验，理论思考将是无本之木、无水之舟，是随心无据之思，只是不赞成唯经验主义，不主张盲目非理性的临床路线，十分期待中医界在足够的经验基础上能产生新的理性升华。而且明白理论知识都存在历史的和个人的局限性，则需要中医学术通过个人与代际之间的传承发展来完善，需要以实践为检验其价值的最终标准。在中医学术发展史上轻言妄论和言必称古、墨守成规都是妨碍中医学术进步的倾向。我自信这本医集中的观点有其丰实的临床实践基础，但中医学术界将如何评价，除了本人和学员们的进一步努力外还有待更多业者的临床实践的再检验。

本医集分医论和临床二篇,医论篇着重于讨论《内经》《伤寒论》、中医基础、方剂配伍等理论问题。临床篇为对一些病、症、证诊治经验的总结和探讨。共 26 文,最后附录本人的若干自拟方。各篇之间在体例上本无统一性,多为历年来发表或演讲的文章,少数为教习弟子用的未发表稿。为达到鲜明观点之效,对同类议题作了一定的整合,鉴于历代至今,医者自拟的经验方越来越多,不胜注目,从历史来看过多的方剂作用有限,被尘封者多多,所以不太愿意将自身的临床经验——局限和固定在自拟方上,强调以理执方,举一反三,活用方药为盼。

有必要解释,医论篇诸文中关于虚实、气化、气机(气化、气机变化合称为气变)三个课题,是中医学术在黑箱条件下,对人体的三个认识切入点,有了这三个切入点,才会形成许多独特的、可以称之为中医的学术内容。换言之,欲深入理解中医学术知识,而弃虚实、气化、气机思维是不可能做到的。其中"虚实"即古人对人体各种因素量的变化(程度变化)的归纳,视生命过程中各种因素(生理的和疾病的)彼此量的平衡与失衡为基本的生命活动特征,构成虚与实的动态关系,是比较思维在宏观黑箱条件下运用的产物。气化乃透过表象深入了解人体内部各种因素之间的转化,气机活动则是对物质与能量运动的空间分布作出描述的概念。而医论中关于病机结构的阐述则涉及辨证论治的核心内容,对方剂相反相成的讨论又关乎中医方药配伍技巧中与相济相成并立的最基本的配伍规律。此外在本书姊妹作《张西俭脉论脉案集》中着重讨论了以病机、脉气变化为基点的脉诊理论和技术。这六个课题都是中医学术有待深入的基本面,因其重要性斗胆写了几篇文章。如果说笔者的讨论存在失误与肤浅,希望读者切勿因此嫌弃对这六个课题的学习与探讨,但笔者因在医疗生涯中思学践悟过这些课题而感到庆幸。

当前中医学界,受西方科学影响,普遍认为科学内容必须按西方科学的标准经实验验证,才具有科学性和可信度。其实在一定条件下(不得已的条件下)观察表象,运用思维工具深入本质,并长时间地在人体身上观察、验证、纠误,这也是一种科学验证,得到历史实践检验的知识也拥有科学性和可信度。只是这种科学验证方法非经较长的历史摸索和检验过程是不能完成的,所以这种科学发展模式比较低效、迟缓,不被当代科学界所接受。但问题是,古人的低效、迟缓,因其课题之高难复杂,今人也高效、快速不了多少,高效、快速研究中医学术的基础方法还不成熟或不具备,在这样的形势下,古人为今天的国人做了许多"笨"事,形成了一个学术体系,则今天的国人如何可以慢待祖先的努力和成就?

本医集各篇文章都是写于不同年份的独立之作,为说理需要,彼此之间同一观点不同程度的复述在所难免,这是学术观点的伸展与交错,敬请勿以赘言看待。

在编写中对刘时觉《宋元明清医籍年表》一书的资料屡作引举,系认为该书是一本比较详尽可靠的医籍书目力作,深以为能拥备一册为幸。

编写本医集,众弟子如朱丹平、岳锐、陈中沛、梅翔、张旗、赵颜俐、路瑜等皆在整理、打印以及其他的相关事务中付出甚多。

真诚期待同行斧正。

张西俭写于重庆琴阆蒲牢书室

2016 年 3 月

目　录

医　论　篇

临 床 篇

医论篇

第一章 《内经》二论

第一节 《内经》虚实理论

中医虚实理论起源于《内经》,长期以《素问·通评虚实论》的"邪气盛则实,精气夺则虚"为理论论据,从而将虚实理论规范在邪与正的病机关系方面,并发展为八纲虚实的证治体系,是中医学重要的基础理论之一(以下简称这一特定的理论为"邪正说",简称这一特定的概念为"邪正虚实"。将《素问·调经论》提出的虚实病机论简称为"有无说",相关概念简称为"有无虚实")。

但《内经》关于虚实的论述远不止邪正说,曾经有学者指出《内经》虚实的多样性[1-3],但未及深入、全面地讨论。近年来出版的权威的《中医药高级丛书·内经》(人民卫生出版社,2000 年)也指出:"《内经》的虚实有多种","而现在讲虚实,一般系指邪正盛衰病理"。笔者认为《内经》记述的不同范围的虚实并非各不相干,而是在思维上同源,概念上可概括统一,内容互成结构的理论体系,是《内经》时代及之前的中国古代医者观察和理解生命活动的一种理论工具,其内容广义,对临床则以邪正说和有无说这两种虚实病机理论为要,广义虚实理论是读懂《内经》、掌握中医学术必需的理论认识。本文尝试对《内经》相对于邪正说而言是广义的虚实论作一框架性分析和讨论。

一、《内经》虚实理论的广义性

(一)虚实概念

1. 概念的表达 《内经》虚实论时常使用二类各自义近又相互对立、表示程度,亦即量的变化的述词,其一如"虚""衰""竭""绝""尽""终""微""弱""无""少""不及""不足"等;其二为"实""盛""壮""满""聚""多""有""太过""有余""甚"等。所见篇目占《内经》篇目总数的 65% 以上,是《内经》比较突出的用词现象,足以表明从量变角度来认识人体已是《内经》基本的医学思维方法。有关的述词虽多,给予定义而且转化为专用名词的仅有"虚"和"实",原文共四处:"何谓虚实?……邪气盛则实,精气夺则虚"(《素问·通评虚实论》);"言实与虚者,寒温气多少也"(《素问·针解篇》);"夫实者,气入也;虚者,气出也;气实

3

者,热也;气虚者,寒也"(《素问·刺志论》);"有者为实,无者为虚"(《素问·调经篇》)。先不论这四处虚实的定义有否关联,仅从《内经》对虚实反复释义这一点而言,"虚""实"确是《内经》反映人体量变的基本概念的规定性术语,而盛衰、有余不足等词为其含义的表达。故张介宾直释虚实为:"有余不足也"(《景岳全书·传忠录》)。犹如《内经》阴阳学说的基本概念是"阴阳",但不时以水火、雌雄、升降等词转述一样。

2. **概念的主体** 据《内经》记载,自然界中日月、四时、气运等有虚实,是对自然界阴阳盛衰变化的描述;人身脏腑、经络、气血、体质等也有虚实,反映生理或病机因素的强弱、聚散、有余不足之变。虚实的对象固然总分天(自然界)与人两个方面,但当时崇尚"人与天地相参"的自然观,故"善言天者必应于人"(《素问·气交变大论》)。《内经》讨论自然界虚实的目的,在于联系和说明人体相应的虚实变化,如内容深奥复杂的运气学说,要点不外是气运的盛衰消长的周期和非周期变化、长周期与短周期的变化对人体的影响,故人是《内经》虚实概念的主体。

3. **虚实的基本概念** 《内经》频繁而广泛地用虚实说明自然和人体(主要是人体)的很多变化,但都表示被观察因素的强弱、盛衰、聚散之类量的变化,这些变化具有因素在变化前后或因素之间的比较性质,用来考察因素的变化程度与所处的形势。因此虚实虽然在不同的讨论范围所指有别,但其基本概念可归纳为:主要反映生命活动多层次、多方面的生理和病机因素的可予比较、评估的变化程度,本质上是一定角度的量变概念。这个定义能够涵盖《内经》所有的虚实对象和变化,相对于邪正虚实则广义得多。需要指出,从现代的眼光来看,《内经》的虚实对象(因素),常界定不够清晰,对虚实变化的程度,判断也不够精确,所以虚实应是一个综合的、动态的、模糊的量变概念,这也是虚实能够广义的词义原因。

4. **虚实的逻辑层次** 《内经》在人体范围内虚实概念的应用和表达,按其范围约可划分为三个层次:①总括人体生理、病机一切盛衰,如"天有寒暑,人有虚实"(《素问·宝命全形论》)。这"人有虚实"涵盖了人体所有的盛衰变化,因而是对于人体一切虚实变化的概括性的描述。②表示功能、体质、形神、脏腑、经络、气血等较大方面的生理或病机盛衰,如"余闻形有缓急,气有盛衰……"(《灵枢·寿夭刚柔》);"经脉者,所以能决死生,处百病,调虚实……"(《灵枢·经脉》)。这两段引文中的"盛衰""虚实"都非一脏一腑,某经某络的变化,涵盖的范围较大,但小于上一层次。③某个比较局限的具体的部位、脏腑、经络、气血津液的盛衰,生理上如"女子七岁,肾气盛……"(《素问·上古天真论》)。病机变化如"荣气虚则不仁,卫气虚则不用,荣卫俱虚则不仁且不用"(《素问·逆调论》)。以上三个层次反映《内经》虚实概念的运用,由具体到抽象、局部到整体是连贯的。

5. 虚实概念的分化 虚实基本概念运用于不同的层次和范围时,派生出一些子概念,其中有的仍沿用虚实为名,如讨论病机有《素问·通评虚实论》的"邪正虚实"和《素问·调经论》的"有无虚实"。而《素问·玉机真脏论》的"五实""五虚"则为证(症)的名称等。也有不以虚实为名的描述。如"太阳常多血少气……"(《素问·血气形志》)。虚实之名虽一,但各自反映不同内涵的被考察因素的量变,因而不能混为一谈。

(二)《内经》虚实理论的内容结构

《内经》上穷天纪、下极地理、中悉人事,皆有虚实的描述。但阅读时,虚实论的内容的确定,不可仅仅依据文句中应用"虚实"与否。《内经》有些"虚""实"意义特殊,如脉象虚实,是所记载的数十种脉象之中的两种,既缺乏贯透全部虚实理论的性质,也非作为虚实基本概念在脉象理论中的子概念而涵盖所有的脉象变化,虚实脉象只是同类事物中的两个个别事物的称谓,不具备比较全部脉象属性的程度的功能,故这种脉象的虚实名称就不是《内经》虚实理论内容的一部分。《内经》虚实论的内容应是以虚实及盛衰有余不足等含义为概念线索,探讨人体一定角度的量变,旨在比较和评估被考察因素的变化程度及相互形势,从而反映生理、病机、病证、治疗、预后、养生等规律。

1. 人与天地同虚实 人体气血随星宿天周、月亮盈亏、运气升降、四时往复、昼夜交替及地势高下等自然变化,而呈现阴阳、表里、上下、经络之间的盛衰沉浮,大要是天地阳隆气盛则人体气血转旺、趋实浮表,反之则转虚沉里,如"月廓满则血气实"(《素问·八正神明论》)。并提出不违时序和地理,随自然界盛衰而宜之的养生原则,如"春夏养阳,秋冬养阴"(《素问·四气调神大论》)。

2. 脏腑经络气血的功能性虚实

(1) 脏腑:如"女子七岁,肾气盛……,(丈夫)七八,肝气衰"(《素问·上古天真论》)。

(2) 经络气血:这方面的论述常结合天人相应的观点。①四时盛衰:"春气在经脉,夏气在孙络"(《素问·四时逆从论》)。②阴阳冷暖盛衰:"是故天温日明,则人血淖液而卫气浮……天寒日阴,则人血凝泣(涩)而卫气沉……"(《素问·八正神明论》)。③昼夜盛衰:"卫气者,昼日行于阳,夜行于阴"(《素问·疟论》)。其中不乏关于生命节律的描述。此外经络某些固有的属性也呈现虚实不同,如"太阳常多血少气,少阳常少血多气,阳明常多气多血……"(《素问·血气形志篇》)。

3. 体质虚实 体质是个多因素的概念,故《内经》从几个方面观察虚实之变。

(1) 阴阳气血偏向:如"太阴之人多阴而无阳……"(《灵枢·通天》)。

（2）形体特征：《灵枢·卫气失常》提到人有脂、膏、肉等体质区别，膏者多气，肉者多血，脂者血清而气滑少。《灵枢·阴阳二十五人》甚至从髯须和阴毛的生长状态来判断经络上下部位的血气盛衰："足阳明之上，血气盛则髯美长……足阳明之下血气盛则下毛美，长至胸……"。

（3）皮肤颜色：黄赤者多热气，青白者少热气，黑色者多血少气"（《灵枢·五音五味》）。

（4）性别：《灵枢·五音五味》指出妇人由于生理上数脱血，故"有余于气，不足于血"。

（5）生殖能力：《素问·上古天真论》分析年老而仍具生育能力者，系"天寿过度，气脉常通而肾气有余也"。以上概列《内经》说明体质虚实的五个方面，但不外阴阳气血的个体差异。

4. 病证虚实　记载丰富，奠定了后世虚实辨证的基础。如"脉盛，皮热，腹胀，前后不通，闷瞀，此谓五实"（《素问·玉机真藏论》）。"形气不足，病气有余，是邪胜也……"（《灵枢·根结》）。又《素问·通评虚实论》："所谓重实者，言大热病，气热脉满，是谓重实"。"脉气上虚尺虚，是谓重虚"。《灵枢·海论》"气海有余者，气满胸中，悗息面赤；气海不足，则气少不足以言；血海有余……，血海不足；……水谷之海有余，……水谷之海不足；……髓海有余，……髓海不足；……"。《素问·奇病论》："有癃者，一日数十溲，此不足也。身热如炭，颈膺如格，人迎躁盛，喘息气逆，此有余也……"等。比较独特的有经络皮部的虚实望切诊断，《灵枢·周痹》记载："故刺痹者，必先切循其下之六经，视其虚实及大络之血结而不通，及虚而脉陷空者调之"。然惜具体内容欠详，有待研究。

《内经》大量的有关论述，表明当时对病症虚实属性的判断的重视与应用，从而在极其尊重古训的中国医学发展氛围中，虚实辨证必然成为历代医家专注的课题。

5. 病机虚实　病机虚实是《内经》虚实论最重要的内容，有专篇总结，其理论分"邪正虚实"和"有无虚实"两种。前者由《素问·通评虚实论》提出，以"邪气盛则实，精气夺则虚"为定义，反映邪正的力量形势和疾病转归的基本规律。后者由《素问·调经论》提出，认为阴阳经络气血匀平为健康、经络血气不和致百病，根据"气血以（已）并，阴阳（经脉）相倾"的病机规律，用"有者为实，无者为虚"的概念描述经络气血的输布失调，以此说明不同部位的病变何以存在内在的联系（详本节之"二"）。

6. 虚实治则治法　"虚者实之，满者泄之"。无论针、药、熨灸均具体归结为补、泻（藏、泄）二法。指导思想是："必先岁气，无伐天和"（《素问·五常政》），扶正损邪以及注重调正局部之间的气血分布平衡。

以上内容可概括为自然与人、生理与病理、病机与病证、辨证与治法四个基本范畴,并概以病理(病机、病证)为总领,诊治养生为目的。如体质因素本属于生理方面,但"古之善用针艾者,视人五态乃治之,盛者泻之,虚者补之"(《灵枢·通天》),强调体质知识应为临床所用。显然,古代医学的首要任务在于积极探索诊断、防病、治病的基本规律,因而远离医疗卫生实践的理论,不易受到重视。为此《内经》设《素问·通评虚实论》和《素问·调经论》两篇专论,分别阐述邪正说和有无说,专述虚实的病机、病证、治疗。这是《内经》虚实理论的核心内容。

(三)《内经》虚实理论的特点

1. 虚实的思维特点

(1) 模态定性思维:虚实虽是关于被考察因素量变的概念,但《内经》及之后很长的历史时期中,并不拥有精确定量分析的手段,对于自然和人体的虚实变化,只能在阴阳学说、五行学说、精气学说等中国古代哲学思想以及事物永恒运动观、整体观等当时的自然观的指导下,予以宏观观察、思维推理,从而高度概括地了解人体。因此虚实论在总体上缺乏定量的公式和常数,判断虚实变化是通过对现象特征的观察、悟解而得,所以极少使用数量词,而主要用盛衰、多少、太过不及、有无等能够定性涵盖面较广但模糊的述词表达。《内经》之后虚实理论的应用与发展,也被迫在是否存在"虚实"这一认识层面上展开,倾向于对人体的虚实量变作出模态定性的分析或判断。如八纲虚实的辨证就是一种模糊的定性判断。由此,虚实论原本从考察量变出发,最终发展成对虚实状态的模糊定性分析。显然,虚实的模态定性的思维特点,在实践时由于确定与不确定因素交织,其准确性较多地依赖经验和悟性。

(2) 关于受察因素的动态关系的思维:人体及自然界有不计其数的量的因素,如前所述,《内经》虚实论所考察的量,主要是关于阴阳、气血、脏腑、经络、邪正及五运六气等在生理、病机过程中的相互关系,及各自在变化前后的状态,了解变化的状态与趋势是其目的。所以虚实的思维建立在被考察因素的动态过程和因素之间的相互关系上。

(3) 视虚实为事物变化基本特征的思维:《内经》中关于事物运动的基本特征的认识有多种,如阴阳属性与变化、结构的五行平衡—失衡—再平衡机制、升降出入等。虚实概念的出现和相关理论运用,标志中医学术视虚实为自然界和人体变化的基本特征,人体虚实又是自然界虚实变化的一种体现,比较观察对象的虚实变化程度和相互形势是中医学认识人体生命的一种重要的方法,这可由《内经》对于虚实的论述之多以及在后世邪正说较早地得到发展这两点得到印证。虚实变化的普遍性被定势地反映在思维上就成为《内经》的一种专业思维方法,本质上是辩证思维和模糊思维的具体体现。《内经》时代的医家面对无比复杂的变化,没有束手无策,而是一分为二地将一定角度、一定类别的量变现象,天人一理、常异相察、按性分类、形成概念,执简驭繁、模态地把握其规律。

2. 理论内容的特点 《内经》"虚实论"与后世邪正说相比:①更突出被考察因素的变化程度在生理、病机上的整体意义。②内容丰富、涵盖面广、互相渗透、相互为用。③虚实的概念层次齐全,个别与一般相结合,子概念(狭义虚实)与基本概念(广义虚实)相辅。④强调天人一理、生理与病机相系,而角度专一(考察生命活动某些类型的量变)、范围宽广(涉及自然、人及人的各个层次)、信息含量丰富是《内经》虚实论的基本特点。

(四)《内经》虚实理论在后世的发展——邪正说一枝独秀

综上所述,《内经》虚实理论是关于人体多方面、多层次,涉及正常和异常,以异常为重点的多种因素的盛衰、有余不足、聚散变化的理论。

鉴于虚实病证的定性与病机分析,也即虚实辨证理论与技巧,是虚实理论能应用于临床的关键。其中虚实的病机分析是相关病证判断与制定临床策略的依据和前提,后两者是前者思维运动的延伸结果,三个环节共同形成虚实辨证的过程。所以《内经》之后许多医家均致力在虚实辨证的运用、丰富和完善方面作出贡献,但几乎都局限于邪正说的应用和发展,其中里程碑式的贡献在汉代和明清时期。(汉)张机(仲景)将邪正虚实辨证进一步运用于伤寒六经辨证和杂病辨证,比较《内经》,虚实辨证不再仅仅是说病,而是对疾病的论说和治疗都具体化、系统化,形成完整的理、法、方、药体系,如此,邪正虚实和其他辨证论治具备了临床的可操作性和可期待的疗效。故学术界将张机视为中医辨证论治的创建者。不过《内经》和张机《伤寒杂病论》都没有对包括邪正虚实在内的八纲辨证作出明确的理论概括,有其实无其说。

宋金时期,许叔微著《伤寒发微论》两卷,指出:"伤寒治法,先要明表里虚实,能明此四字,则仲景三百九十七方可坐而定也"。虚实与表里皆被规定为伤寒辨证的纲领。

虚实作为八纲辨证中的两纲,正式提出时代为明、清。据《中国医籍考·卷六十·方论三十八》记载:张氏三锡《医学六要》,"锡家世业医,致志三十余年,仅得古人治病大法有八,曰阴曰阳,曰表曰里,曰寒曰热,曰虚曰实,而气血痰火尽该于中"。张三锡为明代医家,1609年著成《医学六要》,总结古人治病大法有八(纲),显然不是独创新知,而是自《内经》以后中医临床的实际内容,但将虚实与阴阳、表里、寒热概括为临证八大法,则为较早之论。以后张介宾在《景岳全书·传忠录》中分别有表里、寒热、虚实六变为医中关键及阴阳为医道的纲领之说,(清)程国彭(钟龄)《医学心悟》也指出:"病有总要,寒热、虚实、表里、阴阳八字而已"。至此邪正虚实成为八纲中的两纲,亦即形成辨证上的两项理论总结已成定势。虽对八纲的提法有些医家在内容上有所不同,如陈修园以表里、寒热、盛衰、邪正为八要之名(《时方妙用·病机赋》),但盛衰亦即虚实为邪正辨证的两个要纲,这是一致的。

虽然邪正说只是其病机范围的一个分支,邪正虚实是《内经》虚实理论基本概念在病机方面的一个子概念。但《内经》之后的中医却独倡邪正说,其原因可能是邪正说:①有利于判断预后。判断预后转归是古代医学极为重要的任务,《内经》屡述"知死生之分",并有许多具体的记载可为明证。而能较圆满地回答其所以然的理论则非邪正说莫属。②抓住了一般情况下病机的一个主要方面,从而能确定治疗的方向。正如张介宾所述:"凡欲察虚实者,为欲知根本之何如,攻补之宜否耳"(《景岳全书·传忠录》)。③有显见易识、广泛存在的临床形迹,为后世临床应用和发展提供了可能性,而《内经》另一种病机虚实理论——有无虚实说的缺点正在于具体症象上的印证较模糊难辨。④迎合了古代发病与治疗思维的逻辑习惯。其一,如(清)毛世洪所言:"邪之所凑,正气必虚,奚有正气实而反生病者哉,故所谓实者,邪气实也,非正气实也。言虚者确指正气虚耳,若邪气虚又何病耶!"[4],正旺不生病,故病之盛实必为邪实所致;邪虚不害人,故病证之虚由于正衰。从邪正角度看,这是当然的逻辑。其二,"泻有余,补不足"是《内经》的重要治则,补泻什么? 被攻者必属害人不祥之物——邪,受补者一定是利于健康的祥正之物——正;邪不该受补,正不当受损,切忌犯虚虚实实之戒,所以攻泻缘由邪气盛,正虚则当受补益。从邪正角度看,这是又一当然的逻辑。以上发病和治则的思维路线将邪正(因素)、虚实(病机病证)、补泻(治法)三者关系,形成邪—实—攻、正—虚—补的模式,该模式突出了治疗上的重点,基本上有效地指导临床实践,千百年来一致被中医学术认可,"邪气盛则实,精气夺则虚"正是这一模式的经典的概念反映。⑤受中国古代"学以致用"的文化影响,后世医学易于满足邪正说的应用价值,而较少对理论的完备、严密、深刻性作进一步探讨,不注意因邪正说存在局限性,需要作更大范围的虚实探讨。

(五)全面继承发展《内经》虚实论

1. 病机上独崇邪正说的局限 后世对《内经》虚实辨证的发展,独崇邪正说是不够的。鉴于邪正说的虚实概念特指邪盛为实、正衰为虚,故遗漏和片面在所难免。

(1)淡化生理性虚实:《内经》的观点,虚实盛衰是事物永恒运动的基本特征之一,人体虚实是整个宇宙运动的一个组成部分,故讨论虚实时,尽管尚在初始阶段,比较粗糙、模糊,但视野则自天及人,由生理而病机,几乎面面俱到。后世医学发展了邪正说,对虚实病机理论在某一方面虽具深度,却忽视了对生理虚实规律的深入探讨,导致说理困难,如"年四十而阴气自半也……年六十,阴痿,气大衰,九窍不利,下虚上实,涕泣俱出矣"(《素问·阴阳应象大论》)。这段文句中"下虚上实"本可形象地运用气机升降关系注释。如薛雪注为:"阴虚则阳无所归而气浮于上[5]。《黄帝内经素问校注》解释:'阴虚故下虚,阳虚则越,故上实[6]'"。

两注相近,总之"下虚上实"是《阴阳应象大论》认识到的一种常见的老年人的生理变化,如硬以邪正界说:"人年六十,其下部阴气不足为正虚,故阴器痿软,气力大衰,九窍功能不健;阳气虚越于上,则为阳盛而邪实,故涕泪常流"。这显然十分牵强,因生理变化可有虚实,但不当分邪正。凡体质、年龄、性别、脏器、经脉等生理性质的盛衰变化都无法使用邪正说释理。

(2) 束缚了虚实病机的探讨范围:《灵枢·口问》:"夫百病之始生也,皆生于风、雨、寒、暑、阴、阳、喜怒、饮食、居处。大惊卒恐则血气分离,阴阳破散,经络厥绝,脉道不通,阴阳相逆,卫气稽留,经脉虚空,血气不次,乃失其常"。强调一切内外致病因素导致疾病时,都存在经脉、气血功能失常、血气不次(血气分布失衡)的病机。对此《调经论》作了详细的阐发,并总结出:"有者为实、无者为虚"的概念,以反映经脉功能失常、气血分布不次的病机变化,这是邪正说较难说明的(详本节之"二")。但作为《内经》虚实病机理论之一的有无说,却埋没至今,使虚实病机的探讨只囿于邪正关系。

(3) 导致对邪正关系全面性思维的断裂:在疾病条件下,邪正双方应各有虚实盛衰变化,此为事物永恒运动的一种体现,如前引(清)毛世洪所语,本为解释邪正虚实而发,然其说理时就不仅有"邪气实""正气虚"的表述,还出现"邪气虚""正气实"的提法,这是邪正各自盛衰在思维上的不可回避的反映。但按邪正说的概念,则在概念上人为地受到阻滞,邪只讲实,正只言虚。此外,像正气已虚、余邪未尽、恋而作祟,或正虽不虚,邪势微弱却隐伏难灭、久则致变,这类病机很难用邪正说的虚实术语去描述,因此,后世文献中才出现"正虚邪恋""邪伏"于某部位等表达,但仍然无法解决邪正说割裂邪正全部虚实变化关系所产生的矛盾。现代医学的进步,使当代中医学面临很多新的问题。如病毒感染的潜伏期、低水平活动或携带状态,肿瘤的前期病变或术后残存肿瘤细胞的潜伏、转移等,都需要突破邪正旧说的思维框框,以便更全面地反映邪正病机关系。

2. **发展《内经》虚实论** 至今中医各类书籍、教材、论文所论述的虚实理论即邪正说,与《内经》广义虚实论相比,在辨证施治的细节上更深入、更精确,积累了丰富的经验。但在概念的宽适性、内容的全面性方面则不足。历史上中医学术的发展常根据实践所需,从《内经》中撷取有用的信息,加以深化、实践和提高,形成新的理论概括和经验。现代中医虚实理论的发展未尝不可重复这一传统的中医学术发展模式。何况《内经》虚实论将虚实之变视为可适从一般自然规律的、普遍的生命特征,从某些类别的、综合的量变角度来反映病理、生理规律,现代生物学和医学可从中得到启发,形成许多研究课题,例如与年龄、性别、体质、自然环境条件等相关的神经体液的反应特点与强度,免疫功能的反应特点与强度,循环分布,能量的生发疏散特点与分布等生理、病理变化规律。如有进展,是可以对生命科学的发展作出新的贡献。总之当代中医学人应对《内经》虚实理论的继承和发展有重大作为,最终超越《内经》和历代医家,推动中医学术进展。

二、有无说是《内经》虚实病机理论精髓之一

中医学术崇尚医疗实践,《内经》虚实理论虽然广义,但对临床最具指导性的应在病机方面,如前所述,后世偏重于邪正说,但在《素问·调经论》中提出了另一种极具临床指导意义的有无说,这是以"有者为实,无者为虚"为基本概念的一种虚实理论。但由于文句费解,历代《内经》研究者对此都缺乏完整的认识,因此隐而不彰。笔者复习《内经》时认识到,有无说如同"邪气盛则实,精气夺则虚"之虚实理论(以下简称"邪正说")一样,也是《内经》虚实理论的精髓,特探讨如下。

(一)邪正说不能全面反映虚实病机

邪正说以《素问·通评虚实论》(以下简称《通评》)为代表作,定义"邪气盛则实,精气夺则虚"为虚实概念(以下简称邪正虚实),从邪正形势的角度,揭示有关辨证、治疗和预后规律。其概念较明确,能有效地指导临床,成为《内经》之后虚实理论的主流。宋、金、明、清时期,虚实渐与表里、寒热、阴阳同被医家总结为辨证论治八纲(详本节之"一")。从此虚实升华为八纲中的二纲,成为中医学基础理论重要的内容,并长期规范在邪正关系上。但人体的病机变化是多样的,反映在人的认识思路上,存在多种视角。如邪犯小肠,使小肠不能分清泌浊,津液偏渗大肠而腹泻、大便稀、尿少、口渴,其中病机至少存在3个环节:①病因存在,②小肠功能失常,③津液分布失衡(水走大肠,而膀胱与口则相对失布)。这一病变如不将邪正说与病因、脏腑病机以及一种能反映物质配置动态的理论相结合,则只能反映邪气和水气盛则为实的变化,却无法说明病机的各个环节,及何以水聚反而出现尿少、口渴的症状。大致上涉及经络气血津液循行、分布、配置的相对关系,单纯用邪正说很难保证理论认识与治法的统一性。对此《内经》另设虚实概念说明,如《素问·离合真邪论》说:"经(指《九针》古经)言气之盛衰,左右倾移,以上调下,以左调右,有余不足,补泻于荣输……此皆荣卫之倾移,虚实之所生,非邪气从外入于经也。"原文所谓"虚实"显然非邪盛正衰所能涵盖,或者说《内经》虚实病机理论不仅仅是邪正说一种。

(二)有无虚实非邪正虚实

《内经》关于虚实的定义除前述《通评》邪正虚实外还有三处:"夫实者气入也,虚者气出也,气实者热也,气虚者寒也"(《素问·刺志论》),"言实与虚者,寒温气多少也"(《素问·针解》),"有者为实,无者为虚"(《素问·调经论》)。在以上四种虚实概念中,①"邪正虚实"为描述邪正形势的经典概念。②"有者为实,无者为虚"是《调经论》对于经络"气血以并,阴阳相倾"病机的抽象(以下简称

"有无虚实"),对其含义及与邪正虚实的同异本文将作深入探讨,但首先应明确"有无虚实"系根据经脉气血活动而言,在理论立足点和表达上就不同于邪盛正衰之虚实。③"气出入之虚实"与"寒温气多少之虚实",原文虽然也是对经气活动的描述,应当归属有无虚实范围,但注家的解释,仍然有两种意见,如针对《刺志论》"气出入之虚实",张隐庵之注:"夫虚者须其实,气入则实矣,实者须其虚,气出则虚矣,此言气之开合也"(《黄帝内经素问集注》)。所运用之理论依据正是有无说。而吴崑注为"言实者是邪气入而实,虚者是正气出而虚"(《内经素问吴注》)。理论所依据则为邪正说。针对《素问·针解》"寒温气多少之虚实",张注:"言虚与实者,谓针下寒而气少者为虚,邪气已去也。针下热而气多者为实,正气已复也。"针下寒由于邪气去而正气未至,针下热则因正气已复至,立足于正气的至与未至为论,属于有无说之解。吴注:"寒为虚,温为实,气少为虚,气多为实。"也归于有无说之解。可见以上《素问·刺志论》和《素问·针解》两节,就后人的理解而言,没有超出邪正说与有无说的范畴,所以研究《内经》虚实病机理论应当主要在"邪正虚实"和"有无虚实"的范围内进行。

邪正虚实作为经典的虚实概念其意义明确,而有无虚实则语义较模糊,"有者""无者"的内容是什么?历代学者见解较明确的有两种:①邪气存在与否,罗东逸在《内经博议》中言:"有无者,察邪气之有无也,"此解归于邪正说。②从经脉气血循行不正立论,气血偏聚为"有"名"实",偏失为"无"称"虚"。如姚止庵在《素问经注节解》中云:"气血运行,上下循行,乃为无病,并则偏于一而病起矣""并则血与气相失而虚实分焉,是故惟并则有,惟有则实,惟有'有'、有'实',故有'无'、有'虚'也,相失者,虚实悬殊也"。姚注认为病之所起与气血循环致偏相关,循环有偏则不同部位之间气血此聚彼失、相差悬殊,即为气血相失(气血空间动态平衡受破坏),故"有""实"和"无""虚"为相共同生的病机变化。③王冰注"无者为虚"为:"气并于血则血无,血并于气则气无"。此注显然承原文"有者为实,无者为虚,故气并则无血,血并则无气"而言,原文本属费解,王冰的注义自然也不甚明了,但强调了"无"的内容是"血无""气无",即倾向于正气不足为"无者为虚"之解。又王冰注解该篇前文"血气未并"时曰:"并谓并合也,未与邪合,故曰未并也"。王冰对"并"的理解是气血与邪气并合之义。以此而推,"并"则为"有",则"有"与邪相关。总之,王冰关于"有无虚实"的认识:"有"不离邪气,"无"为正虚,仍囿于邪正关系。

以上3种对"有无虚实"概念的解释,惟姚注符合本意,理由是:①《素问·调经论》的篇名和中心内容都以经脉气血理论为基础,故对该篇提出的病机观点和虚实基础概念的理解,不可偏离经脉气血的循行、出入、来去、倾移所致的输布状态。②原文"有无虚实"的概念是针对"气血以(已)并,阴阳(经脉)相倾"而言,并接着设问:"实者何道从来,虚者何道从去?"原文没有直接作答,却以全身气血通过阴阳经腧交注,达到"阴阳匀平""九候若一"这样的气血配置为平人状态作解(这也应是:"气血未并"之义)。由此反推,"气血以(已)并,阴阳(经腧)相倾"之义,只能指阴阳(经腧)之气偏聚偏失的病机变化。有无虚实当表示气血输布异常,气血偏聚称"有"、为实,偏失名"无"、为虚,与邪正虚实含义不同。③罗、王两种解释都导致《素问·调经论》篇章前后断裂,而姚止庵的解释不仅联贯《素问·调经论》的生理病机观点、虚实概念、病症分析和治法等内容,而且统一了其他篇章的相关内容,有助于对《内经》原文一些难句的理解。如《素问·疟论》关于疟疾寒栗与热渴的病机系"虚实更作、阴阳相移"的论点,完全可引入有无说为解,即阳气通过阴阳经腧入阴(里)出阳(外)所致。原文"夫疟之始发也,阳气并于阴,当是之时,阳虚而阴盛,外无气,故先寒栗也;阴气逆极,则复出之阳,阳与阴复并于外,则阴虚而阳实,故先(按:此字衍)热而渴。"寒栗之生因阳气由阳入阴,即由表入里,使表阳不足而里气盛则寒栗。热渴由于寒栗之后里气逆极,反出于阳(表),则表阳盛聚,又热又渴。其中"阳与阴复并于外"一句,有学者改"外"字为"内",然按有无说分析,阳实阴虚是由于气从阴出阳所致,则原句无误,这样热渴之病机正与寒栗病机相对。④《素问·调经论》也讨论风雨寒暑、饮食居处、阴阳喜怒等病因。这似乎容易引导"邪正虚实"对"有无虚实"作解。实际上《调经论》讨论内外病因,系阐明"有无虚实"的病因学,而非"有无虚实"之气血失调的病机本身,正如《素问·疟论》阐发"虚实更作、阴阳相移"的病机时,并不否认暑、风、水气的病因作用一样。这表明有无虚实的产生存在外感内伤病因学因素,但在"气血以(已)并,阴阳(经腧)相倾"的病机观,和"有无虚实"的概念中,则摒弃了"邪盛则实、精夺则虚"的框框。正如高士宗在《黄帝素问直解》中,对《素问·调经论》病因一段原文作解:"上文血气交并、阴阳虚实,乃经脉不得其平,非六淫外感、七情内伤,故承上文而复论外感内伤、阴阳寒热之病。"

总之,有无虚实不是邪正虚实的转述,而是有人体物质能量异常的空间配置含义的特殊概念。

我们还可以复习《素问·至真要大论》一段要文作为这一观点的佐证:"愿闻病机何如? 岐伯曰……(文略,内容为病机十九条)。故大要曰:谨守病机,各司其属,有者求之,无者求之;盛者责之,虚者责之;必先五胜,疏其血气,令其调达,而致和平,此之谓也"。病机十九条精神是根据病象对病证进行六淫定性和脏腑上下定位。引文强调治病应"谨守病机,各司其属。"具体阶段分三步:第一步:对病因(六淫)、病位进行分析判断,究竟患者之病,何邪之有? 何邪之无? 其人脏腑上下何处有异? 何处无异? 这就是"有者求之,无者求之"之意,"求之"求索也。这里"有者""无者"不是"有无虚实"之有无。第二步:对病机深入分析虚实变化,即所患病证和脏腑经络、阴阳气血以及六淫之邪为虚抑或为实? 这是确立治法的重要依据,故曰"盛者责之,虚者责之","责之",判定虚实以为治法之据。第三步:确立治法,"必先五胜,疏其血气,令其调达",其中有两个思考,治法之一"必先五胜",即针对六淫之属性和脏腑经络的五行生克关系,予以可制约的方法,如寒者热之、热者寒之,心火之旺予滋养肾水(阴)等等。治法之二,无论何证何病,均需"疏其血气,令其调达,而致和平"。治法之二所针对的虚实病机正是"有无虚实"之变。《素问·至真要大论》的治病大要,在诊断上"有无求之""盛虚责之",治法上"必先五胜"都可以在虚实病机方面兼取邪正和有无之论,但"疏其血气,令其调达,而致和平"则是典型的有无说的治疗大法,不能引邪正说为依据,因为邪正说的治疗大法是扶正祛邪。可见在《内经》范围内,邪正说与有无说各司其用,不仅仅是《通评》和《调经论》的主张,也见于其他篇章。

(三) 有无说的基本观点

有无说是在经络气血理论基础上产生的虚实病机理论,在《内经》中许多篇章都有记载,《调经论》则作了最为系统集中的阐述,其要点如下:

1. **生理观** "五脏之道,皆出于经隧,以行血气",经腧分阴阳,血气由"阳注于阴,阴满之外,阴阳匀平,以充其形,九候若一,命曰平人"。但是"阴阳匀平""九候若一"是顺从生理需要的相对平衡,故"人卧血归于肝"(《素问·五脏生成论》),及卫气昼行于阳,夜入于阴等生理变化,应视为"阴阳匀平""九候若一"的体现,而非偏聚病机。

2. **病理观** "血气不和,百病乃变化而生","百病之生,皆有虚实","虚实之生"由"气血以(已)并,阴阳(经腧)相倾",即由于阴阳(经腧)的气血输注、出入、聚散失衡所致。其虚实病机常"虚与实邻"(《灵枢·官能》),相伴共生。

3. **基本概念** "有者为实,无者为虚"。气血在不同部位之间的配置,呈异常聚盛者称"有"名"实",反之为"无"名"虚",这是关于物质和能量在空间的动态关系的概念。

4. **临床表现** "实"多见亢逆结滞之象,如笑、烦惋善怒、惊狂、呕咳上气、腹胀、泾溲不利、大厥、痛而拒按、脉大坚躁;"虚"多呈现衰退散失之象,如悲恐、息利少气、四肢不用、肢厥、痛而喜按、脉静等。还常将阳气的聚散有无作为虚实判断的主要标准,表现为气聚则热,气散则寒,所谓"言实与虚,寒温气多少也"(《素问·针解》),如《素问·调经论》关于"阳虚则外寒""阳盛则外热",分别以气不通达于表和气滞于表为阳虚、阳盛之解。

5. **治疗原则** 各种治法(针、药熨等),都应根据病位与经络的有无虚实关系,补虚泻实、随而调之。尤其强调通决气血灌溉的障碍,重视经脉气血流注不平而产生的各部位之间的虚实关系,以上调下,以左调右,由此及彼,以正阴阳不平。

需要补充说明三点：①有无说虽以气血不正为讨论对象，但包含了津液变化，因气津相生、津血同源，津液本身也存在一个空间的配置关系。②有无虚实的共生关系，系针对人体的整体范围而言，如杨上善在《黄帝内经太素》中曰："是以言虚不无其实，论实不废其虚，故在身未曾无血气也"。"故在身未曾无血气也"指明了虚实伴生是以全身气血为基础和范围的。局部的相对变化，与全身性质的气血虚实不一定同步，即整体的气血之虚可以发生局部之实（由气血之壅所致），整体的气血之盛可以产生局部之虚（由气血不达所致），对整体而言，有无虚实多表现为此虚则彼实，此实则彼虚。故张子和说："人身不过表里，气血不过虚实，表实者里必虚，里实者表必虚，经实者络必虚，络实者经必虚"（《儒门事亲·汗下吐三法该尽治病诠》），以表里、经络这样大的整体范围作为虚实共生范围。但从临床实际而言，有无虚实的共生，并非只表现在不同部位之间，也存在同一部位发生虚实共生的病机变化。如肝硬化就既有肝脏瘀实，又有灌注不足而肝脏血虚两种变化。③鉴于此虚彼实的重要性不同和虚实隐显有别，在临床思维中常执重略轻，取显舍隐，强调虚实中的一端。如《素问·调经论》述血气相并为实，血气并走于上发为大厥，即是例子。其实大厥在血气并走于上的同时，当有下虚的一面，高士宗注曰："……实者大厥暴死，是虚者固虚，而实者尤虚也"，因为气血上壅必伴下失，但大厥之急不在于下虚，而是上实。

以上说明有无说在《内经》虚实理论中已自成病机体系，在阴阳气血匀平的生理知识上，以有无虚实概念描述人体气血津液输注病机及相应的诊治规律，《内经》时代确是试图借助经络气血说，从空间物质能量的配置角度来认识人体的生理和病机的。

（四）有无说与邪正说的区别

有无说和邪正说分别反映了不同病机实质的虚实变化，彼此相异互补，不可混淆。但除当代学者胡天雄曾指出《内经》的虚实定义有邪正盛衰和营卫倾移两种外[7]，《内经》本身及后世《内经》学者都无关于二说差异的叙述，因此本文只能根据二说各自的文献记载和理论属性，作出比较和引申性的区分。

1. 邪正说以虚实描述邪正的形势和预后。有无说则用虚实表明气血津液聚散不平，稳态破坏。

2. 邪正说的虚实对象广泛，"邪"包括外感内生一切不正之因，"正"有脏腑经络、神志形骸、营卫气血津液精等不同。但虚或实的对象界限却十分严格，实指邪盛，正盛不称实（《内经》发病学以正盛为实，与此义歧，详《灵枢·百病始生》"两实相逢，众人肉坚"）；虚指正衰，邪衰不为虚（《内经》又有"虚邪"一词，与"正邪"相对，都是外邪名称）。有无说之虚实针对身体可流注的物质能量，内涵上无"外邪"成分。如"风雨之伤人也……血气与邪并客于分腠之间，其脉坚大，故曰实"。"寒湿之中人也，皮肤不收（按：应为"不仁"），肌肉坚紧，荣血泣，卫气去,故曰虚"(《素问·调经论》)。这两节原文所述都有外邪因素,但分别判断为虚和实,说明根据不在于有无外邪,而在于血气的动态,血气聚于分腠之间者为实,荣血泣、卫气去(侧重于"卫气去")则属无者为虚。

3. 邪正说之虚实在证候方面或纯虚或纯实或错杂,后世又衍有真假之辨。有无说的虚实则在整体上是共生的,是一种病变的两个侧面,无所谓真假。

4. 邪正说意在捕捉病变的主要矛盾,以把握疾病传变、转归的依据。有无说旨在揭示各局部病变之间的统一性,例如同一热厥,邪正说的分析结论是内有邪实真热为病机之本,而外厥则为假寒,有无说则解释里有热外见寒的病机是阳热内闭、气不外达,内气有余为实、表气无者为虚。

5. 虚实病机理论的治则是补虚泻实,这在邪正说中体现为扶正祛邪,而在有无说中为调经通决、平衡气血,各种治法,如"高者抑之、下者举之,有余折之,不足补之"(《素问·至真要大论》),"血实宜决之,气虚宜掣引之"(《素问·阴阳应象大论》),及以上调下,以左治右等,皆从内外、上下、左右、前后彼此的气血配置关系中设定。

总之两说因视角之异,在虚实概念、内容观点和临床指导意义等方面都有所不同。但异同既对立又统一,两说所反映的病机,客观上经纬交织,互补相蕴,共同参与病机过程。如有无虚实之变,总有正气之虚或邪气之实的促发,即邪盛或精衰可导致经络气血津液分布失常而生有无虚实之变。在临床思维上,邪正虚实和有无虚实之间犹如与六淫、脏腑、阴阳、气血的相互关系一样,一起进入思维分析,在作出"寒犯太阳、收引经脉、项背气血失敷"这个结论时,就兼用了邪正说(寒客太阳为实)和有无说(项背气血失敷)。反映在理论上,都是《内经》虚实理论的核心,分别以《通评》《调经》为专篇阐述。

(五)有无说的理论意义

有无说在《内经》之后没有取得如邪正说那样的理论地位,长期处于"潜在"状态,因而在总体上比较粗糙,尤其在辨证应用上仍较模糊,尚需就文献整理和临床、实验研究等方面做大量艰苦的工作,以期得到继承、发扬和提高。尽管如此,有无说绝不是过时的理论,首先,该说探讨体内物质和能量的空间异常分布、配置关系及其病机意义,是一个值得重视的医学探索课题。其次,根据临床实践,有无说虽在细节上有待完善,但其客观性有实在的临床基础,在理论方向上也应是成立的。其三,中医学对人体的了解程度,与理论的丰富程度一致,将有无说正式列入中医基础理论,有利于更全面、更深刻地认识疾病,并可为某些治疗方法提供理论解释。例如厥证,或因实邪内闭,或因阴阳气血不足,从有无说的角度分析,均存在阴阳气血的敷布失调,故应注意"通其脏脉",敷调气血这一环节,这与当代临床治厥不少用温通经络、活血化瘀等法是一致的。同样,有的血证需用温通、活血、引火归元等法治疗,其机制可能是通过改变血管张力、血流变学等因素,从而调节血的流量、分布。换言之,在一定条件下,血管张力、血流量、分布等,可能是导致出血的重要病理因素。其四,如前所述,有无说有助于正确地理解一些古文献的内容。

综上所述,有无说有独特的理论内容和应用价值,值得用积极的态度整理、发掘、研究和提高。

参 考 文 献

[1] 任应秋.虚实补泻赘言[M]//全国中医研究班.中医专题讲座资料汇编(第一集).1971:141-151.

[2] 刘家义.《内经》虚实新探[J].四川中医,1986,(5):3.

[3] 胡天雄.素问补识[M].北京:中国医药科技出版社,1991:362-363.

[4] 毛世洪.医学三信篇[M].王忠云,校注.北京:中国中医药出版社,1993:3.

[5] 薛雪.医经原旨[M].洪丕谟,姜玉珍,点校.上海:上海中医学院出版社,1992:10.

[6] 郭霭春.黄帝内经素问校注[M].北京:人民卫生出版社,1992:96.

[7] 胡天雄.素问补识[M].北京:中国科学技术出版社,1991:362-363.

(本文"一"原题"《内经》广义虚实理论述略",载于陶广正、吴熙主编《医学求真集览》,中医古籍出版社 2003 年版。本文"二"原题"《内经》虚实理论之有无说辨",载于《北京中医药大学学报》1995 年第 4 期,均作修改)

第二节 开通脏脉治危证

——《素问·热论》学习心得

引论

《素问·热论》历来受伤寒温病家重视,其要义不外:

1. 定义热病 "今夫热病者,皆伤寒之类也","人之伤于寒也,则为病热"。一般认为此为广义伤寒即发热性外感病。

2. 以时令区分温病、暑病 "先夏至日者为病温,后夏至日者为病暑"。

3. 提出非两感证三阳三阴逐日传变和恢复的学说 "一日巨阳受之……二日阳明受之……三日少阳受之……四日太阴受之……五日少阴受之……六日厥阴受之……"。"七日巨阳病衰……八日阳明病衰……九日少阳病衰,十日太阴病衰……十一日少阴病衰……十二日厥阴病衰"。其中每病传或病退一经都有特征性的证候表现。

4. 阐明两感于寒证(两感证)的证候特点、严重预后和病机与治则

(1) 两感证即巨阳与少阴、阳明与太阴、少阳与厥阴表里经络脏腑俱受病。

(2) 预后严重:"三日内阳明气血尚盛则昏不知人,三日后气血耗尽至第六日死。"

(3) 病机:"五脏已伤,六府不通,荣卫不行"。

"五脏已伤"即气血阴阳损伤,"六府不通"指六腑功能停顿,即泄浊排液停止。"荣卫不行"乃经脉气机运动停滞。

致死病机:"三阴三阳五脏六府皆受病,荣卫不行,五脏不通则死矣。"强调经络气机运动停滞在死亡病机上的突出意义。

(4) 治则:"治之各通其脏脉,病日衰已矣"。

历来对以上《素问·热论》要义的讨论,偏重于以下几个方面:①伤寒热病概念。②热病由表入里传变规律。③两感证严重性的邪正关系。④温、暑概念。但是以上四个方面实际意义不大,因为其中关于伤寒热病的概念纷争实际上是寒温门派之争。六经逐日传变之说也不符合临床实际,后被张机改造为伤寒六经辨证。《伤寒论》也有"伤寒一日太阳受之"(第4条),"伤寒二三日,阳明少阳证不见者,为不传也"(第5条)等条文,暗含《素问·热论》的六经逐日传变的观点,但在《伤寒论》中是微不足道的记载,《伤寒论》的大量条文主要精神在于"观其脉证,知犯何逆,随证治之"。至于温、暑的鉴别因只以时令简单区分,没有落实在证候特征这个实处,有刻舟求剑之弊。而两感证的严重性也仅部分地反映了临床实际,并非表里两感证都是严重之证。因此以上讨论,文献意义多于实际价值,独《素问·热论》关于两感证"五脏已伤,六府不通,荣卫不行"的病机观点,与《素问·调经论》"五脏之道,皆出于经隧,以行气血,血气不和,百病乃变化而生"的理论系一脉相出,其论点十分精辟,"各通其脏脉"乃治疗热病和多数重危证不可缺失的要法。

大凡重危病证较多表现为:①五脏不通:导致重要脏器功能衰竭(心衰、肾衰、肝衰、肺衰、脑衰等)。②六腑不通:导致二便障碍,胆液逆泛,膀胱不行。③荣卫不行:能量、物质传输障碍(厥逆休克)。

在脏腑经络功能停顿的病机情况下,通畅脉络,是恢复受病的脏腑经络功能的必要条件。

当然《素问·热论》所提出的治则:"各通其脏脉"应衍化为各种治法,尚需在辨证论治的基础上运用,还应注意"各通其脏脉",就是"通调气机"的极为重要的体现,历代医家各自积累了丰富的经验。今将"各通其脏脉"改述为"开通脏脉",以明其义,并解说心得如下:

历代医学文献对"通调气机、开通脏脉"的正面讨论甚少,但在热病和内伤杂病的重危证候救治上确是一个重要的措施,唯当今中医药诊治热病重危证的机会,由于各种原因已大为缩减,似乎中医药技术在这个领域已无优势,但自古以来大量的文献记载证明,中医药在历史上对重危热病实实在在地发挥了卓越的抗击作用。面对近年来变异冠状病毒、禽流感、手足口病等疾病所表现的较高致死率,病毒性脑炎所致高致残率等,则应该重视中医药技术的合理应用。本文不妄言笔者有何等技术能力,可以有把握地治疗这些病症,仅试以部分文献为据,辅以个人的理解和经验,从古今的临床经验上作一些分析和提示,说明"开通脏脉"之重要,可能有助于当今重危热病的中医证治思考。这不是一篇求全之说,只望提供一种思路而已。

一、治厥不离通

厥有寒厥、热厥、气厥、痰厥、血厥之异,都是气机不相续接、脏脉不通的结果。分析有关方治不难发现"开通脏脉"一法运用普遍。

(一)回阳救逆类

此类方剂主治阳微厥逆。

1.《伤寒论》(以下简称《伤寒》)方

(1)四逆汤:炙甘草一两,干姜二两,生附子一枚。

(2)四逆加人参汤:即(1)方加人参一两。

(3)茯苓四逆:即(2)方加茯苓一两。

(4)干姜附子汤:干姜一两,生附子一枚。

(5)通脉四逆:四逆汤重用干姜二到四两,大生附子一枚(30克以上)加葱白。

(6)通脉四逆加猪胆汁汤:即(5)方去葱白(可加)加猪胆汁半合。

(7)白通汤:即(4)方加葱白4根。

(8)白通加猪胆汁汤:即(7)方加人尿5合、猪胆汁1合。

2. 浆水散(元刘河间《素问病机气宜保命集》) 四逆汤加浆水、半夏、肉桂、高良姜。

3. 讨论 九方皆以干姜、附子为主,《伤寒》方用量较重。汉制1两=今制15.625g≈16g。以上诸方干姜1~4两,即16~60g,生附子一枚约今日剂量20~25g,相当于制附子40~60g,生附子大者一枚约30g以上,相当于制附子60g以上。

历代文献皆指干姜温守不走,但由于生姜晒干后减少水分,姜辣素未变,故守而不走仅对于生姜而言,其性热,其味辛,辛热相加应有达气回阳通经的作用。附子文献多述其功用为回阳救逆,但《汤液本草》称附子"为阳中之阳,故行而不止",《本草正义》指附子"为通行十二经纯阳之要药"。均直言附子有通行经脉的作用。具体方例如《金匮要略》薏苡附子败酱汤治肠痈用附子二分，约合今制6.25g，在仲景诸方中属小剂量运用，其作用辛热散结，有利于薏苡仁、败酱草泄脓消肿，可见把姜、附作为温通之要药为古代经验。笔者也有以姜、附、乌头（小剂量）达气通经的用法。

少阴重证其脉微细欲绝，《伤寒》在大剂姜附之中加用葱白（通脉四逆汤、白通汤、白通加猪胆汁汤）。刘河间浆水散则加肉桂、高良姜，都有协助姜附通络之功，但肉桂、高良姜的通络作用胜于葱白。姜附剂又加温通之味多因厥逆气闭严重，开通其络是要法，故需加味以强化姜附的温通力量。

附：浆水散中附子、半夏同用，在十八反中不属禁忌，《药典》附子条下则注明与半夏禁忌。但实验证明，乌头反半夏即半夏对乌头的增毒作用是有条件的。

（二）益气回阳类

此类方剂主治阳微气脱之厥脱。

1. 参附汤（《校注妇人良方》）

组成：人参、附子、生姜、大枣（注：参附龙牡汤为现代方剂）。

功用：回阳益气救脱。适用于气虚阳脱之厥逆和脱证。

启示：《伤寒》四逆加人参汤之所以用人参，系吐泻厥逆，吐泻止后厥逆不回，说明不仅阳虚而且阴液枯竭，方中人参用来补救阴液。而参附汤用参附相济相成，同用之后强化了回阳救逆开通之力，其作用已被当代临床证实，作为益气回阳的经典配伍。生姜则可协助开通脏脉，对此本人有所体会，曾治一感证热病，不发热，神志清，仅见口噤肢强，不能言语和动作，其脉沉伏如丝，肢端凉。因在病家就诊，仓促之间无药可获，嘱病家以一大块生姜切碎急煎，加入白糖，小口喂服，约20分钟后患者手指可微动并转温，又过片刻，口噤减轻，1小时后口噤、肢强均缓。3小时后发热，家属携至医所注射柴胡注射液1支，热退体安。此案初起寒凝气痹，脉络不通，故口噤、肢强、脉伏。而投姜糖汤的依据正在于生姜辛温开通，有通脉散寒之功效，当寒去脉畅，阳气来复则又发热，一支柴胡注射液即使阳缓气平，热退体安。

2. 回阳救急汤（陶华《伤寒六书》）

组成：熟附子、干姜、人参、白术、茯苓、炙甘草、肉桂、陈皮、五味子、半夏、生姜、麝香。

功用：回阳救急，益气生脉。

方合四逆汤、四君子汤、浆水散出入。剂量虽小但姜、附、人参同用，又兼肉桂、陈皮、生姜、麝香芳香温通，使全方回阳开通作用增强。

3. 急救回阳汤（王清任《医林改错》）

组成：党参、附子、干姜、甘草、白术、桃仁、红花。

功用：回阳救逆，益气化瘀

主治:吐泻致身凉、汗多、四肢痉挛、口渴饮冷、脉沉微。

方中益气固阳药味与上方接近,由四逆汤、参附汤、四君子出入。无肉桂、陈皮、麝香、生姜芳香温通,但用桃仁、红花活血通脉,也是通达气机一法,且有协助参附姜回阳益气开通之功。

以上三方均在姜附之外又配伍人参和芳香温通或活血化瘀药味,形成参、附、姜联用并强化达气通脉的力量的配伍模式,现代的临床经验,这一配伍模式优于四逆辈,但温振阳气、开通脏脉的作用是一致的。

(三)回阳益气救阴类

此类方剂主治阴阳两脱。

1. 回阳返本汤(陶华《伤寒六书》)

组成:熟附子、干姜、炙草、人参、麦门冬、五味子、腊茶、陈皮、蜂蜜。

功用:回阳救阴,益气固脱

主治:阴阳两脱、厥逆大汗脉微 + 面赤躁渴、舌尖少苔。

此方为四逆汤 + 生脉散,兼顾阴阳,方中设陈皮一味有调气协助姜附人参开通达气的作用。

2. 来复汤(张锡纯《医学衷中参西录》)

组成:山茱萸 60g、龙骨 30g、牡蛎 30g、生白芍 18g、野台参 12g、蜜炙甘草 6g。

功用:益气敛阴固脱

主治:气阴两脱证(寒温外感诸证大病瘥后不能自复,寒热往来,虚汗淋漓或但热不寒,汗出则热解,须臾又热又汗,目睛上窜,势危欲脱,喘逆,怔忪,气虚不足以息)。

张氏原注:"元气之脱皆脱在肝,其肝气必先动,肝风动即元气欲脱之兆也"。认为"萸肉不仅收敛阴阳气血,还通利九窍、流通血脉,重用有救脱之功,较参芪术更胜,为救脱第一要药"。将大剂量萸肉列为通利血脉之药,意出经验,不是妄论。

3. 破格救心汤(今山西李可方)

组成:制附子 30~100~120g、干姜 60g、炙甘草 60g、高丽参 10~30g、山茱萸肉 60~120g、龙骨 30g、牡蛎 30g、磁石粉 30g、麝香 0.5g(分两次冲)。

功用:回阳救阴固脱。

此方集四逆汤、参附龙牡汤、回阳救急汤及来复四方之义,救治各种原因所致阴竭阳亡、元气暴脱的心衰休克。剂量超常规使用,尤其重用附子、萸肉(尚有超常规甘草、干姜以制附子之毒),其中麝香一味取自《伤寒六书》回阳救急汤的用法有较强通脏脉作用。

以上三方均针对阴竭阳脱的重危之证,阴竭当滋敛,阳脱当回阳温摄,所用药味无非参、附、姜、草及五味、麦门冬、山茱萸肉、白芍、龙牡。两组药味阴阳相对,但在理解上或者在实效的观察上,皆救脱之中通利血脉,况且辅以其他辛通之味,皆属制方者重视开通脏脉的体现。

小结:以上16方主治阳虚阴盛之寒厥或厥脱或阴阳两竭之厥脱,用药规律:

(1)回阳通脉:干姜、附子、人参重剂投用,三味药不仅补,而且开通脏脉。

(2)救阴通脉:人参、山茱萸重剂投用,实践证明,萸肉重用是通补兼备药。

(3)加强通络:葱白、陈皮、肉桂、高良姜、生姜、麝香、桃仁、红花,无非理气、活血、通阳、香窜之味,皆药性灵动,具通调气机,开通脏脉之效。

(4)敛脱平逆:龙牡、山茱萸肉、人尿、猪胆汁、茯苓。系针对气血阴阳之脱。

笔者体会:附子、乌头大小剂量皆能通脉。故有的重证尚未至亡阳,投小剂量附子(3~5g)即可促通气机脉络。但养阴药如山茱萸肉、麦门冬,须量大方通。对心衰属气阴两虚又气机浮散之证,人参不宜独用,可予大剂量麦门冬(50~150g),有益心通脉,救危亡于一息之效。

(四)调达气机类

此类方剂主治气郁厥逆。

(1)《伤寒论》四逆散:柴胡、白芍、枳壳、甘草。

(2)《伤寒温疫条辨》升降散:姜黄、蝉蜕、制大黄、僵蚕。

这二方均可主治因气郁而气机内闭,不达于表的厥逆。北京名医焦树德1986年在重庆讲学时,曾举二例休克患者,辨证为气闭厥逆,予四逆散加减治愈。

气郁厥逆辨证,如有精神刺激因素,或肢虽厥,神气尚不显著萎靡("但欲寐"是少阴阳不振的表现,肢厥而神未萎是病在少阳之证)有助判断。脉象很重要,虽沉伏郁束,细而如丝,但隐含郁力于其中,或郁力仅见于尺脉的沉位。如切触肘弯肱动脉,脉气低郁,但内存力度,均可判知整体阳气、元气并不虚,而是气郁于内,气机不达于外所致,故治法只宜调达气机。亦是开通一法。

二、治闭多取透窍通络

闭为神昏,根据黄星垣、周文泉主编《中医内科急重症手册》(上海科学技术出版社,1994年)关于"闭证"一节资料,其辨证论治:

1. **热闭心包** 以清营汤加菖蒲、郁金等(水牛角、黄连、生地、麦门冬、丹参、竹叶心、银花、连翘、玄参、菖蒲、郁金)。热斥三焦改犀角地黄汤合清瘟败毒饮加牛黄清心丸。

2. **热结胃肠** 用大承气汤(大黄、芒硝、枳实、厚朴),加安宫牛黄丸。

3. **湿痰蒙窍** 以涤痰汤加减(半夏、胆星、橘红、人参、茯苓、甘草、竹茹、枳实),送苏合香丸或玉枢丹。

4. **痰火扰心** 治以黄连温胆汤加减(黄连、半夏、茯苓、陈皮、甘草、竹茹、枳实),合安宫牛黄丸或至宝丹。

5. **瘀热交阻** 以牛地清络饮加减(水牛角、牡丹皮、连翘、竹沥、生地、赤芍、桃仁、茅根、灯芯草、生姜、鲜菖蒲汁)。

6. **瘀阻脑络** 予血府逐瘀汤加减(当归、川芎、赤芍、桃仁、红花、牛膝、柴胡、枳壳、生地、甘草)。

7. **浊阴上逆** 予温脾汤加减(制附片、人参、大黄、甘草、干姜)加苏合香丸。

8. **卒冒秽毒** 予芳香辟秽汤加减(藿香、佩兰、白豆蔻、白芥子、滑石、郁金、川厚朴、杏仁、薏苡仁)合玉枢丹。

以上八证涵盖了热病、中风、尿毒症、中暑等外感内伤多种疾病中出现的神志昏迷之闭证。内容相对全面,证治各呈差异,不容混淆误治。但它们也有治法上的共性,即方治无论清、温、燥、润、入气入血不同,常使用辛香透窍通络之品,如菖蒲、郁金、桃仁、红花、地龙、水牛角、牡丹皮,以及安宫牛黄丸、牛黄清心丸、苏合香丸、玉枢丹、至宝丹等开透达窍的中成药。此外,民间治疗中暑昏闭,饲以十滴水,也属辛透之剂,药性重在开透达窍,调整气机脉络的逆乱。因而有助脉络畅通,清醒脑窍。即便有些处方使用附片、三黄、藿香、豆蔻及半夏、南星之类,在一定的剂量或配伍控制下,其作用并非简单的温阳、通下、化浊、清热,而是具有对气机运行滞窒有催通的作用。

三、温病热入营血之治常佐通透

(1)清营汤(《温病条辨》):犀角[1]、生地、元参、竹叶心、麦门冬、丹参、黄连、银花、连翘。

功用:清营透热,养阴生津。

(2)清宫汤(《温病条辨》):犀角、玄参、麦门冬、莲子心、竹叶心、连翘。

功用:清心解毒,养阴生津。

(3)犀角地黄汤(《备急千金要方》):犀角、生地、芍药、牡丹皮。

功用:清热解毒,凉血散瘀。

(4)神犀丹(《温热经纬》):犀角、菖蒲、黄芩、生地、银花、金汁、连翘、板蓝根、豆豉、元参、花粉、紫草。

功用:清热开窍,凉血解毒。

(5)化斑汤(《温病条辨》):生石膏、知母、生甘草、玄参、白粳米、犀角。

功用:清气凉血,化斑解毒。

(6)清瘟败毒饮(疫疹一得):生石膏、知母、玄参、甘草、生地、犀角、赤芍、栀子、黄连、黄芩、连翘、竹叶、桔梗。

功用:清热解毒,凉血泻火。

---

1 已禁用

启示:以上温病方剂所治热入营血,系热邪深入,劫灼营阴,血热凝滞,脏络失畅的病机阶段,皆无轻证。组方规律:

(1)主法:养阴(清营)凉血(生地、玄参、麦门冬、花粉、犀角、牡丹皮)合清热解毒(银翘、石膏、知母、栀子、黄连、黄芩、竹叶、金汁、板蓝根)和通络(犀角、赤芍、牡丹皮、丹参)三法构成方剂。

(2)清营方剂养阴凉血、清热解毒、通络之外尚有透热转气一法,即以连翘、银花、豆豉之类清宣相兼之味配入。主治血分热方剂则以养阴、凉血、活血为重。

(3)通络之味方方都用犀角,取其凉血兼芳透经络,现改大剂水牛角,凉通之力不及犀角,但可加藏红花(红花)、丹参、三七、桃仁等味。大体上清营习以水牛角、丹参,凉血方用水牛角、牡丹皮、赤芍,但两者无严格界限。

由上分析可见温病热入营血,除养阴凉血、清热解毒之外,通络透散为十分重要的主法之一。

四、若干古今名家治疗温病皆重视开通脏腑气机

(一)赵文魁(清宣统时清宫御医)

认为温病因内热久郁兼外感温邪,内外合邪致高热神昏。(温病疫疹)治法遵《内经》"火郁发之"之义宣透达邪为重,反对独进寒凉。因"寒则涩而不流,温则消而去之"。过用寒凉有冰伏其邪,加重其郁,使热邪难以外出,反而有逼入营血之虞。这一思想的体现:

1. **病在卫分** 宜疏卫。具体有以下三法:

①辛凉清宣。②宣阳疏解。③宣解肺气。以开腠理、畅三焦、调和营卫。

2. **在卫而已半入气分** 仍以疏卫为主,略加清气。如疫疹(猩红热)属伏气为病,主张清宣并进,开肺透热(僵蚕、蝉蜕、贝母、杏仁加银花、连翘、竹叶)。

3. **邪入气分** 宜清气为主(知母、石膏),稍加疏卫,使邪有外出之机。

4. **入营** 宜清营,但不失透热转气,不纯投凉血清热,并注意兼邪的化导,如食滞痰结、血瘀湿郁,务求气机畅通。疫疹则常气营两燔兼顾。

5. **血分** 以凉血解毒、甘寒养阴法治疗,但要破结化瘀。

赵氏善用升降散(僵蚕、蝉蜕、姜黄、大黄)取其良好的疏通上下三焦经脉之气的功效。

注:升降散方出杨栗山《寒温条辨》,功用:行经通络,通里达表,升清降浊,清热解毒,疏风胜湿,化痰散结等。为赵文魁、赵绍琴父子治温擅长之方,也为名医蒲辅周所重视,视为治杂气瘟疫要方。重庆已故名医陈源生将升降散加减演绎成13方,为治疗温热病、温毒、疫毒及一些杂病主方。如银翘升降散、息风升降散、透疹升降散、荆防升降散、黄芩升降散、凉肝升降散、改订升降散、三仁升降散、清毒升降散、清咽升降散、翁连升降散、愈疹升降散、加味太极丸,均着眼于"通"。

（赵氏资料参考：赵绍琴，等.《温病纵横》[M].北京：人民卫生出版社，1982：370-395.）

（二）冉雪峰治鼠疫等经验

冉氏 1918 年在武汉曾救治多例鼠疫，其经验以燥邪郁结三焦、犯气犯血论治，立二基本方：

1. 太素清燥救肺汤 冬桑叶三钱、杭菊花三钱、薄荷叶一钱、瓜蒌皮三钱、叭哒杏三钱、鲜石斛三钱、鲜芦根六钱、生甘草一钱、真柿霜三钱、津梨汁二茶匙。

以上十味，除柿霜、梨汁，以水三杯微煮，以香出为度，去滓，入柿霜、梨汁，温服。身热，或入暮发热，本方薄荷加一钱，或加麻绒八分、六分，取微出汗，得汗去麻绒。

该方用于鼠疫燥气怫郁在表之证。药用十味，辛润为法，其方解："治燥气怫郁之在气分者。桑叶、菊花、薄荷芳香轻透，清肺热，解肺郁，利肺窍，俾燥邪外泄皮毛。蒌皮、杏仁利膈导滞，内气得通，则外气易化。石斛、芦根凉而不滞，清而能透。柿霜、梨汁，柔润而不滋腻。甘草补土生金，和诸药，解百毒。合之为清凉透表，柔润养液，绝不犯上论各弊。有热加薄荷、麻绒者，肺合皮毛，开之以杀其势，勿俾久遏，而令肺脏发炎也。"

2. 急救通窍活血汤 川升麻一钱五分、青蒿叶三钱、藏红花二钱、净桃仁三钱、犀角尖一钱、真麝香五厘绢包、生鳖甲三钱、鲜石斛三钱、鲜芦根六钱。

上九味，以水五杯，先煮升麻等七味，令汁出，再入芦根石斛，微煮五六十沸，去滓，温服。外窍闭，加麻绒一钱五分，如内窍未闭，去麝香，势缓亦去麝香。得微汗微吐者愈，急刺足委中穴，以助药力。

此方治鼠疫燥气郁滞血分者，其方解："治燥邪怫郁，直袭血分，气血交阻，面目青，身痛如被杖，肢厥、体厥、脉厥，或身现青紫色。倘仅气分郁闭，未可误用，界限务宜分明。青蒿、升麻透达气分之邪，红花、桃仁透达血分之邪，犀角、鳖甲直入血分而攻之，石斛、芦根转从气分而泄之，而又加麝香以利关节，以期立速透达。合之为由阴出阳，通窍活血，而仍不落黏滞，犯以上各弊。不用柔润者，急不暇择，以疏通气血为要务也。外窍闭加麻绒，亦闭者开之之意也，内窍未闭及势缓去麝香，恐耗真气也。急刺足委中穴，恐药力缓不济急，刺之以助其疏利也。或问，石斛、芦根后煮，取其轻透气分固已，升麻、青蒿亦气分药，何以不后煮？曰，石斛、芦根原取清轻，过煮则腐浊，失其功用。若升麻、青蒿混合久煮，取其深入血分，透出气分，若亦后煮，则两两判然，安能由阴出阳乎，噫！微矣。"

鼠疫为烈性传染病，病情一经发作，势急症危。冉世氏根据起病动态及病证特征，分别从"燥邪怫郁"气分（卫分）和血分论治，用药虽显区别，但都力主辛透或芳通，务以脉络不郁不闭为盼，这是两方的着眼点，应予理解。而且以上大法不限于鼠疫，以下案为例：

病例一：张某，湖北人，远道由广东来川，长途劳顿，受暑甚重，到川后复感时证，月余热不退，来我处就诊。予拟先治其标，以柴胡清骨软加涤暑透络之品，似效非效。复住某医院，又一月热仍不解，形销骨立，困惫殊甚，因复来我处就诊。见其皮肉消脱，肌肤甲错，舌如胭脂，津涸，一身炕爆枯燥，午后热剧，状如痨瘵蒸潮，脉虚数劲急，奄奄不支。查此病为暑温，邪热深入，透之不出。湿尽化燥，无暑可清，阴已大竭，无汗可出。处方：

生地汁一两五钱、大黄一钱五分（泡汁）、鳖甲八钱、犀角八分（磨汁冲服）、地龙三钱、藏红花八分、白茅根六钱、鲜石菖蒲六分、鲜芦根二两。

煮水煎药，三日三剂。

热减半，守服前方，六日下大便如黑漆，皮肤反漐漐似汗，身热全退，自觉轻快，如释重负。百日来热不退，今又一星期退之，慰甚慰甚！以治内者治外，攻下者解表，因此获得疗效。

按：此例为暑温失治误治致热入阴分，阴液大竭，气机闭滞。以养阴透络，通下畅气而祛除胶结于深层的热邪。叶桂曾言"通阳不在温，而在利小便"，指利尿为某种情况下转动气机的节点。此案清养、通络、通下后，汗出热退，不也异曲同工之妙。

病例二：邓某，秋月病温，外感触动伏邪，初起外寒尚未化热，口不渴，发热兼恶寒，伏邪未溃，脉亦不显洪数。医者死守仲景"太阳病发热不恶寒而口渴者名曰温病"，见恶寒口不渴，即认为伤寒；又死守"少阴之为病，脉微细"，见微细之脉，即认为少阴病，麻桂姜附恣投，服后大烦渴，谵语神昏，显出温病本象。更医，从湿温救治，用清解法，但不免杂入苍、芷、苓、半，重耗津液。病经十余日，液涸神昏，舌上津少，内窍闭塞，逆传厥阴。事急，乃延予诊。方用大剂犀角地黄汤及清宫汤合裁加减，兼服至宝丹，因病者知觉全失，渴不知饮，并嘱以梨汁代茶，频频灌润，半日一夜，服至宝丹二粒，生地二两，犀角二钱，梨汁半斤许，得微似汗，身热渐去，神识渐清，危而复安者一。越日，日晡所复热，神识复昏，又加呃逆，液枯便结，内有燥屎，邪实不可不下，而液枯又在禁下之列，用时贤黄龙汤以意消息，得燥屎数枚及如败酱色之稠粪，呃逆止，神志大清，危而复安者二。再二日呃逆又作，神志欲昏，复微热。前病在厥阴，用芳香清透而愈。嗣病在阳明，用润下存阴而愈。现病经三变，颇难用药。予曰："此病现注重呃逆，如呃逆属虚，下之不应得燥屎；如实中夹虚，得燥屎后，应呃逆不止诸证加剧，何以下后诸证渐愈；呃逆全止，又经日始复发耶？但因呃逆而用下，下后仍复呃逆，是否燥屎未尽，仍当用下；抑或透余邪，俾由募原出胸膈者，复由胸膈出腠理，因定清解少阳一法，服之余邪透，诸证悉去，危而复安者三。后以清养肺胃，甘润滋培，缓调收功。此病随逆救治，三危三安，颇非寻常。柴胡证下之后，柴胡证不罢者仍用柴胡，见伤寒里而再表，前者去而后者来，见温疫论，两两可印证。

按：此例秋温误治，病重势危，三变其证。首诊液涸神昏，以大剂清营养阴并芳香清透而病缓。二诊热复、神昏、呃逆、便结，以润下而缓。三诊呃逆复作，神欲昏，微热，以清解少阳法透去胸膈余邪。三危三安，其思路寒温一家，法随证定，由深而浅，由营转气。三次治法分别名之为清透、润下、清解，均包含着对气机的调动。

以上两案例在治法上与《素问·热论》的"开通脏脉"的方法如能相系相思，则理解可深。

（按：以上冉雪峰资料见《冉氏温病鼠疫合篇》《冉氏医话医案》。见《冉雪峰医著全集（临证）》[M]．北京：京华出版社，2004.）

（三）万友生治流行性出血热经验

万友生为江西已故名老中医。万氏认为，江西流行性出血热以湿毒为主要病因，而湿闭三焦是其主要病机，分寒化、热化二型。病证演变规律为：

1. 寒化 病发为寒疫，由阳虚之体而感受湿毒之邪，其病机规律为：寒湿困阻三阳（发热期）→伤阳入少阴（低血压休克期）→阳复与邪搏结，湿阻三焦（少尿期）→湿浊外泄，阳气受损（多尿期）。

2. 热化 病发为湿热疫，由阳盛之体感受湿毒之邪，其病机规律为：湿热阻于少阳、膜原、三焦（发热期）→耗气伤津，湿热闭窍，气阴欲脱（低血压休克期）→正复与邪搏结，湿热闭阻三焦（少尿期）→湿浊外泄，余邪未尽，气阴两虚（多尿期）。

治疗大法：无论寒化、热化，湿闭三焦是流行性出血热的主要病机。故为祛湿解毒，宣畅三焦。

根据流行性出血热临床发展的规律，制定以下辨证论治方案：

1. 发热期

（1）主用五张败毒汤（麻桂败毒汤、柴桂败毒汤、达原败毒汤、连朴败毒汤、三黄败毒汤），方方都用芳香除湿毒之药，再据病位分别配合麻黄、桂枝、杏仁宣肺，或柴胡、桂枝、黄芩疏解少阳，或厚朴、槟榔、草果、大腹皮宣达膜原，或芩连膏知或芩连膏知军清泄气分。

（2）表现为气营两燔者，用加味清瘟败毒饮，其中苦寒之药仅用芩连，多为辛凉清气、凉血透络。

（3）如为太阳少阴两感证，用麻黄附子细辛汤，或通络四逆汤等（附子、干姜、炙甘草）。其中姜附均重用达30g或60g，为制姜附之烈，甘草用量为30g。

2. 低血压期

（1）气郁证：其症神疲、肢凉、脉细数细弱，治以四逆散。

（2）脱证：①气阴欲脱：予参附注射液。②阳气欲脱：予参附青注射液、参附注射液。

（3）内闭外脱、虚实错杂：①热毒内闭：清开灵、牛黄醒脑静、口服加减清瘟败毒饮。②瘀热内闭：加味桃仁四物汤加犀珀至宝丹。③腑热内闭：承气汤。④湿毒内闭：宣畅三焦方（详下）或菖蒲郁金汤送服苏合香丸。

3. 少尿期

（1）一般投用宣畅三焦方：麻黄 30g、杏仁 15g、苍术 30g、大腹皮 30g、陈皮 30g、泽泻 30g、猪苓 30g、广木香 10g、藿香 15g，日两剂。

（2）大结胸证：投大陷胸汤。

（3）瘀热内结：加味桃仁承气汤。

（4）神昏谵语：犀珀至宝丹。

（5）气阴两脱：生脉注射液。

4. 多尿期　以正虚为主，据证调补。但注意余温未尽，用栀子豉汤。余湿未尽可用茅根、茯苓等利湿药，或利湿方（茅根 60g、赤小豆 30g、薏苡仁 30g、茯苓 15g、紫荆皮 15g、茯苓皮 30g、车前子 30g、泽泻 15g）。

（按：万氏资料详见《中医杂志》1991 年第 10 期）

小结：以上三家，赵文魁治温强调宣透达邪，冉雪峰治鼠疫以疏通三焦气血为法，万友生治流行性出血热主以祛湿解毒、宣畅三焦为大法，不难发现三家之学术经验大有异曲同工之妙，而其思路，在理论渊源上实皆有《素问·热论》"开通脏脉"的影响。

结语

1.《素问·热论》关于"开通脏脉"治疗两感证的治则属于"通调气机"的一个重要体现，具有普遍指导意义，提供了一个外感内伤危重证的治疗概念，不限于两感证。由此提出《热论篇》关于两感证"脏腑不通、荣卫不行"的病机观点也具有普遍意义。

2. 开通脏脉在具体方法上有多样性，需根据病证特点应用，古今医家的经验值得学习发扬。

3. 开通脏脉不是孤立、抽象的原则，要结合具体病证与具体方法体现，不背离辨证论治的基本路线。

（演讲稿。2007 年 10 月初稿，今据 2014 年 11 月第三稿修改。本文以叙理为重，为避文繁，有的方剂只列名称而略组成，读者可查所引用的文献）

第二章 《伤寒论》二论

第一节 参悟气变知伤寒

一、《伤寒论》历史与现实意义

《伤寒杂病论》成书于东汉末叶,流传至今近 2000 年。经西晋王叔和重新收集编制,至隋唐之前,已经拆分为《伤寒论》和《金匮要略方论》两书。其中《伤寒论》现代文献所据版本多为重庆人民出版社 1955 年出版的《新辑宋本伤寒论》(以下简称为《伤寒》)。作为中医学术经典著作,从未有哪一本中医古代论著,如《伤寒》那样,一代一代医家在前人基础上不断注疏释义、研究实践,历久而不衰。据余瀛鳌称《伤寒》注本有四百余种(原文为"四万余种","万"当为"百"之误笔)。[1]笔者据刘时觉《宋元明清医籍年表》记载统计,由宋至清,问世的伤寒类医籍 235 种(另金匮类医籍 25 种)。[2]近现代相关注本、教材仍源源不断涌现,未作数据统计,估计数量必不为少。《伤寒》注本在中医典籍乃至整个中国古代各学科领域典籍注本中的数量都高居第一。所以,《伤寒》对于中医学术理论和指导临床实践有着巨大意义。《伤寒》号称"众法之宗,众方之祖",创建六经、八纲和脏腑辨证施治体系,其法其方为急性感染性或传染性疾病和各科病症普遍适用,运用得当,疗效显著,掌握《伤寒》的水平,是评价一个中医专业人员理论水平与临床能力的一个重要标志。

《伤寒》虽只有 398 条、113 方,但涉及的医理是综合的,因此对《伤寒》的学习和应用,除方法之外,思路和角度最重要。这也是《伤寒》学习、应用的领悟方向和心得所在。如以方类证、按法类证、六经分证、外邪与阳气消长、类方加减、病因病机、《内经》《难经》与《伤寒》的关系等,都是古今研究《伤寒》的思路和角度。笔者认为,参悟气变是理解《伤寒》的重要方面。

二、气变概念

气变:指气的运动变化,包括气机运动和气化两个方面,文献常将气化等同气机运动,或以气化统一气机运动。如《简明中医辞典》"气化"解释,"泛指阴阳之气化生万物。通常表示生理性的气机运行变化。如脏腑的功能、气血的输布、经络的流注等。又专用于概括某些器官的特殊功能,如……三焦气化……膀胱者,气化则能出矣。"但化生万物与脏腑功能、气血输布和经络流注显然是不同的事物属性,气化与气机两者的内涵是有区别的。

气机:即运动之气,气机的运动形式为升降出入环转运动。其实质是在气的主导下,气血津液向全身组织器官传输分布,概念核心为:①能量和物质的流动;②空间因素。

气化:①六气六淫和内生诸邪的发生、转化以及邪气之间因协同而增毒的变化。②阴阳气血津液的化生、转化以及彼此之间因平衡而提高生命力的变化。

气化一词在《内经》七篇运气大论中是重要概念,主要阐述自然界运气长期与短期、正常与反常的变化,以及对气象和地面环境、人、生物的影响。已故著名中医学者方药中教授对此研究很深,著有《黄帝内经素问运气七篇讲》一书可参考。但运气之气化,前提是人为编制的天干地支的属性推算,在实践中较难求证,其中合理的精神是自然界六气之变、六淫之生与人的康安关系。所以把气化从运气学说中解脱出来,作为内外六气六淫的发生、转化、协同现象的概括较为实际。此外《内经》中关于水谷转化为营卫气血、水液下溜(输)膀胱为尿与气等物质形态的转化的生命现象也需要使用"气化"一词概括。

气化易与气机运动相互依存,但将气化与气机运动混为一谈是否定气的形质变化与位置移动两者的属性差异,也不符合思维发展的要求。而将两者内涵区别,可在中医范畴中深化讨论两类性质根本不相同的生命现象。但是气化与气机运动的确关系密切,互为相依条件,又需要用"气变"一词作为气化与气机运动的统称。

三、从病例领悟《伤寒》气变之要

[病案一]

王某,女,46岁。2009年10月12日初诊:脉诊:寸关尺三部均弦劲,即测BP:160/100mmHg。望诊:舌红,舌苔薄白糙腻,面部黄褐斑较重。主诉:患者胃痛反复发作3年,有时诱发喉水肿,5个月前曾因胃痛、喉头水肿导致抽搐而抢救,近5个月来,胃痛频发,久治不愈,经过敏原试验,患者对数十种物质均有程度不等的过敏,因而无法在生活中戒避。

病机辨证:风湿壅遏,肝郁气亢。

处方:炙麻黄10g、连翘30g、赤小豆30g、防风10g、桂枝10g、蝉蜕10g、蛇蜕5g、牛蒡子15g(打碎)、土茯苓30g、苍耳子10g、豨莶草10g、金银花30g、钩藤15g(后下)、黄芩15g、白芍30g、苍术15g、黄柏15g、浮萍15g、水牛角15g。

患者服3剂胃痛消,稍事加减,续服6剂未再发作。

按:本案以麻黄连翘赤小豆汤加减施治。方出《伤寒》262条:"伤寒,瘀热在里,身必黄。麻黄连翘赤小豆汤主之"。药物组成:麻黄、连翘、赤小豆、杏仁、梓白皮、大枣、生姜8味。"瘀热在里"的病机解释,(清)钱璜注"'瘀',留蓄壅滞也,言伤寒郁热与胃中之湿气互结湿蒸,如淖泽中之淤泥,水土粘污而不分也(《伤寒溯源集》)"。又1978年版成都中医学院编《伤寒论讲义》释义:"伤寒表邪不解,热不外泄,以其人素有湿热内蕴,故曰'瘀热'"。二注合参:262条病机为邪闭于表,热郁于里,热湿相结,则气痹不行、湿滞不化。治法当开散、泄热、渗湿,使表邪、郁热、里湿分解而去,达到气行通畅、湿化灵动的目的。其方麻黄、杏仁、生姜外开肺气,赤小豆、连翘、梓白皮内泄热湿,甘草、大枣和胃扶正。全方作用的重点在于"散泄",故尤在泾说"麻黄连翘赤小豆汤是散热之剂也"。由此推论,凡热湿内郁或兼表气不畅以致气机升降滞涩、气化呆钝,即双重气变障碍之症,此方都可考虑使用。原文列为阳明发黄方治之一(另两种黄疸方治为茵陈蒿汤和栀子柏皮汤)。但临床实际运用不限于发黄一种病症。瘾疹、出疹性病毒性疾病等病症,此方也可施治,条件必须是表闭、热湿内郁而气变障碍者。本案以过敏性发作性胃痛,甚至喉头水肿为主症,发作性的特征及舌苔腻具备风湿致病特点,其脉弦劲、舌苔之糙腻为气机郁亢之象,二者相合其病机是风湿之邪与亢郁之肝气互郁化热,风、湿、热痹阻中气则为痛,上阻气道、湿不化气则为肿,故需开散泄热,以畅气变,其病机治法与262条同,故借用麻黄连翘赤小豆汤施治,虽患者血压较高,仍不避用麻黄,且助桂枝、浮萍加强开泄。与262条不同之处在于本案肝气郁亢明显,故开散、泄热、利湿之外,尚须平肝为辅。

[病案二]

陈某,男,43岁,2010年10月5日来诊。直肠癌术后7年,肺转移1年。患者求生心切,作化疗10次,之后经常便秘、腹胀、纳呆、背痛,每发则体力难支,神气萧索,近期不仅痛、胀,而且双下肢、右上肢凉冷,左上肢则暖,右半身出冷汗,左半身无汗,腰际酸痛,端坐片刻即需躺卧诊床上。

诊脉:右侧细、数、虚弦少力,左侧稍浮而弦滑数,两手脉气明显右弱左强。舌苔白腻满舌。

辨证:元阳大虚,脏络不畅,内外左右气机运行失衡,且有虚阳欲脱之机。

处方:黄芪50g、制附片9g(先煎)、干姜10g、炙甘草15g、砂仁15g(后下)、黄柏24g、姜黄6g、桂枝10g、蝉蜕10g、制大黄6g、僵蚕10g、白豆蔻10g(后下)。

服此方剂3剂症减,又稍事出入6剂,共9剂,于10月16日来诊诸症缓解,无左右冷暖差异,通体暖和,无冷汗,胃纳旺,精神安,左右脉象皆为浮细弦滑数,舌苔转薄黄腻。病症已缓,病根未除,另予健脾调气助运之剂巩固。

按:本案设方即四逆汤加味,重用黄芪,合升降散(蝉蜕、僵蚕、姜黄、大黄)、封髓丹(黄柏、砂仁、甘草)出入。但四逆汤是主要部分,据临床经验仅仅重用黄芪,对本案病症是不太有效的。

《伤寒》四逆汤方治共十条:29条:"伤寒,脉浮,自汗出,小便数,心烦,微恶寒,脚挛急。反与桂枝欲攻其表,此误也。得之便厥,咽中干,烦躁吐逆者,……若重发汗,复加烧针者,四逆汤主之"。91条:"伤寒,医下之,续得下利,清谷不止,身疼痛者急当救里;……救里宜四逆汤……"。92条:"病发热头痛,脉反沉,若不差,身体疼痛,当救其里,四逆汤"。225条:"脉浮而迟,表热里寒,下利清谷者,四逆汤主之"。323条:"少阴病,脉沉者,急温之,宜四逆汤"。324条:"少阴病,饮食入口则吐,心中温温欲吐,复不能吐,始得之,手足寒,脉弦迟者,此胸中实,不可下也,当吐之。若膈上有寒饮,干呕者,不可吐也,当温之,宜四逆汤"。353条:"大汗出,热不去,内拘急,四肢疼,又下利,厥逆而恶寒者,四逆汤主之"。354条:"大汗,若大下利而厥冷者,四逆汤主之"。388条:"吐利汗出,发热恶寒,四肢拘急,手足厥冷者,四逆汤主之"。389条:"既吐且利,小便复利而大汗出,下利清谷,内寒外热,脉微欲绝者,四逆汤主之"。

总结这十条四逆汤证病机:由于阳虚导致①经脉不振,阳气失布,寒凝气滞。症见脉沉、微、细、迟、恶寒或微恶寒,四肢厥冷,肢体疼痛,四肢拘急,内拘急(指腹中拘急作痛),内寒(胸或腹凉冷)。②虚阳内郁:咽干,心烦,燥烦,吐逆。③虚阳外越:外热,发热。④脏腑气化无力:下利清谷,尿数,寒饮内蓄。

以上4个方面根源固然是阳虚,但仅仅用阳虚还不能揭示阳虚病机中更丰富的气机、气化异常,而气机失调、气化无力是阳虚多样性临床变化的内在机制。以本案为例:患者受癌毒和化疗药毒双重摧残,元阳大虚,因阳虚不布、温煦不及而体冷、神疲、胸背痛、腹胀、便秘。因阳虚经脉不畅,气机输布紊乱,失去平衡,以致大部分身体因失气而凉冷(无者为虚),右脉阴弱;但局部由虚阳偏聚而左上肢独暖(有者为实),左脉阳刚。又因阳虚致气化无力,而白腻苔满舌(显示湿不化气、寒湿化生)。因虚阳欲脱而右半身冷汗。患者左脉阳刚也是虚阳欲脱之兆。如《伤寒》369条:"伤寒下利日十余行,脉反实者,死"。系下利伤阳,脉实为阳气外脱之征,故断言死。

综而论之,本案为元阳大虚,虚阳欲脱,脏腑化生无力,左右内外气机输布失调的危症,选用四逆汤合升降散、封髓丹,加黄芪回阳固脱、通脉达气、温振气化,9剂使患者转危为安。由此案可领悟四逆汤的功效就是温振气化、通调气机两个方面。凡危及生命的重症,不论寒证、热证,总与脏腑化生停顿、脏络不通、气机紊乱有关,四逆汤及其相关的类方至今仍是救治虚寒危症的主方。

四、《伤寒》主要六经病证气变规律

上述王、陈二案提示麻黄连翘赤小豆汤证和四逆汤证的气变病机,前者为气机壅遏、气化痹滞,后者为气机失布且不均、虚气浮越、气化温煦乏力。推而广之,《伤寒》六经病证的病机,无不包含气机、气化的失常,由此理解《伤寒》条文,审视临床实例,比较容易通达病机和方药的作用,也能够由此及彼、举一反三,避免知识的呆涩之弊。六经主要病证气变规律详见表1。

(一)《伤寒》六经病证气机失常规律

1. 基本类型

(1)气机收缩怫郁:如寒闭表气,阳郁于表,阳郁胸膈,热郁于里,气郁不达,热与痰、水、食、瘀互结痹阻。

(2)气机张扬散泄:如阳郁发热,阳热气蒸,卫虚营泄(汗泄),阳虚浮越。

(3)气机虚沉低落:主要表现为三阴里寒虚证。

2. **气机失常可多重相兼,但有主与次、全局性和局部性的区别,有时两种矛盾气机变化并存** 如麻黄汤证,恶寒、无汗、体痛、项强、脉阴阳俱紧为气闭气收状态,发热、呕逆、脉浮为气张状态,只是两者一主一次,主要矛盾是寒闭表阳,导致体阳郁遏,阳气受遏,聚而发热、呕逆、脉浮,只要解除表闭,郁阳得泄,其气机之张即可平复,故予辛温之麻桂开散施治。万友生教授治表寒实证习以柴葛配伍麻黄汤,目的增加麻黄汤的发散寒闭、开泄郁阳之力。又桂枝汤证,其恶风或恶寒为气机之收,汗出、发热、脉浮为气机之张。同样存在气机收、张并存变化,而且同样是以气机之收为主要矛盾所在,故用桂枝为主药散寒开泄郁阳,桂枝汤虽有温阳敛阴之功,仍被列为辛温发散之方。但是桂枝中风证之所以不用麻黄,是由于其气机失常外,还多了一个卫虚不固,气机虚张,导致营液外泄的因素。如加麻黄则发泄过度会进一步伤阳损津,单用桂枝既可温阳又小发小宣表气之收,故适宜其证。临床还常伍玉屏风汤,目的在于小宣表气又固表虚。桂枝中风证气机失常的矛盾并存有两个方面:其一,寒邪与卫阳之间,卫气受寒邪闭遏而壅郁形成郁阳,当郁阳有一定强度时,郁阳性发,则与寒郁形成一收一张的矛盾;其二,卫阳自身一方面寒气外束导致卫阳郁遏,另一方面患者本体卫阳虚弱,郁而不实,卫阳仍可虚张带动营液外泄,同一卫阳,一郁一张,又是一对矛盾。桂枝中风证寒郁卫阳与卫虚营泄是必备的病机,因而,恶风寒而汗出是识别桂枝中风证必备症状。至于卫阳受寒闭郁后,形成郁阳能否发热,全凭卫阳自身的强度,如强度不够,可不发热,所以发热与否不是桂枝中风证必备症状。如何知道桂枝中风证的卫阳本虚?脉象浮弱,甚至细弱是一特征。桂枝中风证脉气之弱有原文印证:2 条"太阳之为病,发热、汗出、脉缓者名为中风"。文中"脉缓"当作浮弱看。因发热、汗出之时不可能有缓脉,但可以出现浮弱而数之脉。这可与 12 条:"太阳中风,阳浮而阴弱,阳浮者热自发,阴弱者汗自出"。42 条:"太阳病,外证未解,脉浮弱者,当以汗解,宜桂枝汤"互参。脉"阳浮阴弱"或"浮弱"正体现了桂枝中风证气机之张与不振的矛盾性。

表 1　六经病证气变纲要一览表

类型	病机要素	主要气变失常病机	证型	条文
寒证	表寒郁阳 素体阳盛	(1) 寒凝表郁,阳郁发热 (2) 肺、卫、太阳气机失畅 (3) 膀胱气化失调	表寒实证	卫阳实闭太阳伤寒表实:麻黄汤(3,35,52) 太阳经气实闭太阳表实项强:葛根汤(31) 太阳经气实闭阳内迫阳明下利:葛根汤(32) 水液失化、失布 (1) 蓄水:五苓散(71~74) (2) 水逆:茯苓甘草汤7(3,356)
	表寒郁阴 素体阳虚	(1) 寒凝表郁,表阳虚郁,热轻或不发热 (2) 表虚失固 (3) 肺、卫、经脉气机失畅	表寒阳虚证	卫阴闭阻太阳中风表虚:桂枝汤(2,12,13,42,53,54,95) 太阳经气虚闭太阳表虚项强:桂枝加葛根汤(14) 寒凝表虚里虚不助表阳:桂枝去芍药加附子汤(22) 寒凝表阳里虚阴虚太阳少阴合病:麻黄细辛附子汤(301) 麻黄附子甘草汤(302)
	里阳不足 伏寒内应 寒邪外袭或直中	(1) 阳气失煦失布 (2) 阳气沉陷脱失 (3) 脏腑阴阳气虚迟三焦失化	三阴里寒证	太阴里寒(273) 桂枝汤(276),四逆辈(277),理中丸(386),桂枝人参汤(163),甘草干姜汤(29),小建中汤(100) 太阴寒湿发黄(281)原文无方,可用茵陈蒿术附汤 少阴里寒(29,91,92,225,314,315,317,323,324,353,354,385,388,389,390) 附子汤(304,305) 真武汤(82,316) 厥阴虚寒脏厥(338) 厥阴寒脏死证(343~348,362,368,369)
寒热相兼	表寒郁阳 里阴郁而化热	(1) 寒遏于表,热郁于里 (2) 肺、胃、三阴,经络气机失调,气化不利	三阴寒热证	太阳寒热太阴表寒,肺胃郁肺而喘:麻杏石甘汤(63,162) 太阳表寒,肺胃郁热而烦:大青龙汤(38) 少阴寒热少阴表里热,胃气失运:小柴胡汤(96~101) 二经同病寒热 少阴表寒,阳明里实:大柴胡汤(103,165) 表寒阳郁于里热利 葛根芩连汤(34)

续表

类型	病机要素	主要气变失常病机	证型	条文
热证	里气热化 消尽阴寒 伏热伤阴	(1) 少阳、阳明、少阴、厥阴阳热炽张 (2) 热与食、湿、痰、气、血相结,中下焦气机瘀滞 (3) 耗气伤阴	气热实	气分热蒸:白虎汤(176,219,350) 气分热结:三承气汤(29,70,123,207~209,212~215,217,220,238,240~242,249~256,374) 胸膈郁热:栀子豉汤(76~78) 湿热蕴蒸:茵陈蒿汤(236,260) 栀子柏皮汤(261) 麻黄连翘赤小豆汤(262) 热入血室:小柴胡汤(143[刺期门],144) 桃核承气汤(106) 热血交结(蓄血):抵当汤(丸)(124,125,126) 痰热结胸:小陷胸汤(138) 水热结胸:大陷胸汤(丸)(131,134,149) 十枣汤(152) 中焦郁热或寒热结结:泻心汤类(149,154,157,158,164) 中焦郁热、里阳不足:附子泻心汤(155) 少阳热迫,阴明气动下利:黄芩汤(172)(注:原文为为太阳少阳合病,疑非) 热人厥阴,热利脓血:白头翁汤(371) 少阴气郁致厥:四逆散(318)(注:此条原文为少阴病,今据姜春华《伤寒论识义》改为少阳病)
			气热虚	气热津气两伤:白虎加人参汤(26,168~170) 气热津伤气逆:竹叶石膏汤(397) 热犯少阴伤阴:黄连阿胶汤(303)

注:(1) 此表参考万友生《伤寒》郁阳化热论》观点。[3]

(2) 表中只列示《伤寒》主要病证。

(3) 厥阴病,文献多以寒热错杂,虚实相因为病机,证合蛔厥、寒热格拒吐利、唾脓血泄利、寒浊上逆头大痛、血虚寒厥、热利、阳郁气厥及厥热胜复等症。今从万友生教授观点,持脏阴阳寒之甚死症为厥阴病寒化之主症。

(4) 表格中方剂名称之后的阿拉伯数字,为《新辑末本伤寒论》的条文字数。

以上麻黄汤、桂枝汤分别针对表寒实、表寒虚,即卫阳实闭、卫阳虚闭,发挥开泄郁阳、宣散寒邪作用,23、24、25、46、48条均有明示。

主要方面或具全局性质矛盾的气机失调,为病症本质属性,是临床所必须把握的;其次要或局部意义的气机失调,对于理解局部症状或复合病症的次要部分有帮助。

(二)《伤寒》六经病证气化失常规律

1. 寒化、热化 六经病证寒化热化过程与病邪的寒性程度,及自外而受的传变规律,以及与人体阴阳之气的相互作用有关。如6条:"太阳病,发热而渴,不恶寒者为温病",温病的形成由温邪外侵,体阳又盛,两阳相加热化而成。这与《伤寒》主述的伤寒病不同。

伤寒六经病证,首先是寒邪外侵,再者人体表里阴阳盛衰不同,形成由三阳至三阴、由表入里的寒化、热化过程,一般规律是,寒邪外侵,表寒郁阳,表寒为主,郁阳为次。形成太阳表寒证→郁阳盛而化热,表寒未去,呈现三阳寒热相兼证→热盛寒去,热化为以阳明为主,兼涉少阳、少阴、厥阴的里热证→热盛消阴,呈少阴阴虚热证,或热邪损阳,寒化为三阴里寒证。

也有表寒甚而重伤阳气,或体阳虚而无力抗邪,寒邪直中三阴,均直接寒化为三阴里寒虚证或里寒实证。(《伤寒》里寒实证之寒化较少,如141条之寒实结胸)。

寒化热化过程少数可由阴及阳,如320~322条少阴三急下证。本为少阴里热阴伤,波及阳明,致肠燥成实结。阳明燥实不去,则里阴益灼,故急下以存阴。

寒化热化虽与病邪的性质和强度,治疗措施正误等有关,核心因素则是阴阳盛衰。7条"病有发热恶寒者,发于阳也,无热恶寒者发于阴也"。发于阳,因机体阳盛而呈热化,即使在太阳表寒阶段,虽以寒闭表气为主要病机,但如患者阳气盛,则寒郁体表形成的郁阳也重,其发热必重,也容易传里热化为里热证。患者阳气不太盛,形成的郁阳较轻,其发热较低,反之,发于阴系患者的阳气虚弱,不容易在寒邪外犯时形成强烈的郁阳,也不容易热化传里形成里热证,反而自表而里易于形成寒化证,如太阳表寒阳虚证,三阴里寒证。甚至寒邪直中三阴,不经过太阳病的过程,直接寒化为三阴寒证。

2. 脏腑气化功能紊乱 在疾病过程中所犯脏腑的功能必定紊乱,其中涉及气化功能者主要是气血津液的化生与转化异常,如156条:"其人渴而口燥烦,小便不利者,五苓散主之"。此条太阳蓄水证因太阳膀胱气化失利,水不化气,气不化津,所以出现小便不利,上现口燥渴,并非阴津不足之证。316条:"少阴,二、三日不已,至四、五日,腹痛,小便不利,四肢沉重疼痛……真武汤主之"。这条因阳虚无力气化水液,故小便不利,寒水偏于四肢,故四肢重痛等。

气机运动与气化并非各自孤立的过程,因此病机上气机失调、气化失常可以相合相因。

五、太阳病郁阳解

"郁阳"概念取之于宋本《伤寒》48 条："二阳并病,太阳初得病时,发其汗,汗先出不彻,因转属阳明,续自微汗出,不恶寒。若太阳病证不罢者,不可下,下之为逆,如此可小发汗。设面色缘缘正赤者,阳气怫郁在表,当解之,熏之。若发汗不彻,不足言阳气怫郁不得越,当汗不汗,其人躁烦,不知痛处,乍在腹中,乍在四肢,按之不可得,其人短气,但坐,以汗出不彻故也。更发汗则愈,何以知汗出不彻,以脉涩故知也。"

此条描述太阳病经发汗之治而药力不彻底,出现病情变化,其中之一,为病证转化为阳明病(原文略),按阳明病辨治。其中之二,面泛红赤,为阳气受温药解表的鼓动和寒邪继续闭束表阳的双重作用,郁于体表,表阳的宣动作用已显,但尚未达到畅气汗出的程度,因而面部泛现红赤,为阳动而又受郁的表现,可继续温解或熏汗,以达阳宣气畅汗出之效。其中之三,患者受解表之治而药力不彻,出现躁烦,周身上下不可名状不适,部位不一,心绪失宁,短气而坐,脉涩,这也是阳动而受郁之象,再继续辛温解表,使阳宣气畅即愈。以上汗之而未愈之变的其二、其三,均用"阳气怫郁"作病机解释,可见辛温解表治太阳病本应当发挥的作用就是宣畅表阳,如宣而未畅,则成为郁阳。由此转引出"郁阳"专用名词。48 条这二处"阳气怫郁"即明示表阳气机运动障碍的病机。同样的病机还出现在太阳篇其他条文,如:23 条:"太阳病,得之八、九日,如疟状,发热恶寒,热多寒少,其人不呕,清便欲自可,一日二三度发。脉微缓者,为欲愈也……面色反有热色者,未欲解也,以其不能得小汗出,身必痒,宜桂枝麻黄各半汤。"

此条太阳病延久未愈,但处于欲解未解之势,寒势已弱,仍然束表,阳气已鼓动,但欲宣而未达,因而寒热如疟,一日发 2~3 次,但寒少热多,脉缓不急,无里证或面赤身痒,是邪郁轻而阳气宣动欲旺之象,小用辛温解表即能宣畅阳气、汗出而愈。其中病机即为阳气怫郁。

24 条:"太阳病,初服桂枝汤,反烦不解,先刺风池、风府,却与桂枝汤则愈。"此条太阳中风证,经桂枝汤发汗宣气,阳气在药物的作用下,宣张而未彻,乃为郁阳,因而烦。以针药并进,宣彻其郁阳,表证自解。

25 条:"服桂枝汤,大汗出,脉洪大者,与桂枝汤如前法。若形似疟,一日再发者,汗出必解,宜桂枝二麻黄一汤。"此条太阳中风证经治后,阳气宣动未彻,阳郁于表,其中阳动较甚者,有汗多脉气转旺(大汗出、脉洪大是相对治前脉弱而言,非阳明证之大汗大脉)之状,但表闭未解,差一火候,再予原方治疗。如形似疟,一日二作,为寒闭阳郁互相消长,外解之势已形成,取桂二麻一汤,小剂量运作即可达气开表。

46条："太阳病,脉浮紧,无汗,发热,身疼痛,八九日不解,表证仍在,此当发其汗。服药已微除,其人发烦,目瞑,剧者必衄,衄乃解。所以然者,阳气重故也,麻黄汤主之。"

47条："太阳病,脉浮紧,发热,身无汗,自衄者愈。"

按:46条、47条俱言太阳表实证,无论病期延久或不久,病机均为寒束表阳,均当辛温法宣阳畅表。如经治病证仅小愈,心烦、目花(头昏)或未经治疗而均见鼻衄,衄后病可自解。原因在于阳郁于表,衄可宣泄阳气。46条中"阳气重故也"一句有省文,当为"(表)阳重郁"之意。

以上条文均说明风寒表证,表阳本受闭束,由于病证自然过程或受药物的影响,表阳被宣动但仍受束缚,形成"阳气怫郁"的病机,表现为寒热如疟、心烦、心神不定、不能明确的体位不适,面赤、身痒无里证,可鼻衄自解,脉气转为相对之盛或脉缓、脉涩等症状。这种郁阳有2个要素:即无论郁阳轻重,阳气之动与阳气之郁并存,是表阳气机失常的一种类型。"阳气怫郁"是仲景对太阳病上述一类病证的病机解释。这类病证如用"太阳表郁证"以区别太阳表实或表虚的典型证候是不够的,因为太阳病典型证候的病机仍然有表阳被郁和鼓动的环节。典型证候表阳被郁,麻黄汤证表现为恶寒、无汗、体痛、脉紧(表实证),桂枝汤中风证呈现恶风、鼻鸣(表虚证)等症状,表阳鼓动在麻黄汤证表现为发热、脉浮,在桂枝汤中风证的表阳鼓动因无力,故脉浮弱(缓)、汗出。可见太阳表实、太阳表虚之表闭阳郁与46~48条、23~25条中的表闭阳郁并无本质的病机区别。总之寒邪束表、表阳郁遏,即郁阳形成是太阳病共有的病机。各种临床表现只是因为个体的特质或药物或其他因素的作用,使表阳的动态与被遏制的情况,在同一的病机变化基础上,又有病机作用程度与部位上的差别,因而产生一定的症状差异。所以郁阳,也即表阳之动与之郁,亦即体表气机失常,是理解《伤寒》太阳病各条文的一个重要的视角。

江西已故名医万友生先生有"伤寒郁阳化热论"一说,系从整个《伤寒论》的内容而论。指出伤寒以后,阳气被郁,如郁阳不化热则为寒证,如郁阳化热变为热证,但寒证在化热过程中,寒未尽,热已生,则成为寒热相兼证。[3]其所说的"郁阳化热"是指郁阳化生里热而言,与本论有所不同。但寒证与里热的化生与转化,也是气化表现。

六、参悟气变认知《伤寒》的意义

《伤寒》原文分为10卷,共398条,主方113首,以条文和问答形式展开内容,较多直叙病证,列示方治,后世称之为方证。其文简义奥,无详尽理论阐发,学习者易于固定条文理解,即某条某证用某方,形成机械的理解,从而束缚临床应用。改变之途,应从病机的角度理解原方,病机是《伤寒》各卷脉证并治的内在依据,病机之中除六气六淫,经络脏腑,寒热虚实,阴阳盛衰之外,还有气变这一重要环节。

从气机、气化运动的角度领悟《伤寒》的证治规律,可以建立动态、立体的思维路线,易于把握病证变化的关键和实质,防止犯刻舟求剑、按图索骥之误,能举一反三,灵活运用,扩展于各种病证的证治。下举万友生先生一案例说明[4]:

卢某,女,流行性出血热,先恶寒、发热4天,热退之后,头昏、头身痛、腰痛、呼吸急促、咽干、痰黏难咯、心下满闷、恶心呕吐、大便溏而不爽、小便不利,苔白腻、脉沉细弱。

辨证:湿阻三焦,闭塞肺气。

治法:通畅三焦,宣降肺气。

予三拗汤合香砂平胃、五苓散加减。一剂知,二剂尿量日行1500ml,诸症缓,由少尿期向多尿期移行,并迅速痊愈。

按:本案症状繁多,要之不外上焦肺,中焦脾胃,下焦大、小肠气机不畅,气化痹钝。故上有吸促、咽干、痰黏,中有心下满闷、恶心呕吐,下有二便不利。其苔白腻,显示湿邪阻气,气化不良。其脉沉细弱不当作气虚看,而是肺失宣肃,三焦气机不畅,脏络不通的反映。万老此例之治,取法通畅三焦、宣降肺气,药效迅速,其病机依据应即三焦气机、气化的失常。

参 考 文 献

[1]余瀛鳌.《伤寒论》方、喻注本体系的学术影响[M]//陶广正.医论集萃.香港:亚洲医药出版社,2004:344.

[2]刘时觉.宋元明清医籍年表[M].北京:人民卫生出版社,2005:428-431.

[3]王鱼门.万友生医论选[M].南昌:江西省卫生厅,1996:104-110.

[4]张文康.中医临床家·万友生[M].北京:中国中医药出版社,2003:37.

(据2011年重庆市卫生局、重庆市中医药学会主办首届"国医名师大讲堂"演讲稿修改)

第二节　少阳病讨论与小柴胡汤应用

本文讨论伤寒少阳病,是因为以下两个原因:其一,《伤寒论》少阳病提纲和少阳病主证小柴胡汤证的归属和病机内容未能明确,对于理解少阳病的性质、病证变化规律和治疗有影响;其二,小柴胡汤的临床应用发挥很多,相关的病机理由则不清晰。

一、少阳病提纲、少阳病主证、柴胡证与柴胡剂证

少阳病篇首条,即 263 条"少阳之为病,口苦、咽干、目眩也"。因其陈述体例与其他五个经病的提纲条文一致,故作为少阳病提纲。提纲具有普遍性,但 263 条三个症状皆系里热里实之症,《医宗金鉴》云:"口苦者,热蒸胆气上溢也;咽干者,热耗其津液也;目眩者,热熏眼发黑也"[1]。这与《伤寒论》其他明确规定为少阳病的条文不相统一,如:

246 条:"少阳中风,两耳无所闻,目赤,胸中满而烦者,……"。

265 条:"伤寒,脉弦细,头痛发热者,属少阳……"。

266 条:"本太阳病不解,转入少阳者,胁下硬满,干呕不能食,往来寒热,尚未吐下,脉沉紧者,与小柴胡汤"。

96 条:"伤寒五六日,中风,往来寒热,胸胁苦满,嘿嘿不欲饮食,心烦喜呕,……小柴胡汤主之"。内容与 266 条基本一致,。

以上四条原文之证,皆无口苦、咽干、目眩之症,而断为少阳病,可见 263 条并没有当作提纲贯彻到少阳病的辨证论治中。

需注意《伤寒论》少阳病的方证内容,除 172 条黄芩汤证外,都是柴胡剂证,方剂基础是小柴胡汤。101 条将小柴胡汤证简称为"柴胡证":"伤寒中风,有柴胡证,但见一证便是,不必悉具"。姜春华引刘栋之言:"凡柴胡汤正证中,往来寒热一证也,胸胁苦满一证也,默默不欲饮食一证也,心烦喜呕一证也,病人于此四证中,但见一证者,当服柴胡汤,不必需其他悉具矣"[2]。此即将 96 条前半截内容视为小柴胡汤证的标准的亦即典型的临床表现。联系近同的 266 条内容,则所谓柴胡证就是小柴胡汤证,其正证即典型证候为往来寒热,胁下硬满或胸胁苦满、恶心干呕、纳呆、心烦、脉弦细、沉紧之类收束脉。柴胡证在 96 条中还有其他表现,均用"或"字区别于正证,可称之为柴胡证的或见证,以下命名为柴胡证的变异证,则柴胡证(小柴胡汤证)有正证和变异证之分。

从理论上说少阳病的概念大于小柴胡汤证,与其相关的其他柴胡剂证,如柴胡桂枝汤证、大柴胡汤证、柴胡加芒硝汤证、柴胡桂枝干姜汤证等都是在柴胡证的基础上发生的变异证与相兼证,都属于少阳病,因方治皆共用柴胡、黄芩,与小柴胡汤证共同称为"柴胡剂证"。但少阳病诸证都不离往来寒热、胸胁满、心下(剑突下上脘之部)硬满、痞结、呕吐等症,显然以柴胡证为少阳病诸证的基础,再兼一定的变异或兼证,成为各柴胡剂证,构成了少阳病的基本内容。所以从少阳病各条内容看,柴胡证亦即小柴胡汤证是内容的交汇点,因而是少阳病的主证。如此《伤寒论》中少阳病的识别就有提纲之证和柴胡证两类,但提纲之证除 263 条原文外无进一步的内容,况且提纲的内容是少阳病的三种里热表现,可以成为柴胡证及各兼变证的组成内容,但不是少阳病的识别标准。而柴胡证是少阳病

的主证。这个观点实际上也是后世医家的共识，因为临证辨识都围绕柴胡证展开，否则伤寒少阳病的方证统一内容就被架空。时至今日，可以说少阳病即柴胡剂证，由主证（小柴胡汤证）及其变证和兼证构成。则263条为少阳病提纲是不正确的。

二、少阳病与半表半里

少阳病被称为半表半里证，除148条"必有表、复有里也"的叙述外，并无明确的原文。但历代注家均将少阳证作为伤寒传变在太阳病（表证）和阳明病（里证）之间的一个阶段，名之半表半里证，如此少阳病的主证，亦即柴胡证就是半表半里证。半表半里证传统的解释是处于太阳与阳明之间，即表位和里位之间的病证，亦即半表半里之位的病证。从顾名思义的角度看似乎没有疑义。但是细读原文和注文就不觉得那么顺理。

（一）历代少阳病提纲之争不离半表半里

由于263条少阳病提纲在少阳病诸条文中处于相对孤立、不统一的状况，难免引起不同的意见争论。如（清）柯琴将口、咽、目说成是表之入里、里之出表之处，三处之症即为半表半里证（《伤寒来苏集·少阳脉证》）[3]。这显然是为了主张263条的合理性而作的牵强之解。（日）山田正珍认为口苦、咽干也见于阳明病中，目眩在水饮逆治证中（如苓桂术甘汤证、真武汤证）也有，因而不能作为少阳半表半里证的提纲，疑263条非仲景原文[4]。这是立足于《伤寒论》少阳病各方证的统一性而产生的疑问。其实双方的争论都很勉强，都有脱离临床，拘于形式的倾向。但对263条的意见虽不一致，却都以半表半里作为讨论少阳病的出发点。所以半表半里是历代医家认识伤寒少阳病的眼目，如何理解半表半里将直接影响对少阳病的认识。

（二）半表半里作人体特定部位解难圆其说

半表半里在文献中多作为人体表里之间一个特定的部位或器官解释，围绕这个角度的观点既不统一，也很费解。

除上述柯氏将口、咽、目为半表半里之处外，又如《医宗金鉴》指半表半里为躯壳之内界："邪传少阳……以其邪在半表半里，而角于躯壳之内界"[5]。《医宗金鉴》这一半表半里部位的指认，与柯氏根本不同，《医宗金鉴》刊于公元1742年，迟于《伤寒来苏集》（1674年）68年，不采纳柯氏的意见，显系当时作者不以柯氏之见为是。但《医宗金鉴》的"躯壳之内界"与少阳病半表半里各证候也是无法作认真、细密的联系。《医宗金鉴》又说："少阳主春……故主半表半里也，半表谓在外之太阳也，半里者谓在内之太阴也"[6]。《医宗金鉴》半表即太阳、半里即太阴的述说实际上否定了少阳半表半里在部位上的独立性，与"躯壳之内界"相矛盾，而且将太阳扯进来作为少阳之半里，则与少阳病各条里证的表现相去甚远。

除上述柯氏和《医宗金鉴》之外,实际上包括现代在内所有的注说,如将半表半里当作人体中具体的部位或某种器官理解,彼此矛盾,终归难圆其说,都无法在病机和证候性质中,对少阳病作出深刻地理解。例如高等医药院校讲义《伤寒论讲义》说:"少阳居于太阳阳明之间,因病邪既不在太阳之表,又未达于阳明之里,故少阳病亦称为半表半里证"。[7]这段叙文关于三阳的意义以部位立论,但十分混乱。如三阳是经脉,都是内连脏腑,外循体表,无所谓此表彼里。如作为人体与经脉相连的脏腑看,则都居于里而不属于表。如当作人体的空间层次看,自古以来无三阳作空间层次的解说。此外从证候的属性看,在伤寒三阳阶段,太阳为表没有争论,但阳明为里不能引申为阳明之外的里证不是里证。少阳半表半里之半表与太阳全表只是程度差异,并无本质不同;半里与阳明的全里也无本质区别,况且少阳"半里"之里,根据96条内容分析,实际上包括了阳明在内的各种里证。半表半里与全表全里之间的划分,无法在人体部位、系统、器官上说明白。

(三)半表半里新解

1. 六经辨证的病位意义是脉证属性的一种归纳 中医表里证候的概念,本质上是证候属性的归纳,虽有一定的病变位置意义,但属于假设性的、模糊的意义,与实体病位的关系很松弛。

六经辨证首见于《素问·热论》,内容比较简单,三阴三阳证候都有明显的相关经脉循行部位的性质,如头项痛、腰脊强为邪入巨阳(太阳),身热、目痛而鼻干、不得卧为邪入阳明,胸胁痛而耳聋为邪入少阳。病症都分别位于足太阳膀胱经、足阳明胃经、足少阳胆经循行的部位上。三阴经病证的确定方法同三阳经。所以《素问·热论》的六经辨证有浓厚的经络辨证性质。但其辨证类型仅取十二经脉之半数,而在《内经》中已出现十二经病候的内容,如《灵枢·经脉》《灵枢·邪气藏府病形》《灵枢·本输》《灵枢·阴阳二十五人》及《素问·痿论》《素问·刺腰痛》《素问·刺疟》等篇中记载。况且六经辨证的病候范围也仅涉六经循行很小的局部,所举有关病候已有一种标志性或提纲性质的作用,即热病有多种症状,但凡其中见头项痛、腰脊强即为邪入巨阳……(其他举例文略)。

从这两点看,《素问·热论》六经辨证与《内经》十二经脉辨证似乎不是同一学派,《素问·热论》六经辨证受经络学说影响,但向着脱离经络学说的方向发展,三阴三阳的名称已初具病候代名词性质。十二经脉尚属于中国古代的一种人体结构说,是理论上假设性的人体供气血流注的实体结构,则《素问·热论》六经的内涵已从实体意义离开了重要的一步。

《伤寒论》以六经辨证为理论提纲,显然有《素问·热论》的渊源,但《伤寒论》六经辨证已基本成熟。首先太阳病、阳明病、少阳病等命名,均避用"经"字,

"六经病"之名称比较《素问·热论》的"六经"离经络学说更远,更具代名词性质。虽然《伤寒论》的六经病仍有经脉学说的部分内涵,以及《素问·热论》六经逐日传变的遗迹,如8条:"太阳病,头痛至七日以上自愈者,以行其经尽故也。若欲作再经者,针足阳明,使经不传则愈"。但这不是《伤寒论》六经辨证的主体内容和学术精华,只能视为中医热病学术发展的一种历史过渡。(宋)朱肱《类证活人书》将《伤寒论》六经解释为十二经脉之中足之三阴三阳经。但也只能说明六经证候中涉经的症状,而不能解释六经病总体的证候属性根源。今天我们将《伤寒论》六经辨证理论,视为中医第一个辨证论治的体系,是由于《伤寒论》六经辨证内容已是比较典型的证候属性归纳、分类的产物,"观其脉证,知犯何逆"就是由表象而知病证之本的技术方法。这就产生一个结果,在不擅长人体结构的知识条件下,所有关于人体病变的实体变化的论说都不可能是精确的,甚至是不正确的。《伤寒论》六经辨证的这一特点又是所有中医辨证论治学术的共性,所以凡是将中医辨证之中的部位名称作精准地实体解说都不能令人信服,如前引柯氏、山田氏和《医宗金鉴》等之说的缺点就在于此。

笔者主张:对《伤寒论》六经传变包括表里在内的病位意义,一般应作局限的、模糊的、假设性的理解。六经表里证候是病证表现的归纳和分类,则表里病位之中独立的空间实体的意义,不能成为对相关证候认识的限定方向,脉证的属性分析才是理解病位的唯一途径。病位的界定必须有利于病机认识的深入和统一,而不产生说理上的矛盾和断裂。

2. 148条"半表半里"为表里相兼之义 "半表半里"一词出于148条:"伤寒五六日,头汗出,微恶寒,手足冷,心下满,口不欲食,大便硬,脉细者,此为阳微结,必有表复有里也。脉沉,亦在里也。汗出为阳微(结),……此为半在里半在外也。……可与小柴胡汤。设不了了者,得屎而解"。有的医家质疑该条文的合理性,如姜春华《伤寒论识义》认为"此条似后人语"[8]。质疑的原因是此条半表半里证候与96条少阳病标准证候差别很大。日人丹波元坚将此条解释为太阳少阳并病(《伤寒论述义》),[9]也是否定原文半表半里的证候定性。独元成无已从"表寒未解,里阳初结"作解(《注解伤寒论·卷四》)。应该说成注最有识见,148条内容无非伤寒五六日表寒证仍在,微恶寒、手足冷,同时阳又微结,此指阳明里结初步形成,故头汗出、心下满、口不欲食、大便硬、脉沉细。原文特指出此证脉沉紧并非少阴病,证之临床,表寒证而现微恶寒、手足冷、脉沉细的很多,未必表寒证皆表现为显著恶寒、无汗、体痛、呕逆、脉阴阳俱紧。识别要点在于脉沉细但有力,则微恶寒、手足冷、脉沉细就是表寒束气的反映。头汗出、心下满、大便硬等症状是阳明热结之初的结热里证的表现,结热者里气既升又郁,故头汗出(气升)而脉沉细(气郁),沉细脉尚有阳微结的参与。148条"必有表复有里也"是明言既有表证,又有阳微结里证,是对"此为半在里半在外也"的注脚。所谓"半里半外"即"半表半里",指整个证候有一部分是表证,另一部分是里证,为表里相兼之证。"半"在 148 条并非特定的部位和器官之称,而是证候的局部组成,即部分之意。将 148 条"半里半外"当作"半表半里之处"的病证理解,就完全不合条文的内容,就会否定条文的合理性,事实上否定 148 条合理性的意见,都是囿于少阳病半表半里为不同于表又不同于里的特定病位的观点。这种非议 148 条的意见主观性很强,不符合临床实际。以上所述,起码说明在仲景原文中"半"的词义不一定专指特定的部位器官,而指证候的组成结构的意义更强烈,半表半里意犹证候的一半为表证,另一半为里证之谓。

3. 96 条、266 条方证的结构是表里相兼 描述伤寒少阳柴胡证候较为全面的条文为 96 条,"伤寒五六日,中风,往来寒热,胸胁苦满,嘿嘿不欲饮食,心烦喜呕,或胸中烦而不呕,或渴,或腹中痛,或胁下痞硬,或心下悸、小便不利,或不渴、身有微热,或咳者,小柴胡汤主之"。除去或见证,分析 96 条证候结构有三个部分:①恶寒。此为表寒证的主症。②发热、心烦、口渴。均属于里阳太过而为内热的依据。恶寒与发热常往来交替(并非一定)。③胸胁苦满、默默不欲饮食、喜呕、腹痛、心下悸、小便不利、咳嗽等症。皆为上、中、下三焦气机不调,脏腑功能失常的症状,尤以中焦(肝、胆、胃、肠)的症状居多,其中胸胁苦满、硬满及其类似之症出现条文最多,是诊断少阳病或当用小柴胡汤的重要依据,可简称为"胸胁证",这也是许多注家将少阳病之少阳与胆相系的原因。由此可见少阳病标准证候的结构有三个部分:①表寒证(恶寒为主)。②里热证(发热为主)。③三焦脏腑功能失调证(胸胁证为主)。是典型的表里相兼证,其中典型热型为往来寒热。

治疗少阳病的主方——小柴胡汤的构成也分为三个部分:①柴胡。②黄芩。③参、半、枣、姜、草。柴胡为祛风之解表药,黄芩为苦寒之清里热药,参、半、枣、姜、草为扶中和胃药,则小柴胡汤的构方思路显然与少阳病正证表寒＋里热＋脏腑功能失调的病候结构是完全一致的。

266 条在病候描述上不如 96 条丰富,但胁下硬满、干呕拒食、往来寒热正是小柴胡汤证的标准证候,相当于 96 条的前一半内容,而且还补充了"脉沉紧"为应用小柴胡汤的依据之一,脉沉紧的形成机制为气机收束,系风寒束表兼里气内郁的情况下常表现的脉象,所以沉紧以及类似的弦、沉细但不虚的脉象在柴胡证的结构中,也是表里相兼之象。

总结 96 条和 266 条内容,并考虑往来寒热的常见性,少阳柴胡证的正证(标准证候)应表现为以往来寒热为主要特点的表寒里热证、以胸胁证为主的三焦脏腑功能失调证及郁束脉。

很有必要讨论 99 条,"伤寒四、五日,身热、恶风、颈项强、胁下满,手足温而渴者,小柴胡汤主之"。有学者指出身热、恶风、颈项强是太阳证,胁下满是少阳证,手足温而渴是阳明证,则99条证候被认为是三阳并病,因而认为此条用小柴胡汤不甚对证[10]。身热、恶风、颈项强确是太阳表证。但将胁下满列为少阳证,手足温而渴作阳明证解,根源在于将少阳证视为实体病位的病证,因而强将胸胁满与手足温而渴分割,存在固化临床表现属性的倾向。在临床上,手足温而渴不一定是阳明病,热病无论表里证,凡病性偏热,都会有此表现。对99条可以作另一种理解,即此证为表寒里热相兼、寒轻热重之证:身热、恶风(注意非恶寒)、颈项强为表寒轻证,胁下满、手足温而渴为里热重证。99条证候虽无往来寒热,但有胸胁症,因而被整体联系为少阳病,可投小柴胡汤治疗。这个病证在临床上常见而且用小柴胡汤加减确实有效。《伤寒论》有许多条文的内容就是出自实际运用的记录。

以上分析,说明少阳病主证柴胡证从表里相兼证理解较为义理通畅,而且符合临床的实践,小柴胡汤为表里同治之方,表里同治是小柴胡汤的应用的要点。依此思路治疗少阳病和运用小柴胡汤,笔者深感疗效可靠。

4. 少阳为枢与往来寒热 以上对96条、266条方与证的结构分析,说明表里相兼是理解少阳病的一个重要方向。但还有一个重要问题有待解析,即少阳半表半里证为何以往来寒热为主要临床表现?

97条说少阳病往来寒热是由于"正邪分争"。而文献上"正邪分争"的理由多以"少阳为枢"作理论桥梁。

"少阳为枢"文出《素问·阴阳别论》:"太阳为开,阳明为合,少阳为枢",三阴亦分开、合、枢。三阴三阳本来表示阴阳之气的盛衰程度,"开、合、枢"的概念则将阴阳盛衰加上了功能区别,这有利于强化当时六经理论的形象。

从字义上而言,"枢"即门户外开内合可以转动的装置,这个"枢"不是动力装置,动力装置古称"机","枢"是居中起集散作用的代称。"少阳为枢"指少阳为阳气外达内收的中界,阳气经由少阳而外开、而内入。引入六经辨证,"少阳为枢"义转为正邪活动分争之地,由少阳而达外,由少阳而入里,如黄竹斋引程应旄之注:"少阳在六经中典开合之枢机,出则阳,入则阴"[11],又引张志聪对"往来寒热"的病机解:"开合之机不利也"[12]。邪气居表即正气由表退里,其病状为恶寒,邪气出表,即正气由里达表,其病状为发热。邪正分争指的是邪气、正气在表里之间出入拉锯之状。《素问·疟论》用这一理论解释疟病往来寒热的病机。少阳病的往来寒热与疟病往来寒热在病机上是相通的,故《伤寒论》和《金匮要略》将小柴胡汤主治具少阳病特征的疟病。笔者实在看不出"少阳为枢"与少阳半表半里的关联,因为"半表半里"作为部位而论,是既不同于表也不同于里的特殊之位,但"少阳为枢"义含了气机出表入里的动荡,包括了完整的表里双方变化,两者不同其义。所以"少阳为枢"在六经辨证上的推演,并不能得出人体中有非表非里即半表半里部位的概念。

　　"少阳为枢"虽由《内经》提出,后世医家只是以此说明少阳病的病机和证候的特殊性,无非作为一个说理工具使用。客观作用有三点:其一,用一个"少阳为枢"的命题与太阳病(表证)和阳明病(里证)的病机与证候特点相区别。其二,不仅在名称上继承《素问·热论》的六经,而且在病机理由上也借用《内经》"少阳为枢"之说,以体现遵循古训的态度。虽然伤寒六经的内容已非《素问·热论》的六经,但继承古训在中国古代是很重要的事情,就如叶桂(天士)温病传变不可能另设新词,而沿用《内经》卫、气、营、血之称命名一样。其三,"少阳为枢"有内含经气出入表里的意义,但是比较隐晦。以上医家使用"少阳为枢"作为少阳病往来寒热的理由,作用之一、二都是形式上的效果。但作用之三,涉及对病机的一种理解,值得注意和发挥。

　　少阳病往来寒热就是寒热更迭,如停留在"少阳为枢"的形式上或(假设的)实体上,以为这就是半表半里之位的病变表现,往来寒热是"枢"的特性所致,那么"少阳为枢"的作用就必须是一贯的。但23条、25条桂麻各半汤证和桂二麻一汤证条文中也有发热恶寒如疟状的描述,但其病位仍然定在太阳而非少阳。更年期男女因肾虚而冲任失调,特殊的个体可出现往来寒热,其病位也不在少阳而被规定在下焦。此外从临床看,发热恶寒而无往来,也有属于少阳病半表半里证。说明将"少阳为枢"当作实体病位的特殊意义使用,并不合理。

　　根据《内经》的本义,以及前所引程、张二氏关于少阳之枢出阴入阳、开合不利的注说。将"少阳为枢"看成是气机在表里出入的一种概括,则96条、266条、23条、25条以及更年期的往来寒热都可以得到统一的解释:表无气则恶寒,里阳外张则发热,往来寒热系人体阳气在表里之间因疾病产生的气机运动的不稳定。所以往来寒热在表里之间气机动荡这一点上各证都是相同的,但不同病证的前期病机环节有区别。太阳病之往来寒热,因轻微的寒凝表气而恶寒,阳气欲外达开表则发热,但其力不够,因而一日之间一次或数次里阳外开又回落,表寒轻闭表气又被暂开,形成桂麻各半、桂二麻一汤证之往来寒热。更年期之往来寒热由肾虚、任脉失涵致冲阳阵发性的亢动,动则冲阳上逆外达,从而潮热、汗出,冲阳回落下焦时,表气因肾虚失煦而空虚则恶寒。少阳病的往来寒热系表有寒邪凝闭,里则邪热壅盛,寒凝则表气流去而虚,里热盛张则表气外注而实,因病证处于表证向里证传变的过渡阶段,还没有完全脱离表证阶段,忽而表寒气闭,忽而里热张动,则往来寒热。

　　5. 小柴胡汤证是有特征的表里相兼证　柴胡证(少阳病主证)为表里相兼证,但表里相兼证很多,并不能统归于少阳病,根据96条和266条描述,柴胡证,其正证的标准证候为往来寒热、胸胁证、不知饥饿的厌食(默默不欲饮食)、心烦喜呕,脉气郁束(沉、细、弦、紧)。其中脉象之外的4个症状(往来寒热、胸胁证、默默不欲饮食、心烦喜呕)中,以往来寒热和胸胁证最具特征性。

（1）往来寒热：反映了邪闭表气、热郁于里并且表里气机出入动荡的病机。所谓往来寒热，指一阵恶寒或寒战，又一阵发热，一日一发或数发。如寒热同时发作但呈阵发性质的称为"寒热发作有时"（如143、144条），其性质同寒热往来。临床所见寒热发作有时通常先寒后热，只是寒热间隔很短，可以不计时差。在往来寒热的同时，又有胸胁证、恶心、呕吐、纳呆、脉郁束之中的全部或部分症状，这样的症状组合有利于柴胡证的判断。《伤寒论》中以小柴胡汤治疗的柴胡证共10条（37、96~101、266、379、394条），其中有4条主症有往来寒热（96、97、101、266条），而且96、266条都是阐述柴胡证正证的条文。可见识别柴胡证，往来寒热并非不可缺少的症状，但却是重要的、特征性很强的柴胡证主症之一。

（2）胸胁证：指胸胁或心下痞满、硬满、胀痛等症状。如右胁下硬满、胀痛不可触，甚至伴见黄疸和消化功能异常，如98条、231条以及《金匮·黄疸病脉证并治第十五》中"诸黄，腹痛而呕，宜柴胡汤"条，似为肝胆的炎症、肿大诸疾。如在剑突下的上脘（心下）以及左胁部位满、胀、痛、硬，当疑胃、十二指肠或胰腺的炎症反映。热病中因全身或局部性的炎症反应，横结肠胀气、痉挛也引起胸胁证。总之热病中的急性胸胁证由上消化系统的器官发生炎症和功能障碍所致。胸胁证是判断柴胡证的重要依据，除96条、266条正证条文外，尚有37、98、99、101条有胸胁证作为柴胡证的判断依据。此外少阳病变异证（103、104、107、143、146、147、148、165条）和称为阳明病但主以小柴胡汤治疗的病证（229~231条）都因胸胁证的存在而确立与少阳柴胡证的相关性。这就说明，热病而出现胸胁证，即便热型非往来寒热，也应当从少阳病辨治。其病机理由是胸胁证是少阳里热郁滞胸胁的主要表现，而胸胁正是足少阳胆经循行之位。比较263条提纲的口苦、咽干、目眩，胸胁证特征性强烈得多。

柴胡正证中不欲饮食、呕吐、心烦也是少阳里热郁滞的表现，但特征性较小，可视为胸胁证的伴发症状。当少阳里热郁滞较轻、没有胸胁证而只出现不欲饮食、呕吐、心烦等症，在相兼恶寒、发热而且脉气郁束，又没有明显的阳明里结证的条件下，从少阳病论治胜算较大，如379条"呕而发热者，小柴胡汤主之"。

6. 柴胡证的病机　综上所述，少阳病柴胡证的病机是邪郁于表、热郁胸胁、三焦、脏腑功能失调，表里同病。邪郁于表则恶寒、恶风、肢节痛、指端凉、项背强，热郁胸胁则发热和出现胸胁痞满、硬满、胀痛。往往发生气机在表里的间歇性的出入往来，是表里气机不稳定的反映，因而发生往来寒热。热郁胸胁可影响中焦、肠胃的运化功能，有默默不欲饮食、恶心、呕吐或下利或轻微大便不畅的表现，热郁胸胁易于上扰心神，则心烦。所以邪郁表气、热郁胸胁、表里气机失宁是少阳柴胡证的主要病机，往来寒热和胸胁证是少阳病柴胡证的证候标识。在此基础上可旁涉中焦甚至上、下焦，导致三焦功能失调，出现诸种症状，但三焦失调不是少阳病柴胡证的特征性的病机，因而相关症状不可列为少阳柴胡证的主要诊断依据。

7. 少阳病与口苦、咽干、目眩　263条少阳病提纲内容为口苦、咽干、目眩三症，前已论证不能体现少阳病邪郁于表、热郁胸膈、表里相兼、表里气机动荡的病机特点，因而不能作为少阳病辨证依据。但这三症均为气分里热的表现，可以出现在少阳病中。

（1）寒热往来或不往来、胸胁证、又兼口苦、咽干、目眩。

（2）寒热往来或不往来、无胸胁证、但口苦、咽干、目眩。

（3）不恶寒，但项强、肢痉、指端凉，发热而口苦、咽干、目眩。

以上三种情况都是少阳病柴胡证。

如发热而不恶寒，又无其他表寒闭束气机之象（如项强、肢痉、指端凉等症状），有胸胁证和口苦、咽干、目眩，则为少阳胆热证，但非伤寒柴胡证。病证归于温病或内伤发热范围。治法可予小柴胡汤与四逆散合方加味，方中柴胡不作为解表祛风（寒）药，而为疏泄肝气之用。

综上所述，少阳病本质上是与少阳经和胆腑相关的表里相兼证，小柴胡汤证以及其他柴胡剂证则是少阳病表里相兼各具变化的证候，有关方剂是表里兼治方。

三、少阳病兼变证

少阳病兼变证有少阳病变异证和兼证之分。

在少阳病主证（柴胡证）正证的基础上，出现性质相同或相近的证候变化或病变范围有一定的改变，但少阳病正证的结构并未根本变化，称为少阳病变异证。这个概念与文献中三阴三阳病变证的概念不同，后者指六经病由于种种原因演变为脏腑阴阳盛衰之证，已不属于六经病概念内的病证。本文少阳病变异证则仍然属于少阳病，只是表现上与正证有所区别，主要内容为96条中的或见证。

在六经传变范围内，出现二经或二经以上的传变阶段同时发病（合病）或经过传变后一经未罢另一经病候又起，形成二经或三经同病（并病）称为兼证。其中与少阳病相关而且以少阳病为病机发展的基点，为少阳病兼证。如柴胡桂枝汤证（146条）、大柴胡汤证（103、136、165条）、柴胡加芒硝汤证（104条）、黄芩汤证（170条）、柴胡桂枝干姜汤证（147条）、柴胡加龙骨牡蛎汤证（107条）。

在三阳兼证中《伤寒论》原文阐明或文献中认定与少阳病有关的阳经病兼证有：

太阳少阳相兼证：142条（太阳少阳并病）、146条（寒重热轻之柴胡桂枝汤证）、172条（太阳少阳合病下利，黄芩汤证）。

阳明少阳相兼证：256条（下利，大承气攻下证）。

三阳相兼证:219 条、268 条(三阳里热证)。

鉴于 142 条所描述症状:头项强痛和眩冒、时如结胸、心下痞硬分别为邪郁于表、热郁胸胁。146 条发热、微恶寒、肢节烦痛、微呕、心下支(撑)结也是邪郁于表、热郁胸胁,因而在病机上与少阳病柴胡证无本质区别,仅临床表现有一定变异,故 142、146 条应置于少阳病往来寒热变异证中论述。172 条因黄芩汤无解表之功而只清里热,则所治之证不当为太阳少阳并病,下文另作讨论。256 条下利脉滑数而用大承气汤攻下,则其证必为阳明里结之下利,该文指为阳明少阳合病,依据不够充实。219、268 条均作为三阳合病判断,但症状:腹满、身重、口不仁、面垢、谵语、遗尿(以上 219 条)、脉浮大、上关上(脉气壅盛由关上冲寸部)、嗜睡、目合则汗(以上 268 条),均是内热重笃之证。原文作为三阳合病证论述,其三阳合病的概念应不是太阳表寒、少阳半表半里寒热相兼及阳明热甚的兼证,而是邪热充斥表里上下,为里热之甚的证候。总之以上共 6 条,除 142、146 条外,其余各条虽有少阳病的组成,但不能作为少阳病兼证。少阳病兼证必须是以少阳病为基点的三阳之间的相兼证。而且就原文记载而言,少阳病兼证主要是少阳兼阳明之证。

(一) 少阳病变异证

少阳病主证(柴胡证)的典型症状为:往来寒热,胸胁胀满(硬满、胀痛)、心烦、喜呕、默默不欲饮食、脉沉、细、弦、紧等。其结构为寒热往来为主要特点的表寒里热证 + 以胸胁证为主的中焦脏腑功能失调证 + 郁束脉,这一证候是少阳病主证即柴胡证的正证。

临床的多样性,使得伤寒少阳病的表现有较多变化,不一定都是典型的少阳病柴胡证正证。这就增加了识辨少阳病的内容。根据《伤寒论》条文内容和临床所见,列示少阳病的变异证如下:

1. 往来寒热的变异 有以下 6 种变异,即寒热往来与否、寒热并见与否、寒热轻重不同以及寒热以其他形式出现。

(1)发热恶寒而不往来,兼其他柴胡证或口苦、咽干、目赤等少阳里热证。此即属少阳柴胡证,与纯表证的发热恶寒不同。

(2)不恶寒,但发热,而无汗、指端凉、骨节痛,兼其他柴胡证。无汗、指端凉、骨节痛与恶寒同属于表寒证,故虽无恶寒,在存在其他柴胡证的条件下,即为少阳病柴胡证。

(3)不恶寒,但发热,胸胁硬满、胀满、胀痛不可触,脉弦数。《伤寒论》中胸胁满、痛、硬一症,为判断存在少阳病的要点之一。故但发热而具胸胁症状的就是少阳病,然非半表半里柴胡证,而是少阳胆热证,在肝、胆、胰及胃肠急性炎症中,尤其化脓性炎症中易于出现。

(4)不发热,但微恶寒,兼口苦、咽干、头昏、脘痞、腹胀不思饮食、脉弦。此为少阳病轻症表现,有恶寒之表,无发热之里,但有其他少阳里热证,仍然构成少阳半表半里证,主以柴胡剂。

(5)发热恶寒往来或不往来,寒重热轻或肢节烦痛(痛甚至心烦),有其他柴胡证。此即146条柴胡桂枝汤证。文献作为少阳与太阳合病证,但其病机仍然是外寒束表、少阳里热壅盛,只是表寒程度较重而已,与少阳病柴胡证的正证没有本质区别。

(6)头项强痛、眩冒、时如结胸、心下痞硬,文见142条太阳与少阳并病。其中头项强痛虽为寒闭太阳经,也即表寒证,余证皆少阳之里证常见表现。故142条的变异在于往来寒热变化为头项强痛,因眩冒、结胸、心下痞硬为典型少阳之里证,与少阳病柴胡证的正证结构大致相同。此条原文作为太阳少阳并病,意义有限,反正是具少阳病里证特点的表里相兼证。原文对此证未给方治,仅建议针刺大椎第一间、肺腧、肝腧,笔者以为运用小柴胡汤加减是可行的方法。

以上往来寒热的变异,使少阳病柴胡证正证的主症表现不典型,辨识要点在于抓住少阳病表里相兼结构和具备其他柴胡证主症的特点。

2. 少阳病三焦脏腑失调证(或见证)的变异 少阳病柴胡证正证的里证,除发热之外,以中焦脾胃、肝胆的功能失调为主,见胸胁苦满、无食欲(默默不欲饮食)、心烦、呕吐等。但96条尚有腹中痛、心悸、小便不利、咳嗽等或见证,与往来寒热等都归列于少阳病柴胡证。反映少阳病柴胡证之正证的里证范围不止中焦,还可能涉及上焦与下焦,或见症的出现是少阳病变异证的一个表现方面。

(1)咳嗽、胸闷、胸痛、兼往来寒热、口苦、咽干等症。易见于呼吸系统炎症中。本质上是少阳与邪热壅肺同病,但六经辨证没有独立的肺手太阴病的理论概括,此处邪热壅肺也非病传的变证,邪热壅肺与少阳病机融为一体,故归少阳病的里证变异范围,是临床较常见的病证。

(2)脘腹胀痛、或右下腹剧痛、反跳痛、恶心呕吐、大便稠酱色,兼寒热往来或不往来。可见于急性肠胃炎、阑尾炎等病症中,此证除少阳病柴胡证之正证常见病机外,尚有热聚于肠的变化。

(3)往来寒热或寒热而不往来,小腹拘痛、尿频、尿急、尿痛、尿涩、尿赤。在96条或见症中有"或心下悸、小便不利"的记载。此即其临床应用发挥,见于急性泌尿系统感染,系少阳柴胡证的里热发生下焦膀胱湿热之变。

(4)往来寒热或寒热不往来,小腹痛、拒按,常下黄浊,病情在经期或房后加重。此为少阳病之里证呈现热聚盆腔的变化,见于急性盆腔炎。

(5)往来寒热,经水适断,神志异常,胸胁结满。此即143~145条热入血室证。文献中作为少阳病的特殊证候看待。但与少阳病正证即柴胡证的区别仅仅是除少阳之里证外增加血室之里的病变,两者在病机上可以沟通,治疗上也可以运用小柴胡汤,故可视为柴胡证的里证变异。

（6）往来寒热、胸胁结满、小便不利、口渴、不呕、但头汗出、心烦。有关内容文见147条柴胡桂枝干姜汤证。病机为外寒闭气，邪热内郁，气机动荡于表里但不疏散，因而往来寒热、但头汗出而心烦。阳气内伤，水不化气，水气阻隔，上下失输，因而小便不利、口渴、胸胁结满但不呕。病机结构除寒邪闭表，热邪内郁，表里之间气机出入动荡之外，脏腑里证有阳伤而水气阻隔的参与，与96条"心下悸，小便不利"的或见证病机相似。整体病机除表里气机外郁内闭、出入动荡外，兼气化失调为重。

少阳病三焦脏腑失调证的变异，即96条中的小柴胡或见证，是少阳病主证即柴胡证的正证发生了一定的变异，其病变变异的范围大于往来寒热变异。在临床识别上有一定困难。辨证要点是无论如何变异，都与少阳病正证的主症和主要病机密切相系，严格地说少阳病主证的或见证变异的波及部位，如肺、大肠、膀胱、血室等在中医的人体结构理论中都不属于少阳，但笔者体会到上述柴胡或见证的治疗从少阳入手，以小柴胡汤为主方加减，疗效较好，所以中医学术虽以表象为据而略于实体结构细节的证明，但是以临床疗效为依据作出的理论与经验总结，能充分全面地认识疾病内在的整体联系的规律。

（二）少阳病兼证

1. **发热或往来寒热、胸腹痞满、兼腹痛、呕吐、郁烦甚至大便结或下利臭秽、口气热臭**　文见103、136、165条大柴胡汤证。此种证候文献有列入少阳病兼证，如广州中医学院伤寒论教研室编的《伤寒论表解》[13]。也有作为柴胡证之一种，如姜春华《伤寒论识义》[14]。归类不同反映了思维角度的差异。笔者习惯结合临床应用，偏重于脉证推敲进行理解，上述证候结构无非少阳正证又兼阳明里结热证，病机上仍以少阳胸脘热郁为核心，引发大肠热结，故此证当视为少阳病兼证，并据柴胡法加减为大柴胡汤治疗。

2. **发热，以傍晚潮热为重，大便不调，胸胁满，呕吐**　文见104条柴胡加芒硝汤证。傍晚（日晡）潮热在《伤寒论》被视为阳明里结的表现，况且大便不调也是阳明里结。胸胁满、呕吐是《伤寒论》少阳病的要证。以上两者兼见即少阳阳明兼病，但病机以少阳胸胁热郁为源，归入少阳病兼证。

需要注意，①大柴胡汤证和柴胡加芒硝汤证都是少阳阳明相兼证，如出现表寒证，其性质是半表半里的少阳阳明相兼证。如无各种表寒证，则是以少阳郁热为病机要点的少阳阳明相兼证。②大柴胡汤证和柴胡加芒硝证，《伤寒论》以热型为别，前者发热不拘傍晚，而后者以傍晚潮热为特点。

3. **往来寒热、口渴、脉大数**　往来寒热为少阳柴胡证主症，口渴、脉大是肺胃气热内蒸伤津之象，归六经辨证的阳明气热（气蒸）证，故本证即是少阳与阳明气热兼病，《伤寒论》未叙述本证，但临床可见（详文末病例）。

4. **发热、口苦、咽干、腹痛下利，苔黄**　《伤寒论》96、101、264条均有"伤寒中风"之称,中风之症为发热,兼口苦、咽干即为少阳里热证。腹痛下利是湿热下注大肠。也是少阳阳明兼病的一种表现。172条"太阳与少阳合病,自下利者与黄芩汤。若呕者,黄芩加半夏生姜汤主之。"凡用黄芩汤(芩、芍、草、枣)主治的下利不当为太阳少阳合病,此条可能是湿热下注大肠又兼口苦、咽干之少阳里热。据钱超尘考证(《〈伤寒论〉不同版本对临床的影响》,载于重庆市卫生局、重庆市中医药学会编写的《国医名师大讲堂》,2011年内部发行),黄芩汤加生姜,原方名为小阴旦汤,原载于西汉时期的《汤液经法》,主治"天行身热,汗出头目痛,腹中痛,干呕下利者"。[15]身热而汗出、头目痛,系热病入气分阳明之证,腹痛、干呕下利为少阳阳明兼证。可见黄芩汤所治之证,需从少阳阳明兼证思考,较稳妥。

(三)但见一证的变异

101条有柴胡证正证"但见一证便是,不必悉具"的经验之谈,其精神是临床分析判断必需保持一定的灵活性,往来寒热、胸胁苦满、默默不欲饮食、心烦喜呕四症在具体病例身上不一定一一齐备,而可能仅有其中之一、二、三症,但病机符合少阳柴胡证的特点,仍是少阳柴胡证,"但见一证便是"之"一证"只是个约数,不必死拘,如97条有往来寒热和默默不欲饮食、呕吐三症,379条仅有发热、呕吐二症,而且还没有恶寒,但都从少阳病认定,以小柴胡汤论治。这种情况是活用小柴胡汤的又一原因,其中的规律非语言文字所能一一穷尽,需要建立在经验和理论基础上的感悟。笔者经验,当临床资料不充分时,注意脉象特征,如见沉、细、弦、紧等郁束脉,又有脉力厚重感,则可认定存在表气被闭、里热郁盛病机,从少阳论治较妥。

以上少阳病兼变证,以少阳病变异证和兼证为纲,以往来寒热变异、少阳病里证部分的或见证变异和少阳阳明兼证为目。其中少阳阳明兼证与少阳病之或见证变异在病证结构上相似,之所以分别列述,仅为理论形式上的一种沿袭。

少阳病兼变证的变化规律主要有两种:

(1)少阳病正证(往来寒热、胸胁苦满、不思饮食、心烦喜呕、沉细弦紧等郁束脉)的表现发生一定的变异,但证候结构与标准正证相同。如发热、不恶寒、而无汗、体痛、肢端凉、项强,这些症状属性与恶寒一样为表寒之象,故少阳病正证的整体证候结构未受到改变。如果正证的症状不够齐备,或少阳病的特征比较隐蔽,但仍有相关病机可寻,也属于少阳病兼变证的一种状态。

(2)少阳病三焦脏腑失调的部位发生一定变异,如邪热壅肺、湿热下注大肠或胞宫、胃肠热结、水气阻隔三焦等,但由于具备柴胡证特征,柴胡证的结构未根本改变。

柴胡证的标准结构是以往来寒热为主要特征的表寒里热证 + 以胸胁证为主的三焦病变 + 郁束脉(沉细弦紧)。

这三类症状被称为有少阳病特征性的临床表现,各种变异证仅变异其中的一部分,无论如何变异,总有少阳病多少不一的特征表现。其中以往来寒热和胸胁症状(硬、满、胀、痛)最能支持少阳病的判断。

少阳病兼变证的概念,有利于对表面上纷杂的少阳半表半里证,以少阳病特征性证候和表里相兼的证候结构为钥匙,找到辨识病证的方向,因而少阳半表半里即表里相兼的概念是提挈疾病表里变化关系有价值的理论工具。少阳病兼变证十分多样,这是何以柴胡剂在临床上有广泛的应用,何以小柴胡汤有如此多的临床发挥的病证基础。

四、小柴胡汤运用

小柴胡汤是《伤寒论》三个应用最多的方剂之一,共有 15 条条文的病证主以小柴胡汤治疗(大承气汤和桂枝汤各有 19 条)。从当今临床实际来看,小柴胡汤的运用远多于大承气汤和桂枝汤,而且普遍引用于各科杂病。

小柴胡汤结构为:

疏风解表之柴胡 + 清泄里热之黄芩 + 和中扶气之参半姜枣草。分别对应往来寒热和中焦里证。因其作用既有重点又较全面,故运用得当就能收到"蒸蒸而振"(101 条)、"身濈然汗出而解"(230 条)的效果,实现"上焦得通,津液得下,胃气因和",畅通上下表里气机的目的。

主要运用规律:

(一)主用柴胡、黄芩

任何伤寒少阳病包括各种少阳兼变证,柴、芩通常是主药,作用之一,是外解风邪(包括寒邪),内泄里热,以解除往来或不往来的寒热。作用之二,借柴胡辛散、黄芩苦降调节表里之间的气机动荡。作用之三,清泄少阳内郁之热。发热重或胸胁硬满者(胃、肠、肝、胆、胰的炎变)柴芩务必重用 24 克或以上,并需加用重剂蒲公英、忍冬藤及栀子、连翘等。前述 172 条之黄芩汤证,其病机实质为少阳郁热兼湿热下注大肠,光用黄芩疏泄郁热之力不够,仍应柴芩并用为妥。

(二)针对变异证加减药味

1. 往来寒热变异证

(1)发热恶寒但不往来,照往来寒热柴芩同用例。

(2)寒重者(恶寒或其他表寒证强烈的)加桂枝。

(3)项强、无汗、脉郁甚者重加葛根。

(4)体痛加羌活、独活、川芎。

2. 少阳病里证部分变异 根据变异的部位和性质调整参、半、姜、枣、草,如寒热又兼:

(1)邪热壅肺:柴芩加杏仁、苏子、枳壳、桔梗、贝母、瓜蒌或配入华盖散加减,务必重用金银花、金荞麦、芦根。有津伤痰凝、痰少咳咯不畅,又宜加入二母二冬。

（2）肺胃气热（阳明气蒸）:发热恶寒往来或不往来,脉大、口渴、时汗出,柴芩加知母、生石膏、芦根、淡竹叶、连翘、蚤休。

（3）阳明腑结:柴芩加芒硝、大黄,即大柴胡、柴胡加芒硝汤法。仲景药法阳明腑结,大便难而腹胀满者加用大黄、枳实、厚朴,如潮热（傍晚前）加用大黄、芒硝、甘草。

（4）胃肠食积:柴芩加山楂、莱菔子、木香、槟榔。

（5）中焦湿邪积滞胶结:柴芩加平胃散、藿香、山楂、莱菔子、石菖蒲、木香。

（6）热壅大肠或胞宫（下焦盆腔或阑尾炎变）:柴芩加忍冬藤、连翘、红藤、蒲公英、紫花地丁、天葵子、当归、枳实、制香附等。柴芩与清热解毒药重用方有效。

（7）肝胆湿热:柴芩加茵陈蒿、郁金、垂盆草、蒲公英、陈皮、金钱草等。

（8）肝胆热郁壅腐:柴芩加忍冬藤、重楼、肿节风、天葵子、郁金、枳壳、茵陈蒿、赤芍、香附等。

（9）阳弱水气失调:柴芩加五苓散。参见柴胡桂枝干姜汤（柴胡、黄芩、桂枝、干姜、瓜蒌根、牡蛎、甘草）出入。

（三）适当变化调中和里药味

少阳病正证即96条小柴胡汤证,参、半、姜、枣、草为调中之用,也可参照时方调中和胃、疏泄肝胆的药法,如厚朴、藿香、砂仁、半夏、茯苓、枳壳、炒山楂、炒神曲、炒麦芽、佛手、香附等。

综上所述,小柴胡汤的运用无非剂量安排与药味加减,柴芩为主药不可轻易弃用,其他设置一般根据病性、病位而定,从而在临床上演变成许许多多针对患者病情的柴胡剂。所谓柴胡剂就是围绕柴胡、黄芩的各种加味方剂。但无论如何加味,都组成解表之柴胡、清里之黄芩与调正三焦脏腑不同失调病变之药味的方剂结构。

案例:本人2014年2月19日上午,因PSA异常增高,在第三军医大学某附院接受经直肠穿刺前列腺活检手术。当日院方予头孢硫咪2g及血凝酶2单位静脉输注。术后不久即腹痛、大便出血,傍晚严重寒战、发热,至晚达40℃。即查血象:WBC:14.04×10⁹/L,中性粒细胞百分比92.3%。继续予头孢硫咪2g静滴,并注射一剂安乃近,发热彻夜不退。次日即口嘱中药处方,由家属迅速配煎,与西医措施并进,至次日晚体温降至正常,又观察1天,无恙,于2014年2月22日上午出院。返家后当晚先寒战、后身热骤起达40℃,继而全身潮热、汗出、寒战与潮热交替,脉浮洪数带小虚。

辨证:少阳阳明气分并病。

2月23日自拟方:柴胡30g、黄芩30g、葛根30g、忍冬藤70g、知母15g、生石膏 50g、芦竹根 30g、淡竹叶 15g、连翘 30g、蚤休 30g、蝉蜕 15g、僵蚕 15g、钩藤 15g（后下）、水牛角 30g、牡丹皮 15g、赤芍 15g、蒲公英 30g、炒栀子 15g、红景天 15g。

先急煎一剂，每 2~3 小时饮一大杯，至 23 日夜晚体温降至 38℃，次日晨体温 37℃正常。3 剂药尽，无发热反跳，仅感气短、足软、阵阵潮热、自汗、夜寐不安，脉虚浮无底气。另处一方调养：黄芪 30g、五味子 10g、麦门冬 15g、茯苓 15g、扁豆 30g、石斛 15g、桑叶 15g、龙骨 30g、牡蛎 30g、浮小麦 30g，2 剂。

药毕，潮热自汗即收，但仍感气短、乏力、畏寒。原方加制附片 3g（先煎），又 3 剂，诸症尽消。

按：本例因直肠穿刺创伤后引起，没有做血培养，故不能确定为肠道细菌经血循感染所致，但病势急重，虽经 3 天头孢硫咪防治，仍未制止。寒战潮热交替即往来寒热，脉象浮洪数有阳明气分热蒸之证。故辨证为少阳阳明气分并病，与《伤寒论》大柴胡汤证、柴胡加芒硝汤证之少阳阳明并病有所不同，《伤寒论》之证为少阳兼阳明腑结证，本人所患乃少阳并阳明气蒸证，凡外感证热病总有邪毒，此为毒之甚者，故重用解毒诸味。

小结

1.《伤寒论》少阳病主要内容是各柴胡剂证，其中主证为小柴胡汤证，简称柴胡证。柴胡证又分正证和变异证（或见证），条文见 96 条和 266 条。其余各柴胡剂证为少阳病兼证。

2. 柴胡证是有特征的表里相兼证，所谓半表半里之称系指证候结构由部分表证和部分里证构成。

3. 柴胡正证的标准证候为以往来寒热为主的表寒里热证 + 以胸胁证为主的三焦脏腑失调证 + 郁束脉。其中往来寒热与胸胁证是少阳病的标识。脉象沉、细、弦、紧等郁束脉反映了表里气郁的病机变化，有一定的诊断价值。当中焦失调转变为上焦、下焦病变，称为柴胡证的变异证（或见证），仍属于柴胡证。

4. 柴胡证正证的病机是邪闭于表、热郁胸胁、表里气机出入动荡和以中焦为主的三焦脏腑失调。邪闭于表和热郁胸胁则是其中的核心病机。

5. 263 条口苦、咽干、目眩不能作为少阳病提纲，但可以成为柴胡证的里热证之一。

6. 柴胡证的表证或里证部分都可以发生一定的变异，柴胡证也可兼并阳明病、或其他病证，但仍以少阳病为主，从而形成众多兼变证，即往来寒热变异，或见证变异以及以少阳病机为主线的少阳阳明相兼证变异等。立足表里相兼、表里气机动荡、邪郁胸胁就能透过兼变的现象而抓住少阳病之实质。

7. 小柴胡汤是各柴胡剂的基础，所谓柴胡剂，即以柴胡、黄芩为主药的加减方。

8. 小柴胡汤的作用是解表清里、和畅表里三焦气机、清泄少阳郁热。

9. 小柴胡汤的结构为柴胡＋黄芩＋和中之味,运用变化在于柴芩的剂量和加味。加味之法即根据所波及的脏腑气血失调之异而作出相应地调整,总之一切依病证之表里证的变化而定。

参 考 文 献

[1] 吴谦等.医宗金鉴·订正仲景全书伤寒论注[M].上海:锦章书局,1954.

[2] 姜春华.伤寒论识义[M].上海:上海科学技术出版社,1985:91.

[3] 柯琴.伤寒来苏集[M].上海:上海科学技术出版社,1959:124-125.

[4] 姜春华.伤寒论识义[M].上海:上海科学技术出版社,1985:88.

[5] 吴谦等.医宗金鉴·订正仲景全书伤寒论注[M].上海:锦章书局,1954.

[6] 吴谦等.医宗金鉴·订正仲景全书伤寒论注[M].上海:锦章书局,1954.

[7] 李培生.伤寒论讲义(高等医药院校教材供中医专业用)[M].上海:上海科学技术出版社,1985:136.

[8] 姜春华.伤寒论识义[M].上海:上海科学技术出版社,1985:91.

[9] 姜春华.伤寒论识义[M].上海:上海科学技术出版社,1985:91.

[10] 姜春华.伤寒论识义[M].上海:上海科学技术出版社,1985:90.

[11] 黄竹斋.伤寒论集注[M].北京:人民卫生出版社,1957:280.

[12] 黄竹斋.伤寒论集注[M].北京:人民卫生出版社,1957:282.

[13] 广州中医学院伤寒论教研室.伤寒论表解[M].南宁:广西人民出版社,1984:21.

[14] 姜春华.伤寒论识义[M].上海:上海科学技术出版社,1985:94-95.

(2014 年夏月初稿,2015 年 3 月第二稿,2015 年 9 月第三稿)

第三章　基础理论四论

第一节　辨证论治,中医临床学术之本

"辨证论治"又谓"辨证施治",两者含义基本一致,但前者强调辨证论治系医者的主观思维产物的性质。后者则强调这一医者主观思维产物的实践能动作用。但"辨证施治"必须先有医者思维加工的过程,因而当"辨证施治"还停留在思维形态上,尚未被转化为具体的治疗作用时,则"辨证施治"尚未施行,其性质与"辨证论治"是一样的。本文且以"辨证论治"为题名主旨。

一、"辨证论治"解读三项

(一)理法方药一线相贯的理论与实践——以病机为核心的诊疗体系

"辨证论治"在理论形态上,有"八纲辨证""脏腑辨证""卫气营血辨证""气血辨证""经络辨证""六经辨证""疫毒辨证""三焦辨证""湿温辨证"等多种内容,无论何种内容,只是对疾病分析的角度不同,以反映不同疾病的证候特点和诊治规律,但都立足于"证"的识别与分析,而"证"则内含相应的病机变化,病机是证候的内在原因,治病求本,本在病机,辨证就是一个知机(病机)识证的过程,对证的理解,只有知"机"才能达到深刻。此为制定相应的治法和方药、针灸等治疗方案的依据。辨证论治强调理法方药(针灸)一线相贯,自成一完整的诊疗体系。辨证论治各种理论的应用可以交叉、融合、借鉴、机变,呈现多样性。但必然依据患者的病机来确定证和治疗方案。理法方药一线相贯是辨证论治的理论和应用永不改变的本质关系,而病机则是其中的核心环节。

(二)一把钥匙开一把锁——高度个体化的诊疗体系

对"辨证论治"最通俗地解读,即一把钥匙开启一把锁。患者的身体和病机是一把有待开启的锁,医者经四诊实施和分析判断得到了对患者病机和证候的认识,最后根据认识制定出诊疗方案。这诊疗方案即是开启患者之锁的钥匙。显然一把钥匙开启一把锁的医疗路线是高度个体化的路线。

实现个体化诊疗的路线,在理论和技术上必须兼顾病证的共性和在个体身上表现的个性才能完成。"辨证论治"的精神"观其脉证,知犯何逆,随证治之"

(《伤寒论》第16条)。这12字包含以下要义:

1. 客观地掌握证象(观其脉证) 以患者实际情况为依据,具体病例具体观察分析,将理论知识与患者现实的疾病模型有机的非刻板的比对、分析、判别,务求主观符合客观。此即将疾病共性置于患者个性之中观察,共性与个性在医者头脑中是相共并体的思考内容。

2. 认识病证要点在于分析病机(知犯何逆) 临床分析诊断不停留在脉证表现上,而应在掌握病患表象的基础上,深入病机分析。

3. 方合病机、病证(随证治之) 治疗方案根据患者具体的病机病证特点而制定,务必排除主观先验的掌控,避免治疗方案脱离患者实际情况。经过这样的诊疗路线,最终产生的产物将既针对病证的共性,又兼融患者个性,是共性个性非常匹配的治疗方案。

相对于中医辨证论治个体化医疗路线而言,西医实行概率化、规范化的医学路线,崇尚微观分析和形式逻辑思维对疾病的认识,力图排除个体特性而抽取某一种疾病的相对固定的致病原因、病理结构变化,进而找到可以有力、精准地祛除致病源、改变病理结构为正常的办法,其学术内容以明确的结构形态和准确的数据为特征。凡能做到这一点,其疗效较好,反之较差。其优点在于利于规范和推广,疗效相对稳定。但是由于排除了个体特殊性,针对疾病共性的判断和治疗不因患者的个性而调整。而在具体的患者身上个体特点无处不在,则医疗技术与患者个体之间存在大小不一的差距。对个体特点的不尊重,易于形成刻板、刚性、匹配性欠佳的治疗模式,患者个体受相应诊疗措施的伤害或缺漏也比比皆见。以致诊疗个体化也成为当今西医亟欲解决的课题。

中医可否像西医一样走规范化、概率化的道路,即对疾病的认识剥离个性,抽取共性,为通治一种疾病提供公认的相对固定的治疗技术(相当于万能钥匙)。条件是:

(1)医学基础以物质结构为探索内容,对人体及生理、病理、各种病源及药物等变化和作用都有明确的结构和数量特征。实现准确的定量与定性分析判断,从而准确地获取关于疾病和药物作用共性的认识。

(2)治疗措施有足够的强度,可以对某种疾病共有的(关键的)点或少数几个点的病生结构环节发挥作用,并影响全局,从而可以通用于不同个体,取得一定概率的疗效。

由于中医药学的理论性质不是结构医学,而是立足宏观表现的综合医学、个体化医学,中医对病源的理解是根据临床症状特点归纳的属性认识。中医的治疗物质载体是原始的动植物和矿物生药,成分复杂,对所有生药的药理认识也非结构性认识,只是通过人体的宏观药效反应总结出来的认识,如:四性、五味、升降、辛温发表、清热解毒等描述。药物的运用是多味生药的综合,极少强有力的单体治疗物。这样的医学理论性质无法产生关于疾病的精确认识,其治疗物质载体是不能发挥有力精准的点式干预疾病的作用。

几千年来中医药一直在综合、动态、个体医学的框架内,总结出丰富多彩的理论知识,逐步完善对人体生理和疾病综合性的个体化的认识体系,在这样的理论指导下,将多种生药巧妙地组织成方,使其发挥针对某一个体疾病最大化利、最小化害的整体的协同性调治作用,为中华民族的繁衍昌盛作出了重要贡献。

当前,有部分学人力图模仿西医,将中医的辨证论治改造成"万能钥匙",创造出通法以通治某病。真有"万能钥匙"当然值得欢迎,但中医理论所包含的是人体的无比复杂性,面对的个体又是无比的个性多样化。这样的理论不可能归纳出以少应多的"万能钥匙"。何况中药成分的复杂多样、又因复方组合而更加复杂多样。迄今为止,现代药理学模式(药物单体对疾病治疗、病生基础和生化基团的作用)基本上都不能正确地揭示中医方药综合的作用。从数千年中医药的实践史看,中医药的生命力都是将相对固定的文献理论知识和经验在个体上作活的应用和发挥之中绽放。

不可否认,曾经应用有效的某个证治经验(钥匙)也可以开启另一把锁,其条件是两者的病机、证候相同。但必须明确两点:①某种成功的证治经验不可能在疾病的全过程中都发挥作用,因为在病程中证候易变。②以时空之大,个体之众,某一种证候在众多个体身上的展现总带有不同的个性变化,需要对既往的诊治模式作出适度地调整,而一种成熟的诊治方案能被简单重复的几率,除非故意为之,否则很少。这就是为什么历朝历代被文献固定下来的种种诊治方证模式及大量的秘方验方、甚至当前权威机构公布的规范化诊治方案,以及临床科研项目中预设的诊治方案等,在实际应用时总会被程度不等地修改,以适合客观实际情况,否则难有显著的疗效。

有一个问题,中医强调个体化的治疗路线会否忽略疾病的共性规律?答复是否定的。因为辨证论治个性化强调的是主观符合客观,只要证的分析认知做到客观,就蕴含了其中的一切客观规律(共性与个性)。

(三)三因制宜、知常达变——守常和机变统一的辨证论治原则

因时制宜、因地制宜、因人制宜简称为三因制宜,是中医临床的基本原则之一。三因制宜的精神重视人与时空环境的关联性,即整体性和尊重个体特性。也包含疾病在时空和个体变化中发生变化时诊疗的动态应对原则。知常达变指对业者的专业水准要求,也是辨证论治必须遵循的原则。"知常"要求业者熟知疾病多发、常见的诊治规律;"达变"则要求业者面对超越常规的变局及罕见病证仍能洞悉病机,明了变化,以变应变,应对自如。《东垣试效方·卷第一·饮食劳倦门·劳倦所伤论》:"大体治饮食劳倦所得之病,乃七损证也。宜以温平、甘

多辛少之药治之。《内经》云：'劳者温之，损者温之，是其常治也'。如四时见寒热病，或酒过多，或食辛辣之物而作病，或居大寒、大热处而益见病，或食冰水大寒物而作病，皆当临时制宜，加大寒、大热之药以权治之，不可以为得效而常用之。盖为形气不足随其助而便发也……"这段阐述提出"常治"与"权治"两种诊疗形态，正是对中医诊治务求三因制宜、知常达变原则的一种说明。辨证论治以病机为核心，通过辨证确立治法治方。机证不变则治法治方也不变；机证变则治法治方必变。机证小变，治法治方小变，机证大变，治法治方大变。因而不同个体，同病异证则异治；异病同证则同治。同一个体一种疾病因时空的变化而机证发生变化，则其治疗随之而变，反之也不变。辨证论治以证为疾病认知单位，具有高度的原则性和应变性。这种治疗模式或理论体系可以确保体现三因制宜、知常达变的要求，并因其经上千年无数次临床实践的检验被证明是极其优秀的诊疗体系。

二、病、症、证

这是老生常谈之题，但讨论辨证论治又避不开对病、证、症三个词义的讨论。

1. **"病"** 古代"病"为多义词，原始词义即"疾病"，轻者为"疾"，重者为"病"。显然"疾病"的词义很宽泛，在中医学中热病、伤寒、温病、六经病、风温、春温、中风、肝火、胃痛、痢、疟、三消等皆是"病"。其中既有大小相系的病类，又有症状和病机相对独立的病种，病的宽泛性不利于精确地分类病种，故古中医文献中的"病"只有部分为中医的"病种"概念，即使如此，确定性仍然不强，如中医之"疟"就包含一些非"疟"疾病，中医之"三消"也不能等同于糖尿病。现代中医学界已将"病"作为"病种"理解，病种分类皆据西医的定义：通常指具有相对明确、固定的致病因素和病理变化，在不同个体身上都呈现共性的临床表现与经过。可以运用统一的规范的方法治疗。

2. **证、症** 古代无"症"而用"证"，所以，古文献中的"证"或指症状，或指证候。《伤寒杂病论》各节题目"辨××病脉证并治""××病脉证并治第几"，题目中的"证"一般认为指适宜某一方剂治疗的证候，但更大的可能性原文题之"证"系指"症"，"脉证并治"四字意义为脉象、症状和治疗，在古代"证"即"症"之义，证候之"证"是后起的概念，为了与证候区别，后来才将"症"专作症状解。

（1）"症"：指疾病单个的症状和体征，即单个的临床表现。"病"通过"症"表现出来。西医因长于理化技术检测，"病"除了"症"象之外还有相应的理化检测指标的异常。但理化指标的变化不归于"症"，而是与"症"同属于"病"的临床表现。"症"不仅是"病"的临床表现的基本元素，也是构成中医的"证"的临床表现的基本元素。当然中医的脉、望、闻诊中发现的异常表现是医者感知到的疾病现象,不属于"症",但与"症"共为证候的构成元素。

(2)"证":学界通常将"证"理解为疾病过程中呈阶段性综合特征的临床表现。这个解释反映了某一个体的一种疾病在其全过程中证候会变异并不从一而终的特点。此外,"证"(证候)有同病异证、异病同证及因时空变迁而变化的现象;也存在同一时空环境下,同一种疾病表现有多见、常见证候的规律。以上证的表现,使我们有理由认定"证"的表现可以重现但又多样,"证"是"病"的表现形式,但与"病"的关联并不固定。病证两者没有固定的从属关系。正确辨病不等于可以正确识证,反之亦然。如:中医的"胃痛"或西医的慢性胃炎有"湿热中阻"一证,除胃脘痞痛之外,大便溏、口苦腻、舌苔黄腻、脉象滑数为常见脉证。但上述脉症并非仅见于慢性胃炎,在急慢性肝炎和胆囊炎、胰腺炎、结肠炎等疾病中也可以呈现相似的脉症表现。"证"是疾病过程中,为现代医学尚未知晓的、与"病"不属于同一层面的、人体综合性的、有内在联系的疾病表现(非"病")。"病"与"证"的关系是交叉的关系。

中医学术强调辨证论治,认识到疾病除"病""症"之外,还存在一种"证"的现象,其表现和识别自有多种多样的规律。在理论上总结出"六经""卫气营血""三焦""疫疬""脏腑""经络气血""八纲"等辨证论治体系。凭借诸多辨证论治体系,以病机为核心,实施理法方药一线相贯,充分体现中医药的个体、动态、整体性的医学性质。中医对"证"的认识是对世界医学的重大贡献。中医业界不必因中医短于"辨病"而自责。从临床的角度看,中医是关于"证"的医学。

三、治病、治症和辨证论治

中医学临床诊疗路线并非在初始阶段即走上辨证论治的道路,辨证论治产生之先,需经长期的针对单个症状的尝试性治疗,慢慢地积累经验,发现症状之间的有机联系,认识到病和证的存在,并发现病、证与药物作用之间的相关性,懂得将单味药进行组织,形成更有效的复方,即经验方,秦汉期间已有许多收集经验方的方书,在此基础上,再进一步形成辨病与辨证论治的理论,但在中国古代的科技环境下,中医学对辨证论治的发展远胜于辨病论治。学界认为,辨证论治理论始于东汉张机《伤寒杂病论》,存留至今的其他秦汉医学文献如《五十二病方》《武威汉代医简》《内经》《小品方》《范汪方》等均无仲景之学那种系统性、明确性的辨证论治知识。有的学者研究了(梁)陶弘景《辅行决脏腑用药法要》(抄本)一书,该书保留了《汤液经法》或《伊尹汤液》的医药内容,并且陶弘景认为"汤液"一书为汉晋包括张机在内诸多医家所采纳,张机吸取"汤液"诸方,而去掉其中方剂的道家之称,但以某药名之,撰为《伤寒论》一部,疗治明悉,后学咸尊奉之。学者认为"汤液经法"是《伤寒论》学术的重要渊源[1-3]。

这些探讨说明仲景之前已有相关方药应用，但形成流传至今的六经、八纲、脏腑、气血阴阳虚实等辨证论治体系，则以《伤寒杂病论》为源。这个说法是可靠的。

似乎对症、对病论治要先于辨证论治的发展，如秦汉间成书的《内经》，尽管为当时中医基础理论集大成者，也奠定了辨证论治的基本原则和关于针法方面的大量细则，仍在仅见的 13 方中有对病、对症、而不辨证的治法介绍。如以鸡矢醴治膨胀、以泽泻饮治酒风、以兰草汤治口甘、以马膏治足阳明之筋拘挛或弛纵及僻等病证、以猪膏治猛疽、以蔆翘饮治女子败疵。治病、治症的路线即使在汉唐之后，乃至现代都仍然有程度不等的延续。（唐）《外台秘药》和（明）《普济方》关于伤寒、天行的部分资料都有不辨证，只治病、症或只按发病日数投药的内容，与《伤寒论》"观其脉证，知犯何逆，随证治之"的学术精神大相径庭。又如上海科学技术出版社 1985 年出版的《实用中医内科学》为例，该书由国内 30 位知名中医专家学者集体编写，许多章节的治疗部分的体例安排，都在"辨证论治"之后设"其他治法"一项，其中所列各种治法也有不辨证只针对病或症的内容。如"暑温"一节"其他治法"中，复方板蓝根煎液就针对早期暑温施用。"千金散"专治暑温惊厥、昏迷、头痛、嗜睡等神经系统症状。大凡病因在疾病过程中，作用至关重要，祛除病因即可控制疾病发展，如疟疾在通常情况下如能截杀疟虫，是可以治愈的。故《外台秘要·卷五》所记载的诸多疗疟方是作为疟疾的通治方，属于中医学中为数不多的辨病论治内容之一。如"疗疟二十一首"之中的广济疗疟常山散（常山、升麻、蜀漆）、"疗疟常山汤（常山三两）""肘后疗诸疟方（青蒿一把）"以及"一切疟方四首"等。这些疗疟专方沿用至今仍然有一定的疗效。其次，所创制的方药，如药性强大，也可专用。如宋代《太平惠民和剂局方》记载的至宝丹、牛黄清心丸等，应用于卒中风、疫毒攻心等神志狂乱或昏迷或肢体不遂，见症即用，也为后世所采用。

但中医学术发展史有一个不争的事实，即宋代重刊张机《伤寒论》和《金匮要略》之后，辨证论治路线逐渐占据中医药学术的主流地位。辨证论治理论的总结越益丰富、活跃和完善。临床诊疗技术得到大幅度地提高。即使如上述疟疾和急救药等专药有专治病、专治症的性质，但《外台秘要》中仍有根据疟发时的病位、病性和伴发症状记载了相应的治疗方剂。如"五脏及胃疟方""温疟方""山瘴方""久疟方""劳疟方"等。明代《普济方·卷一百九十八·诸疟门》的资料编排体例，均按六经脏腑、疟气寒温性质、发病烈度（瘴气）及病发时寒热特征、伴发症状、病久后的并发症等分成 24 类记载。清代民国对于抢救用中药，也根据新的临床经验，置于辨证论治理论指导下用药，如至宝丹开窍、牛黄清心丸清心、苏合香丸化浊通窍等，因为辨证用药提高了精准度和疗效。所以说辨证论治是中医药临床的主线。鉴于中医学术发展的最后归结，就是辨证论治,所以中医药的主流就是关于辨证论治的医学。辨证论治不仅是理论,是诊疗技术体系,也是与三因制宜、治未病、阴阳思维和整体观并列的中医药的指导思想原则。

四、辨证论治诊疗技术的固定与应用变化

哲学告诉我们事物是运动变化的,但人类对运动变化的事物的认识仍需要先从某一片段、某一点和面作静止地固定,才能在大脑中留住相关的认识,无论中、西医都必须如此。我们公认中医辨证论治诊疗方法始创于汉代张机《伤寒杂病论》。其中《伤寒论》398 条,113 方为伤寒六经及部分内伤兼见证和类证的辨证论治内容;《金匮要略》25 篇 262 方为杂病辨证论治的内容;都是相关知识的文字固定。这样才能传承至今。

汉代后,尤其宋元之后,中医辨证论治历经千年以上的发展,内容越益丰富完善,临床学科分化也越益增加。学有所宗、攻专一面。业习中医者,无论何种专业和学派,也无论走师承传习或通过系统文献理论学习的途径。首先要掌握的都是被凝固的,可以用语言文字传布的知识。这一点与西医辨“病”论治一样,虽然角度不同,却都将共性规律在认识上固定下来,以供临床实践参照循用。中西医的区别在于实践中对个体性、动态性和整体性的态度。西医排斥个性,中医重视个性;中医关注疾病的变化,西医习惯从静态认识疾病;中医视疾病为整体性的异常,西医多将疾病变化还原到某一点的病变上。中医即使在理论表述上,仍努力在固定了的共性的规律中加入重视个体、动态和整体性观念与例示,如前引《东垣试效方》关于劳倦所伤的论治记载,要求既要掌握常用治法,也应知晓遇变时临时制宜的权治法,这常治、权治的掌握即诊疗技术守与变的统一,是中医辨证论治必然的表现形态。所以要求临床业者实践中医知识时,不能刻舟求剑式的死板照搬前人和他人或自己的知识。而应该根据判断,对方剂作加减应用。这说明辨证论治既有理论上静止固定的形态,也有实际应用时机变的形态。不变与变的对立统一是理解辨证论治不能疏忽的方面。

时至今日,在西医药的强大影响下,背离辨证论治原则的思维相当活跃,且言之凿凿,其倾向就是将中医在诊治路线上参照西医的技术要求来改造中医,也即将中医西医化。各种相关论说和方案的提出都为了将复杂归于简单,以共性排除个性、用规范制止机变的目的。如曾一度流行的外感热病施以一种或若干种清热解毒方药,务以祛除热毒为盼(等同于西医的抗菌疗法);凡见脑梗、冠心病、免疫变态性疾病,概投活血化瘀法,施以一张或若干张定方;还有以调治脾胃或补肾为诊治慢性病的通法等。

然而这些思路和诊治方案经数十年的实践证明,是不全面、经不起检验的。至于将中医诊治技术制定全国统一的规范化方案,本人认为不易成功。这是

因为中医药的特色就必须将诊治疾病的共性和个性融合一体。而规范化因为排除了个性,在实际操作时面对无穷多的个性,很难贯彻,疗效也不会好。这就是历朝历代的中医业者在临床实践中都无法照搬规范化标准的原因。如果指定规范化技术标准时又允许业者根据实情进行机变,那么标准就无规范的意义。所以在中医药范围从事规范性工作往往处于难办的悖论局面。当然如果把临床机变列出细则作为规范许可的内容,则属于中医特色的规范化标准。中医特色的规范化标准的实质是降低标准的绝对性,而允许根据实际情况变通的灵活性。

笔者深信千年以上的临床实践,对于中医药理论路线和特色的筛选、调正,留存至今的辨证论治诸说和经验是十分有效、宝贵的学术财富。今天我们应该根据新的经验和思考,作出当代新的学术总结,但不可据此一统天下,应当提倡百家争鸣。

尚须指出三点:

其一,希望用西医的思维和技术标准改造中医的人,在思维上有短视和不切实际之弊。短视是指对生命的认识理解不应只有西医的还原思维和微观分析一途。生命现象并不是一个个微观因素的简单组合。所以中医药运用综合、动态和兼顾个性特点的视角探索生命是理解生命现象的一个重要方面,与目前的西医是对生命的相辅的两种探索。

其二,中医药与西医药在学术上不同构,根本不可能执现有西医的学术观点和方法就可以对中医药的课题进行准确的研究、解码,除非西医的发展进入整体、动态、个体化的阶段。

其三,任何科学学科必须立足自身的科学目标,运用符合自身学科特点的技术路线和方法来发展。所以西医学 200 多年来,由很低水平发展为目前较高水平的医疗技术。西医在其发展过程中从来不因为哪一方面不如中医,而放弃自身的研究发展。同样鉴于中西医学的不同构,中医的发展也不是简单引进西医的技术就能解决的。一个中医机构在西医技术上再如何现代化,这仅仅是西医技术的引进与展现,这对于拓展机构的业务范围有益,但与中医学术进步并无关联。我们看到的情况,一个中医机构或一位中医业者,其西医的技术越多越强,随之带来的是中医的弱化或被边缘化,而非中医现代化。这是当今中医药学发展和中医药机构建设所必须要解决的问题。但由于机制导致片面追求经济效益,和多年来西医的学术倾向对中医药的渗透引发的人才结构变化,这一问题被漠视。

五、中医擅长辨证论治的原因

中医辨证论治从理论原则到具体的诊疗体系在中国传承发展近 2000 余年,有其必然性。

（一）中医的生成环境无法开展精确分析的人体研究

中国长达数千年的农业生产力主导的社会,无法向医界提供分析探索由宏观走向微观的认识的技术支持。历朝历代中医学人和业者,只能长期运用感官直接认知人体疾病,所得到的认识必定具有综合的、模糊的表象性质。为了深入了解疾病的规律。中医学人与业者倚重人脑的思维加工作用实现由表达里,由象知机(内在病机)的目的。并通过医疗实践(实际上的人体试验)纠误斧正,逐步完善,从而保证临床实践的可靠性和有效性。

长期以来,中医没有精准的结构和数据分析的条件,但中国古代学人和医者仍必须与疾病作斗争。通过力能所及的探索和思考,深化对疾病的了解,找到无穷多的有效诊疗方法。总归一点就是,从可以认知的疾病的宏观综合性临床表现中,分析归纳出"证"的存在,"证"内有"机"(病机)。每种"证"都有其以症状和脉舌象及气味为外象的可以识别的属性。据此制定相应治疗措施。通过医疗实践的调正完善,往往收到消"机"除"证"的效果。疾病也随之痊愈或好转。原始的生产力提供原始的方法,只能依靠高效的思维方法和长期实践总结产生的有效的辨证论治诊治体系。

（二）中国古代的思维方式有利于"辨证论治"的形成和发展

中国自古以来思维习惯或者说思维模式崇尚阴阳对立统一运动的认识方法,即对事物的运动变化的认识虽模糊而不够精细,但善于整体性、动态性、辩证地认识对象。不提倡简单、直线、静止、刻板的思维方式。这样的思维模式反映在疾病探讨上,必然疏于病种而详于证候。因为对病种的确定需要还原分析方法,以结构和数据变化为思维的立足点,因而可以固定病种的基本属性及其变化规律。而"证"是横贯各种疾病之间的疾病现象,其中参与的人体病生环节有综合、多样、易变及个体性的特点。如果一定要把中医辨证论治所面对的各生命要素从宏观到微观一一打开,则其中因素的庞大复杂是至今人类的认知能力都无法探究明白的。古代乃至目前人类的能力所及,只能针对临床表象以阴阳相生相制、盛衰升降、运动不已等高度哲理综合辩证的思维方式去把握。在历代中医专著及当代教材中,阴阳五行学说总是基础的启蒙知识,其目的即在于建立适合"辨证论治"的思维方式。

六、辨证论治的价值

中医辨证论治体系无论从历史、现实和未来而论都是与目前西医学路线相对又相辅的医学实践和发展方向,是中华民族对世界卫生健康事业的重大贡献。国内国际上仍有较多西医学者不承认这一点,但这并不能成为将中医改造成西医,按西医学术标准发展中医的理由。一种科学价值不在于有没有人赏识它,而在于它的"真"。即客观地反映了客观事物的规律。人体疾病除了症状、理化指标异常、病理结构异常及病种的特异性等表现之外，还有"证候"这一种疾病表现形态。其真实性因历程近 2000 余年的临床实践是毫无疑义的。我们要做的只是从更新的层次认识它，在人为的条件下重现它，以更完美的理论形式阐发它。但不能因为中医学术的现代化研究困难重重而回避、冷落、抛弃辨证论治的科学性，蔑视辨证论治的客观内涵。当今西医在现代光电化技术支持下，诊疗技术突飞猛进，与疾病作斗争的能力大幅度提高。但几乎在所有的领域都存在不足，都可以发挥中医诊疗技术的作用。中医的辨证论治模式，许多时候都可以体现它的优势。即使在西医药较强的领域，中医药辨证论治仍然可以发挥出色的作用，只待良医善用而已。这是当今中医药技术仍然流行发展的客观环境，也是在中医业界总是代有高手形成的客观环境。

小结

1. 辨证论治是中医学术之本和一大优势、一大特色。中医药即是关于辨证论治的医学。

2. 辨证论治以病机为核心，理、法、方、药一线相贯。

3. 辨证论治适合中医整体化、动态化和个体化诊疗路线。符合中医药对病证共性与患者个性并重的观念。

4. 守常与机变是临床诊疗的基本要求，辨证论治完全满足这一要求。

5. 中医药由专治症、专治病发展到辨证论治，有其历史条件和民族思维习惯的必然性。

参 考 文 献

[1] 王淑民. 敦煌卷子《辅行诀脏腑用药法要》考[J]. 上海中医药杂志，1991，25（3）：36-39.

[2] 王淑民.《辅行诀脏腑用药法要》与《汤液经法》、《伤寒杂病论》三书方剂关系的讨论[J]. 中医杂志，1998，39（11）：694-696.

[3] 钱超尘.《伤寒论》不同版本对临床的影响[M]// 重庆市卫生局，重庆市中医药学会. 国医名医大讲堂（内部）.2011：25.

（据 2013 年 12 月 13 日重庆市中医院演讲稿修改）

第二节　病机结构论

"病机"指疾病发生、发展、转归和临床表现的机制。"病机"一词最早见于《素问·至真要大论》："帝曰：'愿闻病机何如？……谨守病机，各司其属……'"。

"病机"一词在历史上也有被泛论的,例如,清代李中梓和沈朗仲分别撰写《病机沙篆》和《病机汇论》,但这二本书并非病机专著,而是内科综论。

辨证论治是中医临床学术的精神或主要技术形式,其特点是理—法—方—药一线相贯,以辨识病证之理为核心。辨理不仅仅是判定证型,首要在于正确辨识病证内部的病机,有了病机判断才可能确定证型,并完成后续的制定治法与配方选药,单凭临床脉证也可以辨证,但绕过了病机分析的辨证有三个缺点:①停留在经验认识阶段。②证候名称的高度概括性,使对病证认识不深入,不细腻。③面对复杂的病证辨证困难。但这三个缺点都可以通过病机分析予以克服。所以辨证论治过程最重要就是辨析病机。

对病机的辨析,尽管由于学有所专和经验之异的影响,角度上会产生差别,但观察病机的观点或方向,始终是制约病机辨析质量的关键。高质量的病机分析有两个性质:第一,客观性;第二,充分反映病证病机的整体性、动态性和个体性。其中,清晰掌握病机变化的脉络和层次关系是主要目的。客观地反映病证的整体性、动态性和个体性是对辨证论治的要求,辨证论治的三性由病机的三性所决定,而病机的三性显然不可能仅由单一、孤立、静态的要素体现。因此病机是一个有过程的结构,从这一观点去分析、理解病机,则能充分体现中医辨证论治的精神。

一、《内经》病机内容已呈现结构性质

统观《内经》全书,其病机内容十分丰富,大体上包括以下十二个方面。

1. **阴阳失调**　如"阴在内,阳之守也;阳在外,阴之使也"(《素问·阴阳应象大论》),这是表里阴阳异常的生理性依据。"故阴主寒,阳主热,故寒甚则热,热甚则寒,……此阴阳之变也"(《灵枢·论疾诊尺篇》),"故重阴必阳,重阳必阴"(《素问·阴阳应象大论》),"阴阳离决,精气乃绝"(《素问·生气通天论》)等则作为疾病变化的阴阳病机依据。

2. **虚实病机**　(详医论篇"《内经》二论")

3. **升降失常**　如"清气在下,则生飧泄;浊气在上,则生䐜胀。此阴阳反作,病之逆从也"(《素问·阴阳应象大论》)。

4. **脏腑功能失调**　如"五脏不和则七窍不通,六腑不和则留而为痈"(《灵枢·脉度》)。

5. **奇恒之府病机**　如"髓海有余,则轻劲多力,自过其度;髓海不足,则脑转耳鸣,胫酸眩冒,目无所见,懈怠安卧"(《灵枢·海论》)。

6. **经络失调**　"经脉之病皆有虚实"(《素问·调经论》)。

7. **气血津液病机**　如"故夺血则无汗,夺汗则无血"(《灵枢·营卫生会》)。"津脱者,腠理开,汗大泄;液脱者,骨属屈伸不利,色夭,脑髓消,胫痠,耳数鸣"

（《灵枢·决气》）。

8. **病位病机** "邪之中人，或中于阴，或中于阳，上下左右，无有恒常……"（《灵枢·邪气藏腑病形》）。

9. **传变病机** 如《素问·热论》关于热病三阳三阴经日传一经或日出一经之说。又《素问·咳论》之五脏久咳，移于六府，等等。

10. **病因** "夫百病之所始生者，必起于燥湿寒暑风雨、阴阳喜怒、饮食居处。气合而有形，得脏而有名……"（《灵枢·顺气一日分为四时》）。"夫邪之生也，或生于阴，或生于阳。其生于阳者，得之风雨寒暑；其生于阴者，得之饮食居处，阴阳喜怒"（《素问·调经论》）。《内经》阐述到的病因有外袭人体的风、寒、暑、湿、燥、火，内生的风、寒、湿、火、热五邪，疫疠之气，情志不节，劳逸不当，饮食不节，外伤，虫兽伤，寄生虫，痰饮，瘀血（留血），及先天性病因等，比较全面。

11. **发病机制** "邪之所凑，其气必虚"（《素问·评热病论》）。还重视自然环境因素、社会因素以及体质因素对发病的影响。如"东风生于春，病在肝……"（《素问·金匮真言论》）。"木形之人，……能（耐）春夏不能（耐）秋冬，感而病生……"（《灵枢·阴阳二十五人》）。"形乐志苦，病生于脉……"（《素问·血气形志》）。

12. **气化失常** 有两个方面内容，其一，诸篇运气大论中反复阐述的大宇宙的五运六气变化之异者，会引起地面灾害和人体疾病，应归入发病范围。其二，如"阴阳气道不通，四海闭塞，三焦不泻，津液不化，水谷并行肠胃之中，别于回肠，留于下焦，不得渗膀胱，则下焦胀，水溢则为水胀"（《灵枢·五癃津液别》）中所述，津液不化，留而为水，是体内物质的形质生化障碍。

以上《内经》关于病机内容的十二项，就项目而言，已相当齐全，这说明《内经》时代的中医学已不仅仅描述疾病的现象，还努力探讨病机，运用当时可有效运用的思想工具和各种知识，全面地寻找病证之所以为病证的答案，而且《内经》病机内容的多样性、综合性又是当时医学之所以为"医学"的标志。当然这也是病机客观上的多样性和综合性在认识上的必然反映。

需注意两点：第一，《内经》阐述病机回避了对病机因素的孤立、静止的认识。例如《素问·至真要大论》病机十九条，固然局限于通过病证表现作出病因定性和脏腑上下的病位判断，但"诸风掉眩，皆属于肝……"等病机十九条，又从属于通篇的主题，即运气之异，化生六气，六气的反常引起疾病，"夫百病之生，皆生于风、寒、暑、湿、燥、火，以之化之变也"。所以强调"审察病机，无失气宜"。"气宜"即对天地大环境的变化和六气化生情况作准确的分析判断，这与病性、病位判断是重叠和连贯的。又如《素问·调经论》一方面阐述经脉功能失调、气血输布失常在疾病发生发展中的重要性,"气血不和,百病乃变化而生,是故守经隧矣"。同时又不忽视风雨寒暑、阴阳喜怒、饮食居处导致"气血不和"的病因学作用,也不架空"血气不和""气血已并、阴阳相倾,有者为实,无者为虚"病机变化与脏腑的关联,故详述有无虚实之变引起脏腑功能失调及其临床表现。总之,在《素问·至真要大论》和《素问·调经论》中的病机内容都存在多重因素的因果相系的关系。第二,《内经》病机内容十二项,存在认识上的层次关系,就发病学而言,"正气存内,邪不可干","邪之所凑,其气必虚"属于总则,其他关于病因诸说则是细则。疾病发生后,阴阳关系失调为病机总则,邪正虚实和有无虚实以及升降和气化失调为病机次一级要论,各脏腑、经络、气血津液、病位、传变规律等属于病机的细则。《内经》病机内容的总则、细则之分,是其内容结构性的体现。

在《内经》的基础上,后世医家经千百年的探索,对病机内容进行了完善、补充和细化,(隋)《诸病源候论》、(明)《普济方》都有不少病机论述,学术影响大者,(汉)张机创六经辨证,(明、清)吴有性(又可)疫气传变,叶桂(天士)卫气营血、吴瑭(鞠通)三焦、薛雪(生白)湿温辨证理论的创建,其中都包含了相应的病机内容。宋、元、明、清、民国在阴阳、气血津液、脏腑的病机讨论上也十分活跃,刘元素外感怫热内郁论、朱丹溪相火论、李杲脾胃论、张介宾大宝论、王清任瘀血论、张锡纯大气论等都从某一专论深化了病机内容。但是《伤寒论》的六经辨证虽然内含六经病证与传变的机制,但明言的不多,如《伤寒论》第12条"太阳中风,阳浮而阴弱……","阳浮阴弱"是一种病机解释,如此清晰论述病机者,在《伤寒论》原文中凤毛麟角而已,大多条文需借助思维方法,推敲、比较、概括之后始能得其病机,这使得后世部分学习者,视398条为398法。重方证而轻病机,形成了一种学术路线,但这种放弃医学由象入机的学术路线不能认为是中医临床学术的精髓。

二、病机的网链式结构

病机能成为结构,大而论之是事物多样性和统一性的必然结果,小而论之是病机因素之因果关系的普遍性的必然结果。一切病机变化在病机因素之间以因果关系为基本线索,用不同的内容和方式因果相联而致。两个因素由于因果关系而形成的病机单元称之为病机环节,病机结构即由一个一个相互关联的病机环节构成。所以因果关系是分析病机结构的一条主要的思维线索,病机因素和病机结构中的环节,则是病机分析中有待落定的棋子。将环节用客观的因果联系串联起来,就得到了病机结构认识。例如图1显示的外感风寒表实证与表虚证的病机结构:

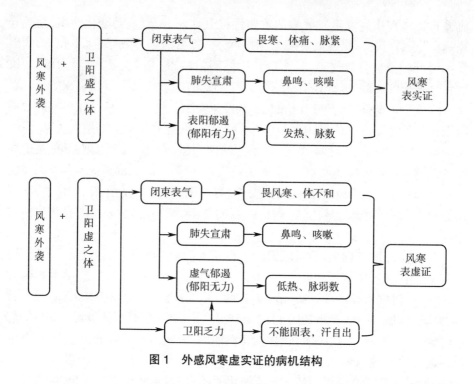

图 1　外感风寒虚实证的病机结构

风寒表实证的病机有 5 个因素,形成 6 个因果联系环节(箭头联结)和 3 组症状。风寒表虚证则有 6 个因素,形成 9 个因果联系环节和 4 组症状。风寒表实证与表虚证因相同和不同的病机因素参与,发生既同又异的一连串的因果相接的病机关系,形成同为风寒表证但虚实各异的证候。由此可知,病证的病机必然是一个结构,这个结构具有多因素、多环节、呈现为过程的特点。这在《内经》中也已经被认识,如前述病机第 12 项所引《灵枢·五癃津液别》一段原文,关于水津失化、留而为水的气化异常,并非孤立、静止的病机,而是与经脉不通、四海闭塞之气机失常以及三焦不泻之脏腑功能异常综而论之,落实在具体患者身上,应有更多的因素和环节参与形成的统一的病机结构。

从上述例示中不难发现,病机结构的多因素参与特点,体现了病机的整体性,病机结构多环节的过程则体现了病机的动态性,此外病证发生在个体身上,必然有个体因素参与其中,如风寒表实证之卫阳盛、风寒表虚证之卫阳弱,是同为风寒表证,却形成虚、实有别证候的个体原因,这体现在病机结构上,就具有个体性特点。毫不夸张,病证的整体性、动态性、个体性特点就是因为病机的结构性所决定。

不同的病证,其病机结构的参与因素和因果环节的复杂程度不同,一般而言,病证单纯者,其参与因素少,所形成的因果环节单纯,病机结构较为简单,反之疑难痼疾的病机结构多复杂,参与的因素、形成的因果环节较多,因而识别和治疗比较困难,很难快速诊治。

病机结构中的因果链,形成线性的前后联结,称之为"层链",因其中的因果环节具有前后层接的特点。有的病证之病机结构,不仅形成层链,还会在某一层病机环节出现多因素参与的局面,是层链较复杂者,如上列风寒表实或表虚证之图示。如某一层病机环节的因素迂回、逆反作用于前层的环节,或跳过下一层环节而作用于更下层的环节,或横向形成新的层链旁支,层链之间可既衔接又交织,则形成网络状的病机结构,称之为"网链",如图2肝硬化的病机结构。层链是病机结构最基本的因果结构,复杂层链和网链则是复杂的病机结构。病证的复杂程度由病机结构的参与因素和层数多寡以及因果链式的特征所决定。参与因素与层数多者比少者复杂,有网链结构的病证,一般比层链结构复杂。

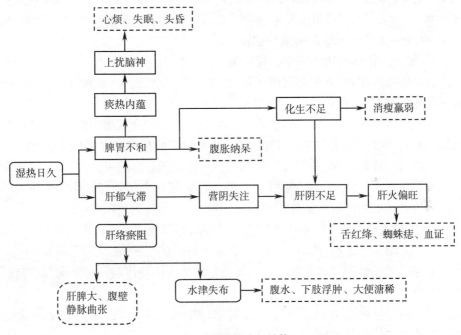

图 2　肝硬化病机结构

病机的链式结构不仅是某一病证特点的决定因素,还是病证演变的内在依据。一个病证从发生至终结,其中的病机过程是持续的,所以其中的病机结构也会按前后过程而演变,或仍按照层链方式呈线性发展,层层演变,一种因素的变化结果,又作为下一变化结果的上位原因,直至病愈或病故。如呈网链方式发展,则其人之病将层出不穷,涉及部位必多,极为缠绵多变。但不论是层链或网链演变,病机结构大致上由始发因素、中间因素和末期因素构成,其中末期因素为当前症象的直接原因,但末期因素之前还有中期和始发因素,治病从标主要是针对末期因素,治病求本主要是针对中期的、始发的因素。

病机结构中处于不同发展阶段的病机因素多寡繁简不一,或由少量、简单的病机环节构成,或反之,其病机环节较为多量和复杂。就病机结构演变的总体而言,处于不同发展阶段的环节以及同一阶段的环节,其病机意义并不均等,而有因与果、重点与次要、关键与协同的区别,而且始发的、前期的环节有可能在病机结构发展中淡化或消失,这两点是分析病机时应注意的。

三、气机、气化失调是病机结构中最活跃的因素

"气机""气化"概念的提出,系将人体中最活跃而无形,在中医学中不方便探讨其具体形态结构,但在生命的活动中又有形迹可察的因素纳入中医审视范围中,大致上反映了体内微细因素(物质和无形能量)的相互化生及通过布散发挥的状态。也可以理解为比形骸、脏腑、经络更深层的生命物质的活动变化,气机、气化是中医学中思维上的微观世界。

1. **气化** 指体内微细因素的相互化生。

(1)生理气化:即各脏腑之间阴阳、气血、津液互相化生、协调,有化有生、彼此平衡稳定则生机兴旺。

(2)病机气化:有三种表现形式。①阴阳、气血、津液互相化生障碍,导致温煦滋荣机体的生理物质缺失。②在阴阳、气血津液化生障碍的基础上,产生风、寒、湿、痰、饮、燥、火、热、毒等内生致病因素。③外袭而生的风、寒、暑、湿、燥、火六淫和内生的风、寒、湿、痰、饮、燥、火、热、毒邪,相互之间互相转化。内外病淫之间因合并致病而增强危害作用为病淫的兼化,也为气化表现之一。

2. **气机运动** 指体内的微细因素通过经络和其他通道在体内的输布。

(1)生理气机运动:阴阳、气血、津液等微细因素在脏腑、经络等调节下向全身作有序的输注弥散。生理性的气机运动是维持人体整体联系与平衡和功能正常的必要条件。

(2)病理气机运动:①阴阳、气血、津液的输注失常。②外袭六淫和内生病邪在人体中的传布和留滞。

气机、气化失调是病机中最普遍的变化,一切外感内伤各科疾病无不气机失调和气化异常,对应于生理上气机无不升降、无不出入,又无不六气化生,也无不阴阳、气血、津液转化。因此在病机分析中能否抓住气机、气化失调,往往是能否完整串联病机又抓住重点病机环节的要点,也是反映对病机认识深度的要点。

例:王某,女,53岁。诊其脉郁滑有力,脉气寸关部偏浮大,尺部沉细,脉形呈上倾状。舌苔白燥腻,布满舌面。其症夜间阵发性干咳1年余,咽干,大便干,夜间汗出齐颈而还。

　　分析其脉证,脉象总体郁滑有力为火热内郁之象,脉象上倾是郁火上攻所致。审其舌苔燥腻满舌,显然中焦有湿浊和宿食积滞,中焦胶黏之湿浊和积滞必然郁闭化热,咽干、便干指示热郁化燥,而汗、咳夜发,系肝火上逆,带动中焦郁火上冲所致。这个病证之病机,参与因素有湿、宿滞、肝火,形成的因果环节有湿滞互结中焦→化热化燥→肝火挟郁火夜间上逆→激肺蒸汗4项,其中气机中郁,火热上逆是气机反常之变,而湿滞互结中焦、化热化燥是气化失常之变。这两种异变是该案病机结构的要点。

　　治法:化湿消滞,疏泄清火

　　处方:柴胡18g、黄芩18g、藿香10g、茵陈蒿30g、杏仁10g、薏苡仁30g、蚕沙15g(包)、冬瓜子30g、苍术10g、草豆蔻10g、炒栀子10g、青黛10g(包)、海蛤壳30g、生山楂15g、莱菔子30g。

　　服6剂症状大减,大便通畅,加味石斛、天花粉,又6剂病愈。

　　本案之治,如果仅化湿消滞,如投保和丸、大山楂丸或四磨饮等必无效,原因在于湿与滞互成结邪,气机闭郁不通,必须化湿消滞又疏通气机,故山楂、莱菔子合藿香、茵陈蒿、苍术、草豆蔻、杏仁、薏苡仁、蚕沙、冬瓜子,配柴胡、黄芩为君药,尽皆辛通、畅中、消结之味,再辅青黛、栀子清肝降火。一年多的痼疾,12剂治愈,而且未予通便,药后其便自通,亦充分说明所用方药调气机、和气化的作用十分突出,系对病机认识把握了关键环节。患者脉象十分正确地指出了气机、气化的异常变化,所以如此,系脉象中体现的是脉气的活动,有综合整体的气变信息的性质。故临床四诊首重脉诊,数十年的实践证明非常有价值。

四、病机结构分析的临床意义

　　1. 使临床思维充分体现辨证论治三性　中医辨证论治三性要求临床分析与判断重视患者病变本身的整体性、动态性和个体性。落实这一要求的思维内容,仅仅依靠病证识别和描述是不够的,因为病证的识别重在概括,对病证的描述在于表象,未必能主动地明明白白地揭示出内在的、深入的病变要素,因而未必能保证将隐藏于证象内部的三性充分地揭示出来。但在病证判断之前,在充分掌握证象资料的条件下,进行深入的病机结构分析,则必须将病机结构中各个因素和环节及其相互关系一一厘清,而病机结构本身就是关于病变内在的整体联系、发展过程和个体因素在疾病中的参与作用的综合的系统,所以分析病机结构就是对病证固有三性的探索。

　　2. 分析病机结构有助找到关键的病变环节　关键病变环节是疾病各种病机关系的交汇中心或发挥主要病机作用的环节。找到关键的病变环节自然可以更容易、更有效地治疗疾病。由于病机结构的基本线索是因果联系,寻循因果联系也是分析病机结构的基本方法,则寻循因果联系有利于找到关键病变环节。

3. 有助于统一技术标准与临床变化的矛盾　中医文献关于病证的证治内容是对病证的证治规律在认识上的一种认可和固定,以便于传授、采纳和应用。凡影响大者,如张机(仲景)《伤寒杂病论》、叶桂(天士)《温热论》以及政府和权威学术机构公布的证治方案都可视之为技术标准。但自古以来中医的技术标准面临多变的临床实际,如不作变通就不会取得好的疗效。习惯的解决办法是在技术标准中补充加减法内容,药物加减的内容一般都是据"症"加减,即在主证之外额外增见症状或主证中某些症状变异时,作出药物加减安排。这一办法起源于《伤寒杂病论》,如太阳表寒虚桂枝汤证,当增见气急喘息,用桂枝加厚朴杏仁汤,当增见项背强,用桂枝加葛根汤,当胸闷、脉促,用桂枝去芍药汤等。但规定的加减法必定面临叙之太简则适用有限和叙之太繁则有失技术标准的固定性质这样两难的局面,此外还有头痛医头、脚痛医脚的弊病。解决技术标准与临床变化矛盾的最好的途径是分析病机结构,因为病机结构乃支配临床症状(证象)的内在因素。任何一种病证的病机结构都由基本环节和协加环节构成,基本环节是形成病证主证的内在原因,协加环节则是导致病证的主证出现变化以及旁证产生的因素,由体内外各种干预因素(气候、环境、性别、年龄、体质、生活习惯、精神活动、其他疾病以及病史影响等)在因果关系的作用下链接而成。对一个认识上已成熟的病证而言,掌握基本病机环节已相对容易,掌握协加环节,在一定的时间、空间条件下,则可以大致归纳齐全,比较仅根据症状决定加减,无疑更深刻、更有序。我们只需认识到,一个具体的病证,由病机基本环节和协加环节,按不同的组合而形成,组合不同其外在证候表现必有一定差异,但也必有内在的病机环节构成可寻索,临床治法方药的设计均据此而定。换言之,技术标准的认定应当坐实在病机结构之上,内含基本环节与协加环节两方面内容。临床证象的变化只是引导我们深入进行病机结构分析的客观线索,但不是临床思维的止点。

4. 病机结构分析是临床理性认识的反映　在医学认识上,证象认识与病机认识是相辅相成的两个认识阶段,但毫无疑问,对病机的认识是比较证象认识更深入的认识,病机结构分析更是置临床分析于局部与整体、阶段与传变、共性与个性、表象与内部因素相统一的综合关系上,因而是更全面、更本质、也即更理性的认识,病机结构分析与药性、方理同为力求临床思维向理性认识发展的方向。

5. 病机结构分析为制定治法和设计方剂提供依据　中医方剂需符合治法内容,而治法则依据病机结构乃可确立,病机是一个结构,则治法和方剂应该是与其相匹配、相对应的一个结构。病机结构从各病机因素作用的位置而言,由始发因素、中期因素和末期因素构成,治法与方剂大体上也由分别针对病机因果链中不同作用位置的病机因素的方法和药味组合而构成,而且治法与方剂还需根据病机结构中各因素的主次轻重而确定重点与辅助的构成,此外,在组方时还应考虑到药物之间的配伍作用,以达到增加功效、减少不良反应和提高人体对药物适应性,每一例患者每一次的组方过程都是相关的方剂和药味知识的运用,但这种组方考虑环节并不能脱离治法和病机分析,总体上应当符合治法,而治法应当符合病机结构分析。可见治法与方剂的构成思维总是依据对病机结构的分析,延伸而来,所以说病机结构分析是诊治过程中的决定性的工作。方剂是否有效,既与方药知识的应用是否深刻和娴熟有关,更主要的是病机结构分析的正确性和方药的针对性,经验证明这是大面积提高疗效的关键。

小结

病机理论源自《内经》,历代予以发展,系多种内容的综合,形成一庞大的知识系统结构,是人体病机因素多样性的理论反映。任何一个患者的病证,其病机也呈结构形式,有层链、网链两种形式,是病证整体性、动态性和个体性的内在依据,病机链的复杂程度决定了病证的复杂程度。气机与气化的变异是病机结构中最活跃的因素,应当视为病机要点。病机结构中的各环节处于不同的发展阶段、并有主次轻重和已淡化消亡与现存发挥病机作用的区别。贯彻病机结构的观念,可以产生以下好处:①使临床思维突现人体和疾病的内部整体性联系、发展过程以及个体特点在病机中的参与作用。②根据病机结构中各个环节之间的因果关系链,可以顺藤摸瓜,易于找到关键病机,预判病势的趋向。③病机结构分析是统一中医技术标准的固定性与临床实际多变性的最好的方法。④置临床思维于理性的基础上,以理性思维控制经验思维。⑤病机结构分析为确定治法与选药制方提供依据。

(初稿由张旗根据口述资料整理。据此修改,终稿完成于 2015 年 10 月)

第三节　方证对应和辨证论治

一、总结辨证论治规律的两种形态

以《伤寒论》为分析蓝本,六经辨证论治规律在条文中呈现两种内容。

一是直叙病证某脉证表现与当用方药。如"太阳病,头痛、发热、汗出、恶风,桂枝汤主之"(13 条)。此即一种具体证候的证治模式,在表达上直接表观,但仍统一于伤寒六经辨证体系,彼此之间有内在的关联。这种证与方的诊治内容不同于许多方书中某某病或某某症用某某方药治疗的内容。后者是点滴的经验之谈,属于辨证论治经验产生之前更早期的临床经验。而《伤寒论》中的证治条文是一个诊治系统中的一个片段或局部,属于辨证论治性质的经验记载。

二是关于六经病的病源、病证辨识要点、鉴别(疑似证和兼变证分析)、预后以及病机等认识。如关于六经病的提纲条文(1、180、263、273、281、326 条);以及"病有发热恶寒者,发于阳也,无热恶寒者,发于阴也,发于阳,七日愈,发于阴,六日愈,以阳数七,阴数六故也"(7 条);"太阳中风,阳浮而阴弱,阳浮者,热自发,阴弱者,汗自出……"(12 条);"太阳病……脉微弱者,此无阳也……"(27条)等。这些知识记载是比上述证与方的诊治经验更深入的认识,反映了疾病整体的、内在的、本质的属性和规律。

总之《伤寒论》共 398 条记载的是一个大体完整的关于六经也包括部分杂病的辨证论治规律的系统,其中有以证与方为内容的诊治经验、模式和以六经辨证论治为主的理论知识两个方面的内容,前者规定伤寒病各种证候表现与治疗的当然性,后者回答伤寒病及其各证候与治疗的何以然。不仅《伤寒论》,一切辨证论治的实践和总结,都存在经验的或理论的两种形态。辨证论治要求方药依法而制,治法依证而立,在表面形式上,就是方必须合证,方随证转,每一次临床诊疗过程都是如此,成熟的经验记载下来,也按方证对应的关系记述。但辨证论治还要求证的认定必须先明辨病机,否则对病证的认识停留在表面,偶然性大,当标本缓急、真假相混时难以识别,而围绕病机,必定运用许多的中医理论参与分析、归纳,辨证论治规律的总结不尽是表面的方证对应,更应该是方机对应,即证候的内在的病机与立法处方一致的内容。

二、方证对应、方证对应论、方证对应派

(一)方证对应

将辨证论治的应用经验,通过证与方的相关性总结出来,即上述辨证论治总结的经验形态。方剂是中医临床技术的主要载体,所以临床经验总是以某病、证、症用某方剂治疗为模式,其中证候特征与当用方药是中医临床的主要技术表现,可称为方证对应术。当一种方证对应术因具有一定的疗效,可以重复,就会被记载和传播,以供临床借鉴和应用,这样就形成了文字规定的方证对应模式。所以方证对应是中医临床经验实践、总结、传承与应用的常态。但方证对应不同于方病对应、方症对应。历来中医古医著,方书为第一多,仅宋、元、明、清之间就有 523 家[1]。但把方证经验纳入一种辨证论治系统中,《伤寒论》是最早的、最有成就的古著。

(二)方证对应论

张机《伤寒杂病论》,主要是《伤寒论》,经过(晋)王叔和、(唐)孙思邈先后整理,尤其宋代林亿等人重新校刊后,影响巨大,研究、注疏者众,方法各异,学派林立,形成伤寒学派。其中的一支,通过方证关系研究《伤寒论》,即以方类证一

派,任应秋氏举柯琴和徐大椿为其代表人物[2]。这一派的观点,以为《伤寒论》398条397法,均方证对应的应用展示,方证对应是掌握《伤寒论》的钥匙。这种研究《伤寒论》的观点即方证对应论。

(三)方证对应派

这一学术派别的特征是崇尚《伤寒论》方证对应模式为实证之学,尊奉方证对应为中医学术的核心和精髓,将积累、推广和实施所认定的方证对应模式为中医发展的主要方向,一般蔑视中医的理论工作,尤其否定中医的理论思维的价值。

(四)方证对应论的产生年代以及与方证对应派的关系

《伤寒论》原文有少量以方名证的记载,如桂枝证、柴胡证等,但就理论主张而言,《伤寒论》有"方证对应"之实,却无"方证对应"之论,即张机总结了许多方证对应经验,但未必将方证对应作为一种压倒中医理论的学术主张。"方证对应"作为专用名词,实肇源于(唐)孙思邈《千金翼方·卷九·伤寒上》,在历史上首提"方证同条、比类相符"的方证对应论观点。《伤寒论》的条文,在《千金翼方》中并不依据六经分类,而是以方为类目,下列可用此方的相关证候,也包括了该方的类方方证。这一编排方式改造,已非仲景之学的"伤寒论",而是"伤寒方",与《备急千金要方》和《千金翼方》的方书性质一致。"方证同条、比类相符"是孙氏对《伤寒论》的一种理解。由此可见,方证对应论的产生年代,不能依据方证对应的出现时代而定,应以"方证对应论"的提出和"方证"名词的出现为据,则方证对应论实始于(唐)孙思邈。

方证对应论是方证对应派的学术基础,但执方证对应论者未必是方证对应派。如孙思邈虽然研究《伤寒论》执"方证同条、比类相符"之法,而且在其著作中几无理论阐述。但在观点上仍很重视当时的中医基础医学知识,指出"凡欲为大医者,必须谙《素问》《甲乙》《黄帝针经》《明堂流注》……"(《备急千金要方·卷一·大医习业》)。又说:"夫欲理病,先察其源,候其病机"(《备急千金要方·卷一·候诊》)。又如(宋)朱肱一方面指出"所谓药证者,药方前有证也,如某方治某病也"的"药证"说(《伤寒类证活人书·卷之十二》),这"药证"即"方证"的别称。但朱肱研究伤寒从《内经》的经络学说入手,以六经为足三阴三阳经,并立表里阴阳为伤寒之纲,则足三阴三阳和表里阴阳为朱肱研究《伤寒论》的理论纲领。以上孙、朱二位医家既是"方证""药证"的提出者,但并非惟"方证"是从,而是吸收了不同的中医理论以帮助对伤寒的学术探讨,所以他们不是方证对应派的医家。

方证对应派的出现似乎与清代的方证对应论者关系较密切,如柯琴毕生专治《伤寒论》,有感于前人编次混乱,而"以证名篇""以方类证",重编《伤寒论》,主张随证立方,方之使用不以六经为限。这是典型的方证对应论观点。柯氏又认为仲景方可通治百病。则又是方证对应派的态度。可是柯氏对《伤寒论》的注疏，皆依病机、药性、方理发挥，一部《伤寒来苏集》，虽以方证编目，但对每一条原文之注都是不厌其烦的理论阐述。徐大椿研究《伤寒论》主张"不类经而类方，见证施治"，与柯琴同为清代方证对应论的代表。徐氏又是非议明代一些医家关于水火命门等讨论的医家，对仲景之方以及汉唐其他经方并称为"古方"，推崇备至，这种治学执业的倾向符合方证对应派的特征。但阅其批驳（明）赵献可《医贯》命门等观点的《医贯砭》，所执依据皆《内经》关于脏腑、阴阳、运气等原说，可知徐氏并不反对《内经》的理论，如此看来，柯、徐二氏作为方证对应派的特征不够典型。

以观点的鲜明和态度的坚决而论，相当于明末至民国时期的若干代日本汉方医药古方派医家，是鲜明的方证对应派。他们的学术主张都奉仲景的方证对应经验为范式，列为中医学术的核心，鄙视阴阳、脏腑、水火、命门、病机、方理、药性等讨论，以为虚妄之论。这一学派的学术观点影响了至今的日本汉方医学家和民国时期个别中西汇通派医家。例如民国陆彭年云："中医之治疗有特长，其理论则多凭空臆造，仲景不尚理论，正是识见胜人处"[3]。又如 1981 年于天星等人摘录日医矢数道明《汉方治疗百话》一书中的代表性篇章，编为《汉方治疗百话摘编》[4]，封面有矢数道明亲笔题签。其主要内容形式皆方证对应经验的记录，如"重听与葛根汤加羌活、防风"等。其中"冠心病心绞痛的矢数道明见解"一篇，虽有一句"强调阴阳虚实"，但重点是"重视患者的自觉症状"，并以"千金当归汤"[1]为所宜之方。又如"严重的肌肉无力症与葛根汤"一篇，治某女性患者以肩背拘紧为适应证，故予葛根汤。并感叹："葛根汤的作用，本来是缓解肌肉僵硬拘紧的，但是用于肌肉无力亦能奏效，则好像是矛盾的。这是古方的妙用呢？还是处方的复杂而特殊的调整作用呢？究系何因，不甚明了。本方既可奏效于紧缩，又可奏效于弛缓，实为有趣"[5]。可见其认识是停留在现象上的。矢数道明为近现代日本汉方医学大家，其临床思维绝无病机、方理、药性的分析，仅仅是据症（状）选方，有效则记录，经验的性质十分明显。这正是方证对应派所提倡的医学路线。日本和民国时期的方证对应派通过著述与教学，影响了近现代一些学者。但笔者怀疑至今国内方证对应论者是否为很坚决的方证对应派。很可能这些学者中的部分因其学术思想的多元性质，在观点上呈现矛盾综合的状态。

总之讨论方证对应问题，需注意方证对应之术、之论、之派的性质、相互关系和区别，有待作更深入细致的医学史工作。

---

1 千金当归汤：黄芪 人参 川椒 干姜 桂枝 半夏 芍药 当归 厚朴 甘草

三、方证对应派是对仲景之学经验内容偏爱的产物

方证对应派有三个基本点：

（一）着力寻找方药与适应证之间的特殊的对应关系

方证对应派对方证关系的认识是固定的，以有是证则用是方，无是证则去其药，证以方名，方随证转为其重要特征。

（二）奉《伤寒杂病论》，尤其《伤寒论》条文为诊治范式

（清）徐大椿说："欲用古方，必先审病者所患之证，悉与古方前所列之证皆合，更检方中之药，无一不与现之证相合，然后施用。"（《医学源流论·执方治病论》），古方与方药所列之证被当做非此不可的模式。古方即古代的经验方，简称"经方"。其时代区间因立言之人的年代而别。《汉书·艺文志》记载经方十一家，则汉代为这些方书的下限。孙思邈《备急千金要方·论大医习业》"凡欲为大医者，必须谙……张机、王叔和、阮河南、范东阳、张苗、靳邵等诸部经方"。皆为汉唐之间的经方。任应秋统计古经方有六朝11家、唐代15家、北宋10家，合计36家[6]，可见截至北宋为止的古经方，是数量不小、医家众多的文献记载。都是方证对应派首肯的经方资源。但宋代林亿等分别校刊《伤寒论》和《金匮要略》后，尤其金代成无已注解《伤寒论》后，古传经方各家独仲景之术风行流传，张机本人也被标誉为圣人（刘完素《素问玄机原病式·序》），奉《伤寒论》为"经"，这样仲景之方成为不同于其他的经（验）方，是被特别尊重的经典之方。仲景书各方证条文则成为方证对应论的技术核心。

（三）否定自《内经》以来历朝历代发展起来的各种中医理论和哲理思辨具有助思临床、总结知识的作用

熊兴江"方证对应史研究"中称："宋代以降，尤其从明清时期的中医学著作来看，医家在'理'上的思辨越来越明显，对病因、病机以及抽象的太极、命门、水火等的讨论越来越多，反而在方证的识别运用上显得淡化"[7]。这一段文字很准确地阐明了方证对应派厌恶理论分析与哲理思辨的学术倾向。

前所引陆彭年之观点，在其论著中多次阐述，足以表明对仲景之学的方证经验的偏爱。陆氏是著名的"废医存药"论者，承认中医方药的效果，但否定中医之理论。新中国成立之后党的中医政策使学界对陆氏"废医存药"论持批评态度，但整个方证对应派的学术观点与陆氏之见并无根本区别。方证对应派就是重术轻理的倾向性产物。

将以上方证对应论的3个学术基本点，作进一步的浓缩即唯求实效的经验，不作思考的深入与扩展。仲景之学能成为其知识核心，系《伤寒杂病论》叙文简朴而少理论演绎，方药运用得当，疗效尚好，其条文形式就很容易被看成一个一个既成的、可供重复应用的方证模式。也等于是，把《伤寒杂病论》所记载的证

治经验,从六经理论中分离出来,被偏重地解读,并沿此轨迹,发展为方证对应论和派别。

四、方证对应派的合理性

(一)方证对应派不尚空谈,重视实效,迎合防治疾病的基本需求

方证对应作为一种辨证论治的应用技术和经验总结,存在于《伤寒杂病论》和古今一切辨证论治的实践与总结产物中。这是由经验到理论总结的早期形态,也是在医学理论指导下的实践记录。方证对应的实践属性使其内容有很强的应用性质,符合医学的宗旨,将方证对应这样一种经验形态拔高为中医辨证论治的精髓,虽存在评价和取舍上的倾向性,但没有背离防治疾病这一根本的医学宗旨。所以方证对应论和派都把《伤寒论》少言病机、药性、药理的质朴条文风格(注:少言并非不言),等同于客观、实证、实验的性质。这种说法的合理性就是着眼于治病。其不合理性,系将汉、晋、唐、宋之间淡于医理阐述的时代局限误以为中医发展之路。不知正确的医理总结和思辨也是为了更好地治病。

(二)《伤寒杂病论》相对优质的方证对应模式是方证对应派依靠的基础

方证对应派在观点上面对整个中医学体系,显得十分偏颇。但仍然有一定的应用市场,拥有一定的信众。原因是:方证对应模式的有效性取决于所依据的范式的质量。犹如西医的诊疗标准,必须是代表一个时代先进的、相对更成熟的诊治方案,才能在该时代被推广和执行。《伤寒杂病论》的确是传世之作,所以才延续至今被不间断的编注和研究。《伤寒杂病论》中记载的方证对应条文,在一定的临床范围内,用好、用熟可以取得疗效,是相对的优质模式。所以方证对应派能形成持久的影响,与其说是其观点的正确性,不如说是所尊奉的方证对应模式优质的吸引力。

五、方证对应派的可行性

方证对应派观点的推行,密切依赖以下三个环节:

(一)有优质的、数量适当的方证对应模式

模式不优则应用无效,模式太多则记不胜记,如《太平圣惠方》《普济方》记载许多方证对应模式,但过量的记载很不利于学习记忆。而方证对应派凭《伤寒杂病论》为本源,无形中对信息的量和质作了一个合适地选择。

(二)强记熟诵方证对应模式,可以在头脑中储存足够的方证信息

实践方证对应派观点的业者,必须熟诵方证对应模式,所以有成就的业者,起码要把《伤寒杂病论》倒背如流。其目的在于储存足量的条文于脑中,以具有在头脑中迅速重现条文模式供临床比对应用的能力。这一要求对于不少学习者而言,是可行的。

（三）临床勤习可提高方证对应模式与现实患者模型之间的比对、判断的能力

条文与现实病例之间比对的熟练程度，在相当程度上反映其临床应用的水平。当然临床应变的能力也是临床能力的重要方面，这一点尤其需要在临床上磨炼，以达潜移默化的效果。

以上三项环节都是有据可行的。是方证对应派的主张可以推行的条件。

（四）当代的科研模式需要方证对应的模式

近年来学界对方证对应的探讨趋向热门和深入，可能的原因之一，是适应当代中医药科研模式的需要。在中医现代化的口号下，中医药的科研活动，皆遵守西医药的科研原则与技术方法，在思维认识方法上遵守形式逻辑的要求，研究项目的研究目标必须预设明确的因果关系，不能呈变动的非线性关系。否则其结论不被公认。中医的辨证论治在实践上因为遵循整体性、动态性和个体性三原则，诊治方案总是处于固定与变动的矛盾运动中，牵涉到的因素也太多，所以成为当前中医临床与药学研究中的难题。而方证对应模式可以相对固定方剂、规定适应证以及两者的关系，因而比较容易立项和操作。

六、方证对应派的局限

（一）贬中医学为经验之术

方证对应派皆不重视中医理论和哲理思辨的作用，斥之为虚言空谈和唯心之说。视方证为仲景之学的核心，是中医学术的主要特色。这一观点客观上是对仲景学说和整个中医学的一种贬低。

1. 否定仲景学说是一个理论体系　《伤寒论》张机（仲景）原序指出："乃勤求古训，博采众方，撰用《素问》《九卷》《八十一难》《阴阳大论》《胎胪药录》，并《平脉辨证》，为《伤寒杂病论》合十六卷……庶可以见病知源。"同时批评当时的一些守旧的业者"不念思求经旨，以演其所知，各承家技，始终顺旧"。这段序文说明张机的学术，并非是方证模式的排列，而是运用了《内经》至当时的许多中医理论和哲理，对医学经验进行了分析、归纳和提升，以"演其所知"，才形成《伤寒杂病论》十六卷，编著的目的就是为了破解当时的医学难题，实现"见病知源"，从而可以有效地诊治伤寒等疾病。《伤寒杂病论》中虽以方证条文居多，但其一，各节题名皆为"××病脉证并治"为名，而非"××病方证"为名。所以各条文的诊治模式皆需置于总的辨证论治理论体系内理解。其二，《伤寒杂病论》各条方证不是零乱的铺陈，而是统一于六经辨证和脏腑、经络、八纲等辨证理论系统。透过各条的脉证与方药，还可以领悟到内在的病机和方理、药理。这是仲景之学术高于同时代许多经方书的原因。也是仲景之书定名为《伤寒杂病论》，而不是和东汉前后《范汪方》《小品方》《深师方》等大量以方为书名的方书等同

性质的论著。有了张机的学术,使当时及后世很长时期的医学防治伤寒和一些杂病的能力,在若干面上,而不是在一些点上获得了长足的进步。所以业习仲景的学术,只重方证,不及其理,如同走路只顾脚步,不看马路一样,是对仲景学说的分裂和局限。

2. 否定中医学是一个庞大的医学体系 不可设想、弃置阴阳五行、天人合一、辨证论治三原则和藏象、经络、气血津液、气化气机、病因、病机、治则治法、药性、方理等理论,中医学还能成其为中医学?历代总结的方书,包括古经方在内,都是方药的应用经验,停留在经验上,因其不深刻而偶然性多。若使医学由经验走向理论,摆脱偶然、走向必然,就一定要进行理性思考,把成熟的经验升华为精湛的理论。中国古代是医学发展的艰难时代,但在《内经》以来,汲取时代的思想精华,用于医学上的理性思考和探索,产生了许多新的治疗经验并总结出许多医学理论,中医药的发展史其实就是各家实践和建言创说的发展史,"创说"与"实践"相辅相成是中医学发展的一大特点。中医学之所以称为"学",因为有依据实践的"思",并形成了自成体系的理论。中医学的"思"有中国古代的文化哲理的色彩。当然思维本身不是医学,也不总是保证医学思维的正确性,还常带上时代的烙印。不过真正的玄学空思,因为无助于解决需要解决的医疗难题,必定被淘汰,理论的失误由医学实践检验和修正,实践是区别理论与思维优劣的筛子。所以对于中医学发展史上出现的各种理论和所受到的哲学人文影响,应置于实践的基石上思考、评价,弃误留真。但不可因为曾有失误,就否定理论和思辨的学术作用。如同西医基础理论的突破,往往推动一个时代的医学进步,中医学上每一次理论的发展其意义皆非发现一方一药的殊效所能比拟。正确的理论将能指导产生更有效、更多量、包括方证模式在内的新经验。客观地说,东汉张机之后,两晋、南北朝、隋唐五代至北宋初年,这一段历史700年左右,除涌现大量方书和药学总结外,仅王冰撰注《素问》,阐发了许多《素问》的医理,中医理论的探讨似乎被尘封一样无所进展。这一时期《伤寒杂病论》流失之后虽经(晋)王叔和《脉经》收集编次,仍没有如宋代之后那样被医界广泛重视。原因很多,但当时中医学术的发展,无疑偏重于方药之求,而略于中医之理。留存至今的中医学术,以《内经》《难经》《伤寒杂病论》为源、为基础,而宋元明清各家学说蜂起,是中医学术发展的兴旺时期,构成当今中医学术最丰厚的理论部分。历史事实足以证明中医各家学说的大量涌现,对于中医学的发展有主流的、正面的贡献。

对方证对应派而言,(明)张介宾是一位颇受争议的医家,因其善于思辨在古代医家中是出类拔萃的,但静心平气地阅读他的医著,不难发现,张介宾对《内经》阴阳对立统一思想的理解很有深度,关于"阳非有余,阴常不足"的论点也有一定的指导意义,"善补阳者当于阴中求阳""善补阴者当于阳中求阴"这种名言也绝非空想而来,《景岳全书》中新方八阵虽为其自定方,运用得当也有效,不能说只有仲景方才是最好的效方。故(清)张璐《医通》有许多方剂参考了《景岳全书》。

这说明思辨和理论对于中医学的发展,通过实践检验就有其价值。方证对应派鄙视思辨与理论对于中医学术发展的作用,有失公允,也成为方证对应派的弱点。

(二)方证对应派易将临床思维表观化和直线化

临床思维应当遵循辨证论治三性原则,由表入里、由此及彼,客观把握病机结构、抓住重点,分辨标本缓急。而做到这一点,客观把握病机结构是关键。此外对于方剂的掌握应立足于方理、药性与病机的关系上,方证对应必须转化为方理、药性与病机的对应,这样才能知常达变、方外设方、药外选药、一方多用、一病(证)多治,不断追求更有效的方证关系的产生。从病机结构认识脉证,从纠正病机的角度认识方药的作用,是中医临床理性的思维路线。

在《伤寒杂病论》中充满了中医理性的思维,例如号称《伤寒论》第一方的桂枝汤,出现在 19 个条文中,其中有的脉证表现并不相同,如第 13 条头痛、发热、汗出、恶风;第 53 条经常性自汗;第 56 条头痛有热、小便清;第 240 条烦热、汗出而解,又如疟状,日晡所发热,脉浮虚;第 387 条吐利止后,身痛不止等。还有同一葛根汤,《伤寒论》主治无汗、恶风、项背强之太阳病;《金匮要略》则用于小便反少、气上冲胸、口噤不得语之刚痉。同一柴胡桂姜汤,《伤寒论》治少阳病而兼阳虚水不化气证;《金匮要略》治寒疟,等等。以上同一方剂能运用于不同的脉证表现,并非随心所欲,而有其病机与方药作用的同一性和多样性统一的理由。譬如上述《伤寒论》13、53、56、240、387 条各证,病机为卫阳不足、固表乏力,或兼受风寒之邪闭表、气郁而不畅,或邪去正复、但阳气虚而振复不彻,都需要有温阳畅通气机的配方选药。桂枝汤之桂枝温振之中具通散之性,在这五个条文中,对桂枝汤或重其温振、或重其通散、或两者兼顾,可发挥上述的作用,方中加白芍为相反相成以制桂枝的偏性,又可养阴收汗,姜、枣、草虽为佐药,都可助桂枝温补、温通、温散。所以上述脉证表现虽有多少不一的区别,但内含的病机与桂枝汤方理是匹配的。又如 40 条:"伤寒表不解,心下有水气,干呕发热而咳,或渴,或利,或噎,或小便不利,少腹满,或喘者,小青龙汤主之"。条文中"表不解"与"心下有水气"是小青龙汤证的病机,详论之:"表不解"为风寒外袭、肺失宣肃之意,"肺失宣肃"则水气不化而成痰饮,因而可形成种种病证,温散风寒、宣通肺气、化散痰饮是解除病机、从而缓解诸证的正确方法,小青龙汤的药味组合符合这一要求,因而 40 条用此方治疗干呕发热而咳,或渴、或利……诸证。

《伤寒杂病论》更多的方证条文,其病机与方理虽没有清晰地阐述,但非无病机方理,需据理深思即得。

以病机结构和方理药性为内容的临床理性思维,具有客观、深入、活泼、知之深、悟之透的优点。近代著名经方家吴棹仙先生,曾与某医同治一噫气症,三用旋覆代赭石汤无效。某医谢去,吴先生见其心下痞满、噫气频频出现于严重腹泻以后,脉沉弱无力,仍用原方,但将白人参、炙甘草另煎先服,隔一时许,继服其他合煎之药,仅一服而噫气顿止。吴先生自释:"患者胃气大虚,先以人参、甘草益其胃气,安定中州,再进余药,或降其逆,或宣其郁,或涤其饮邪,则清气自有所归而能升,浊气自有所纳而能降,噫气得以除矣"[8]。

这一验案反映了吴先生对仲景经方理解透彻,运用灵活,而其法、其言皆以病机和方理药性为依据。吴先生的自释应用了脏腑、气机升降、药性等理论知识,可见真正善用仲景之方,是善在悟透其理上。但方证对应派唯古方证对应条文(模式)是求,则临床思维很易受到限制,容易犯刻舟求剑之误。

(三)容易抑制中医学术的创新意识

中医辨证论治讲究整体性、动态性和个体性,要求运用思维深入脉证表象之内的病机,具有思维活跃、创新意识强的本性。中医富于创新性的思维,碰触或揭示到西医尚不了解的人体奥秘,因而无论从应用或基础研究而言,都是有价值的医学探索。但中医的创新意识,从历史来看主要受到社会生产力条件、文化意识以及过于强调尊经守典的传统的约束。方证对应派在重实效实证的言辞下,把仲景的方证对应模式作为主要的技术资源,奉仲景方证为万世典范[9],也蕴含了排斥其他中医学术和否定学术发展与提高的因素,方证对应派只看到被肯定的方与证之间的疗效关系,但不重视由于准确地分析病因病机而巧设方药对临床疗效的提高作用和形成新经验的创新作用。在历史上,即使《伤寒杂病论》中记述的病证,以后世时方治疗而有效,甚至更有效者很多,一证多方、一方多证乃常见的临床现象,皆系于临床上的创新意识而产生。方证对应派只要求方与证关系的实证,却放弃实证之前精深的理性思维对实证效果的贡献。所以方证对应派在中医学整体发展方面,很难表现出较大的推动力。或言方证对应派也主张创造性地运用仲景方证经验,如此,则第一,活用仲景之方证经验,就会不同程度地破坏了对方与证之间特殊对应关系的认定。第二,活用的依据何在?活用方证经验根本离不开医理、方理和药性的思考,这样又破坏了方证对应派最津津乐道的只求方与证之实、不问其理的传统主张。第三,经验的改进乃医学进步的浅小成就,理论的突破是医学发展的大事件、大贡献,期待方证对应派能乐见包括伤寒在内的各个领域的重大新进展、新突破。

(四)一证多治、一方多用与方证对应派观点矛盾

一证多治、一方多用是中医临床极其普遍的现象,譬如江西已故名医万友生先生,对风寒感冒实证常用麻黄汤加减。[10]也自制"防荆汤方"(防风、荆芥、薄荷、葛根、甘草)加紫苏叶治疗。[11]笔者则习用柴葛清解汤(柴胡、葛根、牛蒡子、

僵蚕、黄芩、忍冬藤、板蓝根、鱼腥草、淡竹叶）加紫苏叶、川芎、羌活、薄荷。这是一证多治的例子。同为麻黄连翘赤小豆汤，《伤寒论》262 条用于"伤寒瘀热在里"的黄疸；但疮疹瘙痒、皮肤红斑而脉浮滑弦数者也可应用；甚至疮毒内攻、浮肿喘满症也有效。[12] 这是一方多用的例子。同为一证而有多重方剂选择，是因为病机结构存在多因素、多环节的因果关系链，又存在关键的病机环节，这些不同方剂从不同方向作用于病机结构，最后又都达到解除关键病机环节的目的，即所谓殊途同归。同一方剂可以应用于不同的病证，或系不同病证之间可以有相同的病机环节，可供同一方剂发挥作用。或同为一方，其药性方理具多样性，故可应用于不同病证，犹如麻黄汤能辛温解表也可宣肺定喘，则风寒表实或风寒喘咳都可以使用，系不同病机结构异中有同，与同一方剂的方理同中有异的结合。

临床上上述一证多治、一方多用的现实，使中医药实行规范、标准化管理极为困难，对初学者来说容易出于莫衷一是的状态。所以初涉中医临床难在繁多，而久历中医临床者则需防太过专一而易犯经验主义和门派偏狭之误。

一证多治、一方多用意味着方证对应模式的多样性。则同类方证模式之中有无最好的模式，从而可列为大家都接受的方证范式？答案是从无最好的模式，只有相对较好的模式，因为好不好的评价与经验和评价标准相关，也与时代的要求相关。在当代对方证对应的要求，除了有效之外，还必须很小的不良反应。所以张从正强烈的汗、吐、下三法，在现代很难被患者接受，也许还不被卫生管理机构认可。此外患者的证候表现与选择的方药和剂量与范式完全一样的机会极少，所以现实的方证模式与文献的方证模式之间或多或少存在差别，差别是张机设置不同方证模式的依据。例如小承气汤、厚朴大黄汤和厚朴三物汤三方的药味相同（大黄、枳实、厚朴），但在《伤寒杂病论》中所治不同其证，这三个方证对应模式之间在疗效上没有可比性。这些例子说明，文献上的方证对应模式只能提供原则性的指导，方与证的对应是相对的关系，对方证对应模式多样性的理解，只有通过病机与方理、药性的统一才能实现。

方证对应派专注于方证之间的特殊的对应关系，奉范式为技术根据。比较有利于走规范化、标准化的学术路线。但这条路线面对一证多治、一方多用现象不能客观地探讨以求得更深入地认识。历史上出现的经方、时方门户之争，就是一个例子，从崇尚经方和执方证对应派观点的医家而言，不能容忍时方的合理性，反过来时方派医家死抠古方不治今病之说，抹杀经方的价值，两派之争都是一种主观强横的学术态度。

中医临床现象的多样表现，与人体的复杂性，地域、时代、气候和个体因素，以及师承技术偏长、经验的积累和思维习惯等有关，是经验丰富多样与理论创说兴旺的条件。

小结

1. 辨证论治规律有经验模式和理论学说两种形态。

2. 方证对应是辨证论治的经验常态。

3. 方证对应论为研究《伤寒论》的一种方法和观点,方证对应派独崇仲景方证之术为中医学术核心,其学术主张重实效而轻理论,惟方证对应是从,是偏爱仲景方证之术的派别。

4. 方证对应论首现于(唐)孙思邈,方证对应派则晚起于明末至民国的一些中、日医家。

5. 方证对应派的学术主张有一定合理性、可行性,但其学术倾向重经验轻理论、重古方轻时方,学术方法重记忆和经验积累而轻深入的理论探索,则为重大缺陷。

6. 方证对应派沦中医学为经验之术,临床思维易表浅、直线、僵化,容易抑制中医学术创新发展,在学术主张上缺乏兼容性。

参 考 文 献

［1］刘时觉．宋元明清医籍年表［M］.北京:人民卫生出版社,2005:423-428.

［2］任应秋．中医各家学说［M］.上海:上海科学技术出版社,1980:106.

［3］陆彭年．伤寒论今释［M］.北京:学苑出版社,2008:21.

［4］于天星,王征．汉方治疗百话摘编［M］.北京:科学技术文献出版社,1981.

［5］于天星,王征．汉方治疗百话摘编［M］.北京:科学技术文献出版社,1981:50-51.

［6］任应秋．中医各家学说［M］.上海:上海科学技术出版社,1980:30-33.

［7］熊兴江．方证对应史研究［J］.中西医结合学报:2010,8(6):581-588.

［8］任应秋．中医各家学说［M］.上海:上海科学技术出版社,1980:37.

［9］熊兴江．方证对应史研究［J］.中西医结合学报:2010,8(6):581-588.

［10］王鱼门．万友生医论选［M］.南昌:江西省卫生厅,1996:206-227.

［11］王鱼门．万友生医案选［M］.上海:上海中医药大学出版社,1997:5.

［12］中国医学科学院江苏分院,中医研究所．伤寒论方解［M］.南京:江苏人民出版社,1959:52.

第四节 气 机 论

1981年,笔者以《论气机学说的基本观点》为硕士学位的答辩论文。之后,在资料收集消化过程中所产生的感悟,久久不能释怀,不知不觉成为笔者中晚年医学生涯的重点关切的课题。对气机理论的感悟不仅仅渗入到对病证的分析、治疗中,还导致脉诊理论上新的思考,和脉诊实践上有效的尝试,这是当年写答辩论文时所未尝意料的。不管怎么说,依我看来气机理论是非常重要的基础理论。

气机理论起源很早,发展历史悠久,始于《内经》,兴于宋元明清民国。但关于气机理论系统的并被普遍接受的论作并不见于古代和近代文献。近数十年来该理论受到了高度的重视,已成为学术界公认的中医基础理论之一,但疑点仍多,如气机的本义和实质是什么? 气机运动与三焦脏腑经络是什么关系? 气机理论的要义有哪些? 需要学术界深入讨论。

本文中围绕气机的概念及其含义演变源流、气机理论的发展史、理论意义、生理和病机要义以及治法概要阐述己见,虽内容初见系统性,但鉴于相关文献跨时长、内容分散,与其他中医理论相互纠结,不那么容易厘清。所以无力作成一本巨论大著,仅据旧稿进行较大的修改补充和衔接,内容虽遵体例,但不刻意追求周全,仅以记录多年来学、思、践的感悟为主。

一、气机考

气机理论是中医基础理论的重要内容,但对“气机”一词,历来无明确定义,50 年来争鸣不一,主要意见有:①指人体脏腑器官功能活动的总称[1]。②指人体气的运动,其基本形式有升降出入[2]。③指人体运动变化的机理,或人体脏腑功能活动基本形式的概括[3]。④气机升降出入为气化的反映[4]。为了有助于对“气机”的统一理解,笔者试图通过考察其历史沿用情况及哲学思想背景,来探讨“气机”的概念内涵。

(一)“气机”始见于宋,盛行于清代民国

1. 秦汉隋唐未形成气机概念　中医气机理论源自秦汉之际的《内经》升降出入说,要点有三:①自然界五运六气,阴阳相对,上下相召,升降相因,期而环会,寒暑显兆,促成了万物的化生(参见《素问·阴阳应象大论、六微旨大论、天元纪大论》)。②升降出入,无器不有(《素问·六微旨大论》)。③人体内清阳升发、浊阴降泄、阴阳相交、升降有序为生理之机(《素问·阴阳应象大论》),如果阴阳升降反作、清浊相干、即导致各种疾病(《素问·天元纪大论、解精微论》《灵枢·阴阳清浊》)。此外,《内经》中已有一些具体的升降出入病理分析和症状描述。以上是后世气机理论发展的理论基点,但《内经》中无“气机”一词作为升降出入说的基本概念术语,在这一时期的其他医药文献中,如《难经》《伤寒杂病论》《神农本草经》等也无此术语的记载。

而后南北朝、两晋、隋唐、五代时期医药发展,在整体上着眼于病症的认识和方药、针灸知识的总结,而疏于中医基础理论研究。文献中缺乏气机理论和相关

哲理的讨论，当然就无从谈起"气机"一词的出现。

2. 宋代"气机"术语初现　笔者所见最早使用"气机"一词的是宋代《圣济总录》，在其"卷四·治法·导引"中有一段记载："一气盈虚，与时消息，万物壮老，由气盛衰。人之有是形体也，因气而荣，因气而病。喜怒乱气，情性交争，则壅遏而为患。炼阳消阴，以正遗邪，则气行而患平……盖斡旋气机，周流荣卫，宣摇百关，疏通凝滞，然后气运而神和，内外调畅，升降无碍，耳目聪明，身体轻强，老者复壮，壮者益治。圣人谓呼吸精气，独立守神，然后能寿敝天地；调和阴阳，积精全神，然后能益其寿命。盖大而天地，小而人物，升降出入无器不有，善摄生者，惟能审万物出入之道，适阴阳升降之理，安养神气，完固形体，使贼邪不得入，寒暑不能袭，此导引之大要也。"

此节文字依据气一元论的自然观和生命观，继承了《内经》升降出入之说，相当系统地论述了导引（气功）术何以能够调气摄生、强身健体的理论观点。其中"斡旋气机"之"气机"一词在《圣济总录》全书中仅此一处。但这个词与全节文义一气呵成。导引家追求练气安神养生，比较中医别的专科更容易接受关于"气"的哲理影响，而宋代正是气一元论发展的又一鼎盛时期，虽然"气机"一词很可能兼受道家的影响，但不论是导引家自创，还是来自道家，或取之于当时的哲人之语，主要是受到了当时气一元论哲学讨论的影响（详后），《圣济总录》对导引理论的总结是"气机"概念产生或引入中医学的切入点。

自宋至明代，众多医家在升降出入、升降沉浮方面积极著书立说，却极少用"气机"这个词为其立说申明义理，更没有任何关于"气机"涵义的阐述。究其原因，其一，《圣济总录》成书于宋政和年间（1111-1117），不久遇靖康之变，该书被掳掠至北地，后在金元，虽两次政府主事重刊，但因卷帙浩大又战事频发，所以此书流行终究不广；其二，宋代气一元论对中医学术的影响需一个较长的思索酝酿过程，这个过程实际上历经宋、金、明才完成；其三，导引术在中医学中不居主流位置，其理论影响十分有限。

3. 清代民国"气机"盛行　这一时期许多医家首先极其推崇升降出入之理，如华岫云、顾松园、吴东旸、赵晴初、周学海、蒋星墀等都称升降出入为病机之紧要、最要、要领、剂量准，是百病的纲领[5~10]。临床实践与气机理论的磨合已相当广泛深入。其次，"气机"概念的应用十分普遍。笔者曾分析清代康雍时期至民国，计叶桂、王孟英等23位著名医家121个病案，记叙了"气机流行不通""气机窒塞"等术语，内容涉及案例的生理、病机和治法各个方面，这在清代以前的医案中是见不到的。明代江瓘编著的《名医类案》，虽为明以前的医案集大成者，但全书无"气机"一词，说明气机理论以广泛的临床应用和"气机"这个基本术语的流行为标志，从《内经》起始直至清代才基本成熟。

（二）"气机"是宋代以来学术需求的产物

《内经》创立升降出入说之后，经长时间的沉寂，至宋元明清及民国，又日渐成为非常热门的课题，特点是：①与临床紧密结合，提出了许多行之有效的新观点、新方药，如宋·许叔微《本事方》已对多种病症的分析和治疗立足于升降失调；张元素论药必突出升降沉浮之性；刘河间强调病多阳气郁结、佛热内作，治法以通里攻下、清解实热为宗；李杲（东垣）主攻脾胃病机，创脾胃元气不足、清阳不升、阴火内生之说，主张益气升阳降火为治，其理论基点之一，即"天地阴阳生杀之理在升降沉浮之间论"；朱丹溪申明人体阴常不足、阳常有余和六气为郁的病机，推广滋阴降火、解郁达气之义。明代方书巨著《普济方》"卷181诸气门·治一切气"中，共列方206首，其中明文主治"气不升降"或注明该方药能"升降阴阳"者31首。至于清代、民国气机理论更是备受广大医家的重视，已如前述。②理论表达由形象趋于哲理抽象：从宋元开始，不少医家将《内经》升降出入说，逐渐改为升降浮沉说，至清代又有"气机流行"（"气机宣达""气机流布"）的提法，说明对气机理论的研究，宋、元、明侧重于升降浮沉出入等方位性的规律，清代和民国已注意到气机运动的最一般的性质和方式，在思维上出现了概念的进一步抽象。

总之，宋、元、明、清、民国时期，气机理论是逐渐活跃、富有成果的领域，在此学术背景下，不论言升降出入或升降浮沉或流行、流布、宣达都需要一个专门的基本术语表达其核心概念，"气机"正是这种学术需求的产物。

（三）气一元论内因说催化"气机"概念

在中医发展史上，气与气机概念的出现都受到当时朴素的唯物论——气一元论的影响，《内经》接受了战国、秦汉时期气一元论的观点。形成中医理论的基本范畴——"气"，及包括升降出入说在内的中医气学理论，主要回答生命的本源何在？

宋代和明代，无论唯心论或唯物论都达到了中国古代哲学的巅峰，学术争鸣活跃：在《圣济总录》刊行之前，宋代著名的哲学家张载（1020—1077）除坚持了天地万物皆气的唯物论观点外，还提出事物变化的原因在于内部的观念："凡环转之物，动必有机，既谓之机，则动非自外也"（正蒙·参两篇·第二）。（清）吴澄解释道："机"本义为古代弩箭上的击发装置，"机犹弩牙，弩弦乘此机，如乘马之乘"（《吴文正公草庐集·答问·答王参政仪伯问第二节》），所以"机"常引申为各种主持性、关键性的因素。"动必有机"之"机"是什么？张载本人并没有说明，笔者也没有找到张载言论在同时代之后的中医文献中的引述。然张载"动必有机""动非自外"的思想确实对宋、元、明的医家产生了重大影响。因中医学的古代自然科学性质，对气一元论有天然的亲和力，易于吸收气一元论的新进展、新思维。如有的医家试图通过讨论《内经》表示思维运动的内在因素——

"神""机"，以及偏好对"机"字的衍用，来思考生命运动的内在原因。其中张介宾在《类经附翼·医易义》中较深入地讨论了"神""机"的义理。明·庄元臣的《叔苴子》说："故息（指"呼吸"）者，人身之机也，以此而生，以此而死，故曰万物皆出乎机而入乎机。"[11]这些还不成熟的论说，体现了当时理论思维中的一种新思潮，从一个侧面印证了张载内因说的影响力。

此外，也不能排除道家关于造化的思想的影响。《庄子·至乐》："万物皆出于机，皆入于机。"成玄英疏："机者，发动，所谓造化也。造化者，无物也，人既从无生有，又反入归无也。"道家的"机"，指万物所由发生的虚无状态，其中含有万物所由发生、发动的本源因素的思想。时至宋、元、明，道家这个"机"义，极易在新的哲学思维改造下被转用于其他学术领域。上引《叔苴子》文最后一句显然出自《庄子》，但所指已非原义，而是指关联到生命存亡的呼吸。思想家尚且如此，医家就更会借用这个"机"来反映生命的起动因素。在这样的学术氛围中，有的医家对生命活动的内在原因的思索，还原到一元论的出发点上：生命的本源即气，以此说明主持生命活动的"机"就是气，则属于自然而然的趋势了。（明）许兆桢指出："天地阴阳所以一升一降者，必有主宰者焉；人身之气血所以一周一转者，必有统御者焉。"称此种主宰统御因素为"太乙天真之气"[12]。许氏本意是用此表示这种主宰统御天地阴阳、人身气血运动的气是世界上的本源物质；（明）孙一奎在讨论脉象的意义时说："脉者天地之元气也，人受天地之气以生，故一身之升降浮沉，即造化生生不息之机，其不息者脉也。"[13]孙氏推理：人以天地元气而生，则人身中阴阳气血的升降浮沉，就是天地元气在人身中升降浮沉；脉象体现了人身的阴阳气血的升降浮沉，因而就是天地元气的升降浮沉，所以"脉者天地之元气也"。在这一段阐述中，人身中升降浮沉的主体与自然界生生不息之机（造化）即天地元气同一。张介宾也说："盖天地不息之机，总惟升降二气"（《景岳全书·杂症谟·痰饮》）。[14]

这三处引文都以"气"为"机"，内涵了气的升降浮沉出入周转的运动，可以说气机的含义就是自然界和人体中生发万物、不息的升降出入、周转流行的"气"；对人体而言，"气"与"机"复合成一个词："气机"，凸现了气在生命体中的终极依据的作用和气的运动性质。是当时为了与相关理论的探讨相匹配，既可产生思维上的新颖感，又能满足高度概括讨论对象的本质的需求下，产生或引进的概念。这在宋之前不可能出现。因为那时虽有元气构成万物的思想，以及《庄子·至乐》的论述，但还没有事物运动"动必有机""动非自外"的认识。

（四）气机的范围主要是人体之气

从宋代首见"气机"于医学文献以来，在古代医药著作中，"气机"所指有多种。

1. 运气时令之气 如（明）《韩氏医通·自序》："病有气机，医每失之，造化不容有凿也。"[15]文中"气机"即时令六气之变化。(清)徐忠可释《金匮要略》"有未至而至,至而不至……"条文时说:"此论天气之来有过不及……故需熟审时令之气机。"[16]

2. 人体无形之气　如(清)高士宗在《素问·通评虚实论》注说:"气主于肺,行于内外,故气虚者乃肺虚也,气机运行从下而上,故气逆者乃足寒也……。"[17]又注《素问·玉版论要》"搏脉痹躄,寒热之交"句:"所谓脉变者,正气与邪相搏则为搏脉,病干形体,则为痹为躄,病干气机,则为寒热之交"。[17]

3. 人的气力、体力　《景岳全书·妇人规(下)》:"六曰劳逸乃男女之气机也,劳者气散而怯,逸者气聚而坚,既可为破敌之兵机,亦可为种植之农具,动得其宜,胜者多矣。"[14]这是言男女性事的成败利弊与性事的频度和体力状态有关,此处"气机"犹俗称气力因素之类。

4. 先天气数,善恶感应　李梴《医学入门·卷首·阴骘》云:"至于祸福感应,一毫不可先萌于心,乃气机自然而然之妙也,盖吾身未受中气以生之前,则心在于天而为五行之运用。吾身既受中气以生之后,则天在吾心而为五事之主宰。一念之善,则不必其事之遂而后为吉也,即此与天相似,吉莫大焉……一念之恶则不必其迹之著而后为凶也,即此与天隔绝,凶莫甚矣……。"[18]这是一段相当唯心的论述,认为祸福感应善恶之报都受一种先天的气机因素主宰。

以上谈到的唯心报应之气机,因中医学自身的唯物主义本质,受其影响极其微弱,只能是中医文献中一段不重要的记载。张介宾关于男女性事10个因素之六的气机,由于过于讴词和偏狭,也没有对中医学术产生影响,这两种气机与气机升降出入理论无关。自然界运气时令之气机与人体无形的气机,都统一在人与天地皆一气之流行的中国传统唯物论观点上,因此在概念上有共同的内涵,都与升降出入周转循行理论相关。只是运气学说既复杂又不成熟,临床应用时按式推求,十分繁复机械,难以符实,因此推广困难,自明代之后,崇尚者日稀。唯其中合理精神:大宇宙的变化关联人体的生命活动这一点还一直指导中医临床,其中最直观的联系莫若时令季节变化对人体健康的影响。况且《内经》早有"人以天地之气生,四时之法成"和"四气调神"的大旨,所以在宋元明清及民国的医学文献中,关于运气之气机较少见,而时令之气机则时有论述。不过相对来说,时令气机较之人体气机的使用机会要少,有关知识最终也只有落实在人气的升降浮沉出入周转的生理病理变化上才有意义。用于阐述人体无形之气运动变化的"气机"一词,随着宋元明清及民国气机理论的完善和临床具体化的发展,越来越成为理论阐述与临床思维中常用的概念,所以中医"气机"一词的概念范围虽有人与自然界两个方面,但主要是指人体中运动不息之气。

(五) 对若干"气机"释义的分析

1. 气化的反映　"气化"一词在中医文献中源出《内经》,含义有二:①人体内通过气的变化,由一种物质形态转变为另一种物质形态的过程,见于《素问·灵兰秘典论》关于膀胱泌尿须"气化则能出焉"。②运气变化,在《素问·气交变大论》《素问·至真要大论》《素问·六元正纪大论》有 11 处叙述了气化的太过不及、同天、先天、后天以及正常之化,事关运气的盛衰变迁、升降出入。此外,《内经》叙述人体阴阳升降出入较多,有关原文虽无"气机"一词概括,但在观点的来源上与关于自然界的升降出入的认识一致。所以《内经》气化的内容不限于运气各大论及《素问·灵兰秘典论》,也应包括人体内的阴阳升降出入运动。即《内经》的气化包括人体与自然界气的升降出入盛衰变迁及一种物质形态转变为另一种物质形态的变化,是广义的,因而《内经》的气化包括了气机变化。

但随着宋元明清和民国对气机理论探讨和临床应用不断取得成就,以及运气学说渐渐衰落,"气化"这个词覆盖太广,因而无法特指人体中关于阴阳气血的升降浮沉、出入周转的生理病理本质,需要从"气化"的概念中裂变出一个新的概念——"气机"。所以在宋、元、明、清、民国的医学文献中,气化侧重于反映自然界运气时令的变化,1921 年谢观主编的《中国医学大词典》对"气化"一词注释为"六气之变化",举例:"《素问·气交变大论》'各从其气化也',并见《六元正纪大论》"。[19]这反映了当时学术界对气化一词的理解。而气机变化则偏重于人体的气的升降出入、周转流行的变化,有的医家如高士宗于人于自然界的气的运动变化,兼用"气化"与"气机"的阐述(见《黄帝内经素问直解》),但为数不多。可见气化与气机在宋代以后逐渐分化:这就是为什么现代中医学里不将"气机理论"称为"气化理论"的原因。应该说专业词类由少而多,词义由一般发展为专指,是自然科学进步的反映,今天大可不必停留在秦汉时代,用气化来统括气机变化。有必要指出的是,"化"与"机"不同义,"气化"与"气机"也不同义。只能说在《内经》中"气机变化"包含在气化中是一种历史的模糊。

2. 脏腑功能活动的总称或脏腑功能活动基本形态的概括　这两个解释都将气机与脏腑功能合为一体,在中医理论的表述中有时确实两者没有显著界限,如脾升胃降、心肾相交等,这是由于中医理论自身的模糊性和表述从简的特点形成的。实际上"功能"古称"用",是表示性能之词。由于脏腑和气在中医理论中并非同一层次的物质概念,气与气机是古代中医知识体系中的微观世界,脏腑是器,器中有气机升降出入,因此在理论上,脏腑功能(功用)与气机流行并不混淆。如清·赵晴初评论中西汇通派和王清任的得失时说:"泰西医书与《医林改错》为医家所当参阅,以目稽胜于悬揣也,然其言脏腑功用及气机之流行,不无可议处……"[8]赵氏所言将脏腑功能与气机流行作了分割。所以,脾升胃降指脾主升清、胃主降浊的功能,心肾相交则为心阳引阴、肾阴引阳的作用。清气上升、浊阴下降及水火上下相交则是阴阳的升降运动,与脾胃心肾功能相关,存在因果关系,但并非同一事物,犹如电线有导电功能,但不同于电流一样;病机条件下,脏腑功能障碍可导致气机失调,而气机失调也可产生脏腑的功能障碍。因此脏腑功能与气机为不同概念。鉴于中医学的知识体系和概念内涵极为复杂,因此在理论的现代阐述中,应避免以损失内涵为代价来解释中医学传统的术语概念。从这个角度看,将气机理解为脏腑功能(活动总称或活动形式的概括)是得不偿失的。

3. 气的运动或气的运动形式 这一种理解把"气机"等同于运动或升降出入周转等形式,与"气机"即运动着的"气"相比,何者为是? 笔者主张第二种解释,理由是气机概念的出现与流传,与宋代以来医家思索生命体内控制运动变化的终极物质依据(以气为名的生命之主宰者、统御者)有关,并非简单停留在《内经》升降出入形式的名词。其次在《内经》和宋元明"气机"还没有使用或极少使用的时期,虽然理论阐述侧重于升降出入或升降浮沉,但都有运动变化的主体,如运气、阴阳、气血……(都统一于"气"),到了清代和民国时期,盛行"气机流行(流布、宣达)"等术语,在思维结构上,与《内经》、宋、元、明的表达,即某种主体的升降出入并无二致,流行、流布、宣达等运动形式必须在思维上设立相关的物质主体——"气机"。"气机流行"与"气的流行"是相同的。其三,宋代以来气一元论者的哲学观念,已明确气的运动乃气的本质属性。而属性与物质不同义。气机即天然有运动属性的气。所以不能混淆"气机"与运动、运动形式的概念,只能说气机是运动的,其基本运动形式有升降出入等。

4. 气机运动变化的机理 机理即机制,原理之义(规范的用词应是"机制")。中医学关于生命活动的机制常用推测的模糊的物质根源、运动关系和功能变化来说明,如外感表证,由外邪袭表、经络失调、营卫不和、肺气不宣所致。医学对于生命的认识,总会受到时代的生产力和科学知识水平的限制。在中国古代,对生命现象最本质的思考必须借助哲学观念,回答宇宙万物变化的内在机制,依哲理派别之异,而有阴阳相荡、五行生克及道、机、理等学说。不同的学说在立足点和理论衍化结果上很不一样,其中气一元论,由于唯物地探讨宇宙和人体的微观世界,使古人对生命的认识,从形体脏腑延伸到元气,扩大了思维范围,形成了人体的物质层次观,有力地促进了中医学术的发展,因而影响巨大。受其影响,气机理论认为人体的脏腑经络功能活动,依据于阴阳气血的升降出入周转,即阴阳气血的气机运动是脏腑经络功能的内在机制。阴阳气血的运动的机制又是什么? 按气一元论观点,元气是包括人在内的宇宙万物一切变化的终极原因,因而元气(简称"气")的运动是阴阳气血运动的内在机制。再进一步问,元气的运动机制是什么? 到此古人已无更进一步的思维空间,犹如当代物理天体理论,只能探索到宇宙起源那一点之后的变化,而无法穷及宇宙起源那一点更前的世界。所以把"气机"解释为"气运动变化的机理"对古人来说至终是一个无解的、不可想象的命题。如果强为作解,对气机运动变化的"机理"作内容规定，则最容易作为内容的有两种，其一，把升降出入、周转流行的气机运动形式作为气的运动变化的机制，等于说气的运动变化（如升降出入……）是气的运动的机制，于理不通。其二，将阴阳对立统一的关系作为气机运动的机制。表面看来似乎可通，但阴阳关系是气的运动变化的规律，可以回答何以气之运动呈升降出入、周转流行，即指明气机运动的基本规律是按阴阳关系变化的趋势演变，但阴阳规律不可以成为气机运动的机制，原因是运动是气的本质属性，无须设立内在的根源，而规律或基本关系是对气的运动的必然趋势和特征的一种规定，不是气机运动的机制。"气机"一词是古代气一元论的"元气"与道家"造化"之"机"的互相磨合而来，两者一经结合，就牢不可分，"气"即"机"，"机"即"气"。"气机"乃自然就有运动属性的气，气机运动存在阴阳关系，但"气机"是物质概念，阴阳对立统一是关系、是规律，不能等同于"气机"。总之所谓"气机运动变化的机理"只能是一个伪命题。

以上4项共6种"气机"释义或概念混乱，或背离中医理论发展史和中国古代的思维框架，值得商榷。而"气机"即"主宰生命的运动的气"，有明显的、深厚的中国古代思想背景，在思维上明畅，与其他中医术语名词关系和谐，能反映相关中医理论的基本意义，因此是合理的释义。

总之，气机理论始于《内经》，但气机术语的出现初见于宋代，流行于清代和民国，气机概念的产生，受多种思想影响，但主要为宋元明清气一元论和张载物质运动内因说。宋元明清及民国时期中医研究气机理论高涨和临床广泛应用，为"气机"概念的普及提供了医学环境。其内涵经长时间的演变，最后以人为本，突出人体气的运动性，含义是人体中升降浮沉出入流转维系生命活动的气，可简化为人体中运动之气，与《内经》人体之"气"的概念并无实质区别，仅仅强调了气的运动属性。

参 考 文 献

[1] 成都中医学院.中医常用名词解释[M].成都：四川科学技术出版社，1986：60.

[2] 韩成仁.实用中医病因病机学[M].济南：山东科学技术出版社，1994：272.

[3] 北京中医学院.中医基础论答题[M].1980：31.

[4] 寇华胜.中医升降学[M].南昌：江西科学技术出版社，1990：5.

[5] 叶桂.临证指南医案·脾胃门[M].上海：上海科学技术出版社，1959：189.

[6] 顾松园.顾松园医镜[M].郑州：河南人民出版社，1961：163.

[7] 苏州中医院.黄一峰医案医话集[M].南京：江苏科学技术出版社，1979：120.

[8] 赵晴初.存存斋医话稿·卷一·26条[M]//裘吉生.珍本医术集成·杂著类.上海：上海科学出版社，1986.

［9］周学海.读医随笔［M］.南京:江苏科学技术出版社,1933:18.

［10］蒋星墀.升降出入说［M］//唐立三.吴医汇讲.成都:昌福公司,1984.

［11］庄元臣,叔苴子内篇·卷六［M］//百子全书(六).杭州:浙江人民出版社,1984.

［12］许兆桢.医四书·诊翼·上卷·平脉［M］.上海:上海古籍书店复印本.

［13］孙一奎.医旨绪余·脉义［M］//赤水玄珠全集［M］.北京:人民卫生出版社,1963:1195.

［14］张介宾.景岳全书(上)［M］.上海:上海科学技术出版社,1959:682.

［15］韩懋.韩氏医通［M］.北京:中医古籍出版社,1999.

［16］徐忠可.金匮要略论注［M］.上海:世界书局,1937:7.

［17］高士宗.黄帝内经素问直解［M］.北京:科技文献出版社,1980:100,195.

［18］李梴.医学入门［M］.南昌:江西科学技术出版社,1988:57.

［19］谢观.中国医学大辞典［M］.上海:商务印书馆,1954:2124.

（原题"气机沿革与义释",载《成都中医药大学学报》2001 年第 1 期。据原稿修改）

二、气机理论源流及理论意义

（一）源流简述

关于气机理论的内容最早见于《内经》,内容围绕五运六气四时昼夜的阴阳盛衰升降,和人气与其相应的盛衰升降变化,并作出"出入废则神机化灭,升降息则气立孤危""升降出入,无器不有"的论断(详"六微旨大论")。在《素问·阴阳应象大论》《素问·解精微论》和《灵枢·阴阳清浊》等篇中分别论述清气当升反下,浊气当下反升,阴阳反作产生殏泄、䐜胀之症;阳气上并、阴气下并产生上热(火独光),下寒(足寒则胀)之症;以及清浊相干、气乱于中的病机。但是在《内经》中气机理论只有点、线的少量内容,尚未形成系统的论说。

《内经》之后至宋代之前,中医学术偏重本草、方剂和临床经验总结,气机理论长期处于停顿的状态。仅有个别的论述。如《病源》关于"气奔急"的病机,是由各脏气壅所致。各脏气壅即是气机失调,但气机理论在《病源》中并不是明确的常用理论。

宋代"气机"一词始现于中医文献(《圣济总录·卷四》)。在宋元明时期部分医家重叙《素问·六微旨大论》关于升降出入事关万物的神机、气立是否存在的论点,以强调生命体离不开气机的升降出入,如(宋)张子和在《儒门事亲》、杨士瀛在《仁斋直指方》中都做了相似的论述。更重要的是已有一些医家将《内经》升降出入观点引申到病证病机分析,总结出一些新的学术观点。如金元李杲(东垣)专注饮食劳倦及起居不合四时导致脾胃损伤之病,著《内外伤辨惑论》《脾胃论》等著作,其中论点:"脾胃不足之源,乃阳气不足,阴气有余。当从元气不足升降浮沉法,随证用药治之"(《脾胃论·卷上》)。此论一出,开脾胃病论治一大法门。(金)刘河间《素问玄机原病式》强调玄府是气出入升降的道路门户,"若目无所见,耳无所闻,鼻不闻臭,舌不知味,筋痿骨痹,齿腐,毛发堕落,皮肤不仁,肠不能渗泄者,悉由热气怫郁,玄府闭密,而致气液血脉,荣卫精神,不能升降出入故也"。刘河间的论点对清代杨栗山等主张热毒致温病瘟疫的医家影响很大。(元)朱丹溪则有"气为阳宜降,血为阴宜升,一升一降,无有偏胜,是谓平人"之论(《局方发挥》),又说"心为火居上,肾为水居下,水能升而火能降,一升一降,无有穷已,故生意存焉"(《格致余论》)。可惜,在宋、元、明时期,气机理论在实践上尚未被广泛应用,理论上的总结尚属于片断之言。清、民国是气机理论发展较为兴旺的时期,表现为已出现了较宋、元、明更深刻、讨论更广泛的专题医话。

如(清)周学海《读医随笔》著有"升降出入论"专篇。(民国)《吴医汇讲》载蒋星墀"升降出入论"和王鸣冈"辨脾胃升降"两文。(清)顾松园在其《医镜》中也设升降调治专论(详"卷五·论治大纲")。这些医话对于气机理论的讨论已大大超越清代以前的水平。更重要的是在清、民国许多名医医案集中,已频频出现用气机病机分析病证和说明治法思路的叙述,这反映气机理论已被不少名医接受,成为他们临床思维内容的一部分。这种情况在清代以前的医案中是见不到的。反映气机理论自宋代以来至清代民国已达到一个新阶段,既有讨论,更多实践。不足之处是这一时期医家对气机理论的理论总结,相对于临床应用而言,不够系统,缺乏关于气机理论的全面总结的论作。似乎还达不到被学术界高层的理论家认可的程度。理由是,《内经》脏象经络气血、病机十九条及阴阳五行种种观点理论,皆为历代医家崇奉之学,《伤寒论》也被尊为方祖。而刘河间六气化火、朱丹溪阴常不足、李杲(东垣)脾胃内伤生阴火、张介宾阳常不足、吴又可瘟疫论、叶桂温热论等皆为立门立说之论,影响广大,但气机理论尚未在这种层次上形成共识。1926年民国谢观著《中国医学大辞典》,为民国时期中医工具书之最重要的一部辞书,但在其中没有"气机"和"气机理论"或"气机升降出入"的词条。作为旁证,1979年新中国成立后第一部较重要的中医辞书《简明中医辞典》,也没有相关的词条。这说明了迟至1979年气机理论尚未引起这两本辞书的编写专家的重视。

新中国成立后,主要在二十世纪七十年代以来,中医学术界对于气机理论的兴趣大增,关注、著文者众多,文献数量极为可观,新的应用经验总结不断,出现了气机升降理论的专研学者,可以认为气机理论的发展高峰是在当代,气机理论作为中医基础理论之一的地位已被确认,临床应用也十分普遍(鉴于文献太多,与这一段论点相关的文献举证皆略,读者运用各种信息检索技术查找不难)。

（二）气机理论是中医学术的又一发展

中医学术是一个庞大的系统，在理论方面包括阴阳五行、天人相应、三因制宜、整体、动态、个体、辨证施治等基本观点和脏象、经络、气血津液、病因病机、四诊八纲、本草方剂等内容。其中脏象和经络系统构成人体整体联系的生理基础。临床则形成了伤寒、温病、内、外、儿、妇、骨伤、喉、眼、针灸、推拿等学科系统。在2000多年的发展史中，《内经》奠定基础，历代补充、提高、完善、创新各个学术领域，其中宋元明清至民国，百家争鸣，学说纷出，著述之多，涉及范围之广，是中医发展史上的兴旺时期。气机理论正是在这一历史时期形成，并被接受，从而与脏象经络学说一起共同成为人体整体联系和动态观点的依据。

1. 经络学说在整体联系上并不完整 从《内经》开始，长期以来人体的整体联系是用经络的连接和循行其中的气血，及其升降出入气血的功能来说明其可能性。"经脉者所以行血气而营阴阳，濡筋骨，利关节者也。"（《灵枢·本藏》）；"五脏之道皆出于经隧以行血气"（《素问·调经论》）。人体气机升降出入理所当然的是经络系统固有的功能。但经络系统作为古代医家的一种发现，既是微观的又是不完备的，人体气血物质的运行输注过程尚不能完全用经络系统的功能说明。

（1）经络系统与血液、淋巴系统不同结构："经脉者，受血而营之"（《灵枢·经水》）。经络系统中循行的是气与血，则血管、淋巴系统应包括在内。但经络的分布与动静脉和淋巴循环系统总体不相符合，针刺经穴与经脉绝大多数得气不得血，也不流液。则经络与动静脉和淋巴系统不是同一种结构，所以不能用经络系统的功能包括血液和淋巴的循环功能，在这一点上，古代医家并没有认识到经络系统的独特性与局限性是并存的，原因在于古代医家既不可能清楚血液淋巴循环的结构，也无法说明经络的本质。经络的本质至今仍是一个谜。把血液淋巴循环系统功能归入经络系统中对古人而言是当然的推测，但必然导致说理上的不通。在崇古成风的古代，笔者相信仍会有人对此作不言的思考，这就有突破经络系统局限的可能性。

（2）人气的运行不受经络路线限制：《内经》关于同一种气的活动有多样的描述。如卫气，一方面说源自中焦水谷之气，清为营，浊者为卫。又说营出中焦，卫出下焦（《灵枢·营卫生会》）。而卫气的运行，既有《灵枢·岁露》所记载：自风府沿挟脊而下，日下一节，二十一天达尾骶，第二十二日入脊内注于伏冲之脉，再上行九日出缺盆；又有"其气慓疾滑利，不能入于脉也，故循皮肤之中，分肉之间，熏于肓膜，散于胸腹（《素问·痹论》）；还有昼行于阳二十五度，夜行于阴二十五度。其运行常然并脉，循行肉，行有逆顺，阴阳相随"（《灵枢·胀论》）之说。这后一段记述中，卫气的活动特点较营气自由得多，既有固定路线（并脉而行），又有不固定（循分肉）且不定向（行有逆顺）的路线，昼夜表里分行（昼行于阳二十五度,夜行于阴二十五度),不受经脉的专行线路约束。因此对《灵枢·营卫生会》关于"卫在脉外"的理解可以有较大的想象空间。又如宗气,既说宗气积于胸中,出喉咙,贯心脉,行呼吸(《灵枢·邪客》)。又说宗气留于海(胸中气海),(上下分注),下者注于气街,上者走于息道(呼吸)(《灵枢·刺节真邪》)。可见,卫气、宗气的循行在《内经》中的记载有多样性,这不能用经络线路去限制。

以上说明,关于人体内部的整体联系的基础或依据,用经络系统的功能说明,仅提供了一种可能,但非常不完备。问题的存在总会引起思考,以寻求新的解释。事实上,后起的气机理论就是一种新的解释。

2. 藏象统辖气机理论的局限

(1)趋同理解是以藏象统辖气机理论的一种原因:气机理论与藏象学说的关系,古人并没有界说清楚,气机的真义即使在今天仍属探讨性概念。在古今文献上,气机升降出入与脏腑功能在表达上两者几乎难分难离。而中医学对于人体的形态结构的认识极其不足,所以在二十世纪五十年代末至六十年代,以编写全国中医药大专院校教材为契机,有这么一种观点渐渐占据学术界的主流地位,即中医的人体认识,以功能为主,脏腑,尤其心、肝、脾、肺、肾五脏代表了五个功能集,而不是解剖意义上的五脏。五脏是人体功能的中心,经络、气血、津液、五官、形骸都是五脏功能集的功能联络者、延伸者、体现者和被作用者。气机运动也是五脏功能集之中体现动态变化的功能形式。气机理论就成为脏腑学说的一部分。将脏腑视为人体五个功能集的代名词,名之为"藏象"(脏象)。其好处是回避了中医在形态结构知识上的幼稚和矛盾,肯定了中医理论中的合理成分。但用五脏功能统一藏象和气机,省事,却会丢失一部分内容。

以藏象统辖气机理论不仅是当代研究气机理论的流行观点,也内含于部分古代医家的相关阐述中,如"心肾相交,全凭升降"(《慎斋遗书》),"肝主左而宜升,胃主右而宜降","脾主升清,胃主降浊⋯⋯"(《医学衷中参西录》)。又周学海《读医随笔》引《推求师意》之语:"在肝则温化,其气升;在心则热化,其气浮;在脾则冲和之化,其气备;在肺则凉化,其气降;在肾则寒化,其气藏",等等。这部分古代医家没有直言气机升降出入乃脏腑之功能形式,但将脏腑与升降出入紧联一体,出入升降者即脏腑之气,可以内含气机运动归属于脏腑的意思。古代医家这种含蓄的论述,经当代学者的诠释,进一步统一了气(气机)与脏腑功能两个概念,并将升降出入列为心主血脉、肺司呼吸、脾主运化、胃主纳食降浊、肝主藏血等功能之外,又一种功能内容,气(气机)与脏腑之间没有物态的区别,而是前者作为后者的一种属性。中国文字简洁的表达方式,无疑加强了气(气机)与脏腑之间同一性的理解,如脾主升、胃主降、肺司宣肃、肝宜疏泄、胃主纳降等表述,原本突出的是脏腑功能对气机的调节,但这些表述可简化为脾(气)升、胃(气)降、肺气宣肃、肝气疏泄、肾气纳降等等,其中脏腑之词都是气(气机)的限定词。前一种表达还保持着脏腑与气机升降的差别,气的升降是脏腑功能作用的一种目标。但后一种脾(气)生胃(气)降、肺气宣肃之类表达,就直接将脏腑与气机运动融合为一,理解上更容易向两者同一的方向发展。

(2)气机与脏腑经络不同层次:以脏象统辖气机运动,其基础是两者关系密切,如胃气通降,即因胃腑下传与气机通散相为因果、同步进行。理论上又具有分类归纳人体生命活动的意义,也即对气机运动的不同功能属性进行了分类归纳,这样人体气机运动就不再是空泛的升降出入,而有了具体的(脏象的)生理和病机内容。在表达上以脏腑作为气(气机)的限定词,如肺气、肝气、脾气、心气、肾气等,符合中国人回避繁琐的习惯,但割断了自春秋战国以来至民国时期,长达 2000 多年中国思想的发展史。否定古人对于世界和事物的认识、探索中的合理成分。气机理论的内容,《内经》是在关于天地五运六气,以及人体中谷气清浊和阴气、阳气的运动特点的认知上产生的,因此,气机运动是有其物质的基础,从语义而言,气机运动是有气样物质的主体。《内经》之后气机理论的发展始终坚持这样的生命观,即人体离不开以气为本,以气的运动周行为生的认识。在中医学中,气是比脏腑经络更核心、更本原的生命概念,两者是有区别的。

我们还可以引述、分析三个不同时期的气机理论的阐述。

《素问·六微旨大论》:"……是以升降出入,无器不有;故器者生化之宇,器散则分之,生化息矣。"这段话较清楚地叙述了升降出入和生化活动是借器而为,器是气机升降出入和气的生化的依托,升降出入和生化则是气的活动变化的内容。器与气的运动变化的关系,就是生命体与生命活动的关系。人体之器指脏腑、经络、筋肉、骨、皮毛、爪甲等器物,气在其中升降出入生化活动。

金元刘河间言:"然玄府者,无物不有,人之脏腑皮毛,肌肉筋膜,骨髓爪牙,至于世之万物,尽皆有之,乃气出入升降之道路门户也……人之眼、耳、鼻、舌、身、意、神、识能为用者,皆由升降出入之通利也……若目无所见,耳无所闻……肠不能渗泄者,悉由热气怫郁,玄府闭密,而致气液血脉,荣卫精神,不能升降出入故也"(《素问·玄机原病式·六气为病》)。显然刘河间的气机认识秉承了《素问·六微旨大论》的精神。"玄府"一词虽源自《素问·水热穴论》,原意指汗孔,刘河间引入气机理论,并作了发挥。人体一切器官组织皆有玄府这样一种通道门户,气机由玄府而升降出入,人体器官组织的正常功能需气机经玄府升降出入通利才能完成,一旦玄府因热邪郁滞闭塞不通,则相关的人体器宇(器官组织)的功能也将发生障碍。刘河间的脏腑气机理论设立了气、玄府和器三个概念,气是升降出入的主体,器是气机升降出入的平台,玄府为气机运动通行之道。

清代周学海则说:"人身肌肉筋骨,各有横直腠理,为气所出入升降之道。"(《读医随笔·卷一》)。腠理在《内经》中为泄汗器官,周学海扩大为肌肉筋骨中的气行之道,也作了发挥。

周学海与刘河间的论述虽有所区别,但都将人体气机运行的可能性落实在专门的通道上(玄府、腠理),这种供作气机运行通道的假设性结构不同于脏腑经络。刘和周是两个时代的医家,而有近似的论述,应该不是偶然的巧合,而是认识上的认可和延续。

以上关于气机升降出入三个时期的三种论述设立了器与气(升降出入)两个不一样的概念,以及人体多个器官组织有玄府、腠理供气机升降出入的假设性结构。如此脏腑经络五官孔窍、肢体形骸所有的器官组织与气机显然不属于同一层次的概念。根据这个观点解释有关术语:①肺主宣肃、心主温炎、肝主疏泄、脾主升清、胃主纳降、肾纳肺气等术语均表示脏腑不同的调节气机的功能。②肺气宣肃、心气温炎、肝气疏泄、脾气上升、胃气通降、心火下交、肾水上济等术语,描述在相关脏腑的功能作用下,气机活动的趋势。不同的脏腑功能调节不同功能的气机运动。故肺气即受肺调节的呼吸之气;心气(心火)即受心调节的推运营血、温煦全身的气(火);肝气即受肝调节的畅利各脏腑功能、经络输注和情志的气;脾气即由脾取之于水谷的营养与温养全身之气;胃气为胃传降胃肠内容物时被通流之气;肾气乃受肾调节、温振全身、维持生长、生殖、泄尿能力之气;肾水即受肾调节的精微阴质(阴气)。这些名称说明人体微观的物质和能量有多样的功能属性,各受不同脏腑的功能作用。③肺气失宣失肃、心火上炎、肝气郁结、肝阳上亢、肝火上炎、脾气失升、胃失通降、心肾失交等病机术语,分别阐述相关脏腑功能失调所致的气机活动失常,内涵了脏腑功能失调与气机活动失常两个既相关又相异的方面。

总之,将脏腑等器官组织与气机在功能上相系,概念上相别的理解,并没有架空脏象学说,又肯定了古人依据人体宏观现象对人体作微观思考的努力,丰富了对人体生命运动的认识,因而是比较仅以脏象统辖气机运动的观点更可取。

固然,中医理论中藏象、经络、气血津液、病因病机以及气机都是形象思维和阴阳辩证思维的产物,其性质只是一个个的假说,并没有明确可靠的形态结构特征和严密的逻辑公式演绎证明,概念和由概念架构的各种理论存在模糊、相互纠结、断裂等说不明的问题。这是用藏象统辖其他理论的一个有利条件。但四诊现象和诊疗的广泛有效性,支持"六微旨大论"、刘河间和周学海关于生命之器与气行,及气因玄府、腠理而通达全身理论的成立,所以,气机理论并非空穴来风,而是反映了中国古代医家理论思考和客观实践的成果,一定存在可以区别藏象经络等其他理论的内涵和本质。

人体中气和气机的运动到底是什么?用脏腑功能概括,就可以不再需要探究这个问题,不用脏腑功能概括,则必然要在脏腑之外的视野下深入探讨。这是中医学术又一发展的领域。

3. 脉象变化支持人体气机运动的存在　脉象在寸关尺、浮中沉之间的浮沉、迟数、滑涩、盛衰等变化往往令人惊异地、真切地反映了人体三维立体的气机运动的变化，并且是气机变化最灵敏的信息窗口（在《张西俭脉论脉案集》中有详尽论述和大量案例）。自《内经》以来文献中关于气机升降、出入、浮沉、环转、流行等描述，通过脉象分析可以得到形象的体验和深入的认识，仅仅将寸口脉视为一段流通血液的桡动脉，无法解释复杂的脉象变化。因此笔者对于人体气机运动的客观性深信不疑，这一点虽然不是理论论证，但却是认识人体气机运动的一种可以不断重复的实践，笔者怀疑气机理论的发展与脉诊实践相关。

4. 气机理论的发展丰富了中医的人体系统和层次认识

（1）中医通过"气"思考生命的微观层次：医学发展的目的是不断认识人类的复杂性，因而扩大开拓医学思考领域的空间十分的广大，西医如此，中医也是如此。气机理论在春秋战国至秦汉时代，以《内经》为代表，试图认识人体本源的生命现象，关于本源的设定就是人体微观层次的设定。有关知识是在当时元气论和天人合一的自然观念帮助下形成的。之后至宋以前处于长期的停滞。宋、元、明、清、民国近千年之间气机理论所以能得到发展。缘由之一，当时的气一元论者为对抗程朱理学中以"理"为世界本源和运动机制的唯心观，用"气机"表示气的物质性、本源性和运动不息的固有属性。使得停顿已长久的气机理论获得了思想上的助推。缘由之二，人体整体观的微观依据，仅仅用经络系统支持是不够的，需要寻找比经络系统更深层、更广泛、更具说理性的整体联系渠道。这个渠道还无望通过形态结构的探索来发现。与中医其他理论一样，仍然采取四诊取象，由表达里的方法，并用医疗实践校正其正确程度。于是在气一元论哲学观的帮助下，假设一种叫做"气机"的物质作为人体整体联系的依据。在今天看来"气机"应当理解为人体中的能量流和与血津液精等相关或不相关的其他微细物质流（这两种流的存在有理论逻辑上的必然性）。气机理论考察的对象不是脏腑经络（尽管离不开脏腑经络），而是以"气机"为名的，看不见但有象和以医疗结果为证的能量和细小物质的运行规律，将微细难见的能量和其他物质的永无止境，直至生命结束的流通、弥散、分布作为医学观察对象，这是理解气机理论为什么发展起来的一个立足点（视点），如果离开了这一立足点（视点），气机与气机运动就成为空乏之词，气机理论的形成似乎多此一举。古代医家对人体微观的特殊的探索努力就被架空了，但是，这种探索有效地指导中医临床实践，拓深了中医的视野。

（2）脏腑、经络、气是中医的生命层次：脏腑、经络、气机三者的关系不是平面的关系。人体是多系统、多层次的复杂体，中医理论的模糊性不能作为否定多系统、多层次观察的理由。医学理论能不断丰富和发展，正是源于人的复杂性，不断由已知走向未知领域，任何已产生的新知识只要有助指导和提高临床疗效，都应该肯定。在中医理论中，相对而言，气机是比较脏腑、经络更微细的层面，是中医理论的微观世界。五脏六腑的内部无不气机流通,脏腑形骸之间也无不气机流通,气机流通既通过经络系统,也在经络之外(营行脉中,卫行脉外),还依靠无所不在的玄府(微孔)和腠理全方位流动渗透弥散。脏腑对于气机运动是调控的功能系统,所谓肺气、心气、肝气等脏腑之气,即流通于脏腑、受脏腑调控、承担一定生理功能的气(机)。至于肺司宣肃、脾升胃降等,并非脏腑自身的升降,而是对气机运动的调控特点的描述。经络是气机运行通道之一,还有经络之外的其他通道……,其中细节很不明白,但人体的能量与细微物质的布散必然有通道。气机的运行对于脏腑和经络来说,则是其功能能否维持的支持因素,也是彼此保持整体联系的物质依据。气机的构成在中医理论中有气血津液,还有肾精水火,总体而言都是无形的能量与微细的物质。人身无不阴阳,气机也分阴阳(水火),气(火)为阳,津液血精为阴,相互化生制约,是气机中的阴阳,然气机以阳为主,因阳而动。总之,笔者不认为因脏腑功能与气机运动在关系上和表达上的紧密性,而将两者混为一谈是合理的,应视脏腑是气机运动的调节系统,经络、玄府、腠理和其他通道是气机运动的运行系统,也是人体整体联系的中介(载体),气机则是向全身提供能量(阳气)和滋养物质及发挥一定生理功能的物质的细微的流,是保持整体联系的物质系统。气血津液精都是气机之中有不同作用属性的物质因素。人的生命活动产生代谢废物,在其微细的阶段也成为气机的一部分,此为气机中的阴浊。再由相关脏腑(肺、肾、胆、肠)排出体外。如此看来,系统、层次、阴阳是理解脏腑、经络、气机和气血津液精彼此关系的一把钥匙。

5. 气机理论形成是中医学术一项重大进展

(1) 气机理论是黑箱方法、整体观、动态观引深中医理论发展的结果:以表测里,以象知机是中医学的学术方法,一切中医理论因此而形成。但以表测里、以象知机的探索人体奥秘,必须建立在合理的关于联系的思维或观点上,才能形成完整的认识,中医学中能产生联系思维和观点的依据有三:其一,思维方法,即包含在阴阳五行学说中的古代对立统一观。其二,整体的自然观和生命观。如天人相应、表里相合以及用阴阳五行等观点相联系的生命观,等等,都在思想观点和方法上确保被观察思考的对象的整体联系和动态性。只是思想观点和方法本身还不是具体的医学内容。其三,建立反映人体整体联系与动态性的生命理论系统,如藏象、经络等假说,这些假说的正确性依靠表象分析和治疗结果的支持,但如前所述,藏象经络在维护整体性和动态性方面存在不合理或不彻底的局限,导致新的医学探讨,从而形成和发展气机理论。

(2) 气一元论和新的临床经验助推气机理论发展:以表测里、以象知机的学术方法,使古人在探讨人体的整体联系和动态性时,既无法分析动态结构,又不能囿于旧有的假说理论,则必须积累足够的临床经验,又有一定的思维观点的推动,才会产生新的理论总结。从历史看,气机理论萌芽于《内经》,但迟至宋元明清和民国时期才形成,而中医学术从秦汉《内经》至民国已形成了庞大的基础理论,各种辨证理论、临床经验也获得极大的积累,在这样的背景下,再发展气机理论肯定有其时代的学术背景和需要。气机理论的基本范畴"气"("气机")来源于中国古代的唯物的气一元论哲学思想,战国至秦汉以气为万物之源的思想,引入《内经》,则气为构成生命之源。"人以天地之气生,四时之法成"(《素问·宝命全形论》)。在宋元明清气一元论已将运动作为气的本质属性,引入中医理论,则"人以气为主,一息不运则机缄穷,一毫不续则穿壤判"(程充本《丹溪心法》.上海:上海科学技术出版社,1954:294.)。这就是关于气机的运行及其作用的描述。事实上,同样的描述,在《内经》也有,如"以气之不得无行也,如水之流,如日月之行不休,故阴脉荣其脏,阳脉荣其腑,如环之无端,莫知其纪,终而复始,其流溢之气,内溉脏腑,外濡腠理"(《灵枢·脉度》)。只不过《内经》学术注重经络,气机运行较多依附于经络系统的功能,而宋、元、明、清、民国则存在将气机运动从经络系统扩散出去的倾向。将气机运动作为人体整体联系和动态联系的重要机制,具有在形象思维上最大的自由度,因为气机细微无形制,人体全身无所不至,可以不受脏象、经络学说的理论局限。至于其正确性,须通过表象的确定和治疗效果的检验,才可以得到事实的支持。所以新的临床经验积累,是气机理论获得发展的必要条件。但对气机理论价值的肯定方法,仍然使用了黑箱方法,而黑箱方法,则是人类在一定的认识阶段必然会采用的方法。由于气机理论探讨人体内最微观的物质运动,关于这种物质运动即便在科技发达的当代也无法探知其中的细节,所以气机理论至今天,甚至恐怕较长的一段时期内,仍然会是有效指导中医临床实践的理论。

（3）气机理论较中医学其他理论更适合整体观、动态观要求:气机理论假设"气机"这种如流如雾一样的物质和能量,将全身联贯起来,不寻求内部细节的证实,而但将人体不同部位、不同层次的生命变化在外象上的反映予以联系思考,并得到医疗实践的支持,则任何生理和疾病的变化都置于整体的动态的观察和理解下,无论如何相矛盾的环节之间,总可以在病机结构中运用气机变化串联起来,仅仅是联系的密切程度各有大小而已。这种医学理论将十分有效地从表象深入病机本质,从一个病机环节追索到其他病机环节,从次要环节找到关键环节。总之面对无时不动的生命变化,对于在疾病中,表象与病机之间的不对称或复杂纠集的情况,医者能够维持动的思考,从整体联系中找到病机的结构和要点。

张介宾(景岳)引王应震诗:"见痰休治痰,见血休治血,无汗不发汗,有热莫攻热,喘生休耗气,精遗不涩泄,明得个中趣,方是医中杰,行医不识气,治病从何据,堪笑道中人,未到知音处"(《景岳全书·传忠录·论治篇》)。诗中将临床表象与治疗方向上的矛盾,用气的变化运动作为两者内在联系的依据。非常形象生动的叙述了"气机"在疾病中统一不同环节的作用。以"见痰休治痰"为例,咳嗽咳痰,通常需化痰止咳方法。但对于元气极虚,面苍,气短、脉沉弱无神,则人参、黄芪、当归、甘草,甚至独参汤也可见效。又对于咳而中阳大虚之体,面苍、鼻、额、指尖发凉,舌淡,脉沉细,则可投服干姜甘草汤或理中汤收效。为什么气阳之虚,在一定状况下不需要化痰止咳,而仅仅益气温阳就可以收到痰收咳止的效果。一种解释是从津气互化的气化功能立论,气阳不足则化生水津无力,水凝为痰。这种解释统一了体内不同物质的转化,但缺乏立体性质的动态描述。另一解,将中气中阳作为肺气宣发条件之一,中气中阳不足则清阳不升,肺气宣发无力,则水液化津赖以进行的气行环境不具备,聚留于肺成为痰,故治以益气温阳,使肺气升发充足,水、气运行,布散于全身,则肺中自无留痰。显然第二解不仅保留了气化的内容,还通过气机的运行深化了上焦与中焦,气、津、痰之间的气化关系必须以气行为条件的认识。

"见痰休治痰,见血休治血……"仅仅是一种例说,不能绝对化,其精神是治病求本,即通过气机理论找到病机结构的关键和环节关系。如此,见痰(湿)治痰在临床上也常常被有效应用于不同的病症。如咳嗽咳痰,痰多而稠浊;腹部隐痛,大便溏泻而夹黏液;带下量多,白浊不尽;经多血浊,经色浓淡不匀;皮肤瘙痒,脂液流淫;头目昏重,脉满血浊,等等。这6个病证各不相同,但都由于脾运不健,水谷失化变为痰(湿),湿浊随气流溢,壅堵于不同部位形成不同病证,所以运脾化湿、淡渗通利,使气行、水转,达到内化外泄痰湿的目的,诸证自可缓解,胃苓汤主之。《素问·五常政大论》有"病在上,取之下,病在下,取之上,病在中,傍取之"之说,验之临床,高热、咳嗽有一泻而病减的事实,这是病在上,取之下。小便闭涩,予麻桂蝉防桔梗枳壳宣肺而愈,此是病在下,取之上。中脘积滞,痞痛不食予朴硝外敷腹壁,可以速效,这就是病在中,傍取之。对于这些治法的理论解释,《素问·五常政大论》又有"气反"一说,原义指运气标本之变,引申到病机分析上,就是将表象与病机的所谓矛盾关系,用"气反"之变统一起来,张介宾注:"气反者,本在此,而标在彼也"(《类经》)。许多文献中关于标本不一的提法没有从气的运动变化的角度观察,因而是僵硬思维的产物。列宁曾说"假象是事物本质的一种规定"。运用气机理论认识所谓的"气反"或标本不一,则是活泼生动的整体动态的认识。例如《伤寒论》少阴病戴阳、格阳证,均因阳气虚脱则肢厥、冷汗、但欲寐、脉沉微,但戴阳证又有面赤如妆,格阳证有心烦、呕逆、咽痛如灸等火象。对此二证既有少阴之寒,又有上焦之热的气反现象,古今医家用真寒假热、真假虚实为解。丝毫没有回答为什么阳亡欲脱之际会出现戴阳、格阳?按照气机理论分析,系阳气欲脱,无力自摄,则虚阳上逆,虚阳所逆到之处即显火象,但此火是虚阳,所以对戴阳、格阳证,须在回阳救逆之中辅以镇逆引火归元的治疗。显然,气机理论关于戴阳、格阳证的病机理解,比较寒热虚实真假之说,更能深入病机的本质,是关于表象与病机统一的分析。

(4)气机理论丰富了中医的人体认识:气机理论的出现在一定程度上使中医理论中人体的器官、系统、部位之间生理功能的相互联系和协调平衡有了一个称之为气机的物质依据。气机当然仍然属于假设性的物质,因此仍然如脏象、经络等其他中医理论一样,缺乏精确的实体结构和细节,是模糊的、难以彻底的论说。但丰富了中医理论,把中医整个生理病理认识都置于整体的、有层次的动态微观基础上。如果我们只讲藏象,不讲经络气血,则呈现的是缺乏连接的藏象;而只讲藏象经络,不讲气机,是没有层次关系的连接。我们对人体的认识必须通过一个一个的探索领域的拼接才能完善,不至于在认识上面临断裂。从这个意义上讲,气机理论的形成和发展不是偶然之举,而是中医基础理论继藏象、经络、六经、八纲之后又一次发展,而且是向深度的发展。中医和西医不同,西医着力运用理化手段探索人体自宏观到微观的结构和功能。中医则只能运用思维来加工望闻问切资料,形成认识,再验之于临床,反馈于治效,由此形成中医的理论内容。两种医学每一步进展都提高了医疗水平。我们体会到运用气机理论思考临床问题,强化了整体观念与动态观察,并且必然尊重个体特点,深化了病机分析,巧设治法、妙乎其治,具有重要的指导价值。

三、"流通" 是气机生理的根本属性与运动形式

(一)《内经》的认识

《灵枢·决气》:"上焦开发,宣五谷味,熏肤、充身、泽毛、若雾露之溉,是谓气"。当时的中国古人绝无可能使用光电化学技术探索人体的微观世界,但人们求知欲望又必定会尝试探索人体细微的深处的秘密,看到五谷入腹,但人身上并不长五谷,五谷是如何营养人体的? 中国古人善思,运用形象思维方法,将思维运用到人体内部。设想五谷入腹之后必定化解为细微难见的物质与能量,这种物质能量通过流动输布,弥散到人体各个部分,犹如雾露之润泽,灌溉土地万物一样,滋养人身上下内外,称这种五谷化生后的细微之物为"气"。气的功能凭借宣发流动来实现。当时人脑的想象虽然疏于细节,但对于最终结果的认识,大致与实际相符。上述原文之"气"已与宣发输布的运动性联系在一起。气是如何运动的?《素问·六微旨大论》有 "高下相召,升降相因而变作矣。";"升降出入无器不有";"出入废则神机化灭,升降息则气立孤危" 等论述。显然,《内经》时代对气的认识与自然宇宙联系在一起,在当时人类的生存环境下,举目即天地四方,所以对气的运动的认识,是在自然宇宙的条件下思考的。宇宙之气有升降出入,人身之气也在升降出入,在当时古人头脑中,两者的升降出入皆具备不须反驳的必然性。

（二）宋元明清民国时期的认识

这一段历史时期近千年,对气机运动的描述存在三点变化。

1. 以升降（浮沉）取代升降出入 《东医宝鉴》在杂病篇中引李梴之言"凡头面上病,皆百邪上攻,胸膈间病,皆百邪上冲,肠胃间病,皆百邪下流而传入。不然,则血气失升降之常,阳当升而不升,阴当降而不降。识病机括尽于此矣"。对疾病的识别,只取邪攻上下,血气升降失常两端。又（清）顾松园《医镜》说:"升降者,病机之最要也。"

在清代和民国时期的名医医案中,以气机升降失调说明病机或以通调升降为治法的案例屡见。如民国名医金子久在某案中分析:"寒食互伤,窒碍升降之气,阻滞升降之机,若不温通气机,则……"（秦伯未编《清代名医医案精华·金子久医案》）。但只说"升降"而不言"出入"者并非个例。笔者曾检索清代和民国17位医家（叶桂、王旭高、谢映庐、程杏轩、赵海仙、丁甘仁、王孟英、吴鞠通、何书田、马培之、秦笛桥、陈良夫、张聿青、巢崇山、金子久、张千里、王九峰）的有关医案121案,无一案使用"出入"两字。故周学海批评这种风尚是"得一而遗一"（《读医随笔·升降出入论》）。当时所以用升降浮沉来取代升降出入,应该存在临床观察与应用的原因。人的直立性使对于气机运动的观察首先注意上下之间的升降关系,换言之,这两个时代对于气机理论的应用和总结,侧重于上下升降。

2. 将环周作为气机运动形式 《叶氏医案存真·卷一》某案,其病机分析:由于饮入肝络,"阻其周行之气",则气机之行当为周行。其他如气机旋转,气机环转等也是常见的表达。与气机周行之义同,都带上圆形运动的意思。圆形无始无终,这等于说气机的运动环行如圆,无止无休。突破了言气机必升降的约束,语言简练,意境深刻。

3. 强调气机"流化""运布""流布" （民国）张聿青某温病出痧案复诊:"流化气机,气通表达,发出白痦……"（陆渊雷校《清代名医医案大全·张聿青医案》（四）,正文书局印,第13页）。从上下文分析"流化气机"犹言流通气机之治。

又《临证指南医案·脾胃门》汪案"舌灰黄,脘痹不饥,形寒怯冷。脾阳式微,不能运布气机,非温通焉能宣达",等等。

气机应当"流化""运布""流布",这是将气机运动赋上了分布、输注的功能内容,直言气机运动就是运输分布能量和细微物质的运动,揭示了气机运动的内涵。

总结历代中医文献关于气机运动的认识,《内经》立足人与自然统一的观点,人与自然同气为源,并且将天地上下、四方作为视野,运用升降出入、宣发等形象性形式认识气机运动,但"运动"尚未作为气机的本质属性抽象出来。

宋代之后至民国,对气机运动的思考向两个方向发展。其一,进行哲理性的概括,把运动作为气机的本质属性。(明)韩懋《韩氏医通》认为人与万物均无非"一气之流行而已"。这句话很明显是将当时气一元论的自然观移植延伸于医学领域,不仅生命以气为本源,而且气必须"流行"运动,气与流行两者一体,形成气一元论的生命观。上述关于气机周行、旋转、环转、流布、流化、运布等表达,尽管在义境上有所不同,但都富于哲理,都是气机固有的本质属性的不同描述而已,系一定的抽象加工与形象思维相结合的产物。运动则是气机理论的基点。其二,立足临床,首先观察和总结人体上下气机升降失调的病机规律和治疗要法。使气机理论成为可用之论,而不是空谈。

笔者之所以费些笔墨阐述文献关于气机运动的表述变化,主要是不赞成将气机运动等同于升降浮沉或升降出入,把气机理论局限在升降浮沉出入的范围。因为升降浮沉出入是气机运动的形式,但不是唯一形式,更不是运动的代名词。气机运动最普遍的运动就是运动,古称"流行"也即流通。一定要懂得气机变化惟"动"是务。至于具体运动形式必须在三维立体的空间和时间(过程)的视野中考察,在这个前提下,一切运动形式皆有可能,非仅仅升降浮沉出入。

(三)有序流通,气机之常

(明)周慎斋说:"得其序而和则生,失其序而离散则死"(《慎斋遗书·阴阳脏腑》)。"序"这个概念的提出为健康平和设立了一个标准(内容)。在气机理论中,气机的有序流通是维持健康的基本保证。内容包括两个方面。

1. 流通的维持 气机流通以阳性的元气流畅最为核心,气机流通本质上是阳气的活动,阳气提供的动力需适度,对阳气要有适度调节,这种调节一靠脏腑的功能发挥,如心通血脉、肺朝(司)百脉、脾升清气、胃降浊气、肾中阳火温煦全身、肝主疏泄促进气机、等等。这种功能太过则气行亢强;不及则气运不振不扬,唯有调节适度,气行才能适度。二靠人身阴质成分对阳气的促资和制约,这两种矛盾的作用达到平衡,使阴阳之间相生相制平衡,则气机运行也是适度的。如阴不制阳将生内火,有气机炎动升张太过之虞。阴盛制阳太过则气冷而运行凝涩。阴虚不能资阳,导致阴阳两虚,气机运行也将无力或虚张。这些都是临床应考虑的。

2. 保持气机流通的规律性 气机流通的规律性根据文献记载约有三个方面。

(1)随自然环境变化而应变有序:叶桂(天士)说:"人身气机合乎天地自然"(《临证指南医案·咳嗽》)。天地自然有序包括春夏秋冬四时之变、运气之变、昼夜之变和方域之异。

1)四时之变:这是自然界最经常作用于人体的环境因素,因此备受历代医家重视,古代医家大多尊奉《素问·四气调神大论》:"春三月,此为发陈……;夏三月,此为蕃秀……;秋三月,此为容平……;冬三月,此为闭藏"之说。发陈即升发,春日已暖,人气开始张动;夏月蕃秀,言夏季植物生长繁盛,意指夏日人气因高温环境而明显外盛;秋天气温由炎转凉,人气有所收敛,故称容平;冬日严寒,人气内闭,为闭藏之季。此文(清)高士宗直接注解为"春日气机从下而上……,夏日气机充满于外……,秋日气机从外而内……,冬日气机内藏而伏……,"(《黄帝素问直解》)。其注精准可读。由此可见人体气机随四时阴阳升降所作的应变,就是对环境温度高低的张缩应变。人居高温之室,虽隆冬也会发生面赤汗多、脉洪的气机外张反应。反之,人处冰窖,虽时值盛夏,仍会发生毛囊鼓慄、面色青苍、肢体畏缩、无汗、脉沉弦等气机内缩反应。这种随气温升降的应变,在脉象上尤为快速,正常的机体,暖则脉气舒缓滑大趋浮,冷则收束下沉,前者脉现浮大滑洪,后者脉见沉细弦紧。在环境稳定的条件下,人体气机的四季变动是有规律的。

2) 昼夜变化:也是对人经常性作用的环境因素。昼夜有序几乎是永恒的。故古人有"日出而作、日落而息"的生活规律。在《内经》已经分析了昼夜之间人体气机的规律变化,"卫气昼行于阳,夜行于阴。阳气尽则卧,阴气尽则寤"(《灵枢·大惑论》)。白天的气主外,夜半的气内收,清早是阳气始张之时,中午为最盛,黄昏外气已衰开始内收,夜半气闭于内(据《素问·生气通天论》《灵枢·顺气一日分为四时》)。一日时辰变化,也可按春夏秋冬分为四时的认识引申,即"朝则为春,日中为夏,日入为秋,夜半为冬,"(《灵枢·顺气一日分为四时》)。这说明在古人心目中,昼夜之间人体气机会产生类同于四季变化的应变,在生活有序的条件下,这种昼夜气机张缩活动也是有序的,并形成为人体生命节律的一部分。保护人体昼夜气机活动节律也是保健养生的重要目的。

3) 运气变化:《内经》有七篇运气大论阐述五运六气变化和对人体的影响,其宗旨是各年份的气候均按天干地支的符号排列,以字符含义预判气候变化,60年为一周期。其中 1 年之内的变化称小运,影响若干年的变化称大运。运气学说预测短期和长期的气候变化,其正确性从未得到确凿的证明。运气学说在中医学上的应用,主要是在预测年份气候的基础上用来预测疾病流行的特点,预定治疗和养生方法。因为这一种医疗学术以运气说的主观文字公式为依据,缺乏实证,也脱离大范围地域内气候各异的实际情况,忽略个体特殊性,诊治路线不符合辨证论治精神,所以历史上运气学说最终没有在医界受到太多的重视。但运气学说的精神有二:其一,强调大宇宙、大环境气候的变化与人体健康息息相关。其二,关注大范围、长时间的气候变化条件下,人体的反应。这两点精神具有思想原则的正确性。如果发生大范围、长时间的气候变化,人处其中,肯定会出现相应的多发病、流行病。在生理上人体的气机反应也会发生相应的应变状态,但究其实质,与常规的四季变化下的应变是相同的,只不过范围大、时间长。所以有的医家主张对超越四季规律的气候变化,原则是见而论之,不遇则不论,即不拘泥运气之理,对所身处的气候阴阳升降盛衰的实际变化"随机观变"(冯兆张《冯氏锦囊秘录》)。

4)方域差异:方域差异存在气候不同和饮食结构等物质条件差异两个方面的因素。世代久居一域可以产生一定的体质特征,如西北高燥风烈之地居民肌肤黑坚,体格较为强健,因此较耐寒冷风燥的环境。东南低湿之地的居民,久经湿润温暖,肌肤疏松娇嫩。则西北的居民气机反应刚,东南的居民气机反应柔,这是人体在长期的地域环境影响下的变化,但这种变化发生在肌肤表面是很快的,而出现持久性、体质性的气机变化特点就较为缓慢。

以上四季、昼夜、运气和方域的变化,以四季和昼夜具有常规性,人类生活在自然界中形成气机有序的应变能力。对古人来说,昼夜只不过是四季的缩小版,人体气机对昼夜的应变,大致与四季相同,本质上都遵守阳升阴降,阳发阴藏的规律,唯程度不同。故而古人对四季变化的重视程度高于昼夜。"夫气之升,与其化,盛衰异也。寒暑温凉,盛衰之用,其在四维(四季),故阳之动,始于温,盛于暑,阴之动,始于清,盛于寒。春夏秋冬,各差其分。故《大要》曰:彼春之暖,为夏之暑,彼秋之忿,为冬之怒。谨记四维,斥候皆归,其终可见,其始可知"(《素问·至真要大论》)。这段话说明古人对四季变化常规性质和可预知性质的认识。《素问·四气调神大论》又提出"夫四时阴阳者,万物之根本也。"视四时变化对人具极高的影响力。根据古人的论点,可提出一个假说,人类千万年生活在四季更替的环境中,产生有规律的气机升降适应性变化,这种变化又成为人体生命节奏的活动形式。人气的四季升降张缩可能是维持健康的有益因素。假如人久居恒温恒湿环境中,可能导致体质的下降。因为在这样的环境下,人体气机缺乏有序的升降张缩的震荡,不利于生命力的激发和调整。

《内经》以四时阴阳为本的观点,还有一层意思,那就是作为人,应当依时养护身体,因为人体的气机调节能力是有限度的,故在四季气候变化中,人类学会了适时的保养,冬令取暖加衣,夏季纳凉降温,春秋避直面大风等都是保养身体的应季措施。但机体保养也要注意避免太过,过则体娇,娇则不任风雨寒暑,不能适应季节的气机变化,很容易患病。

(2)五脏相通,移皆有次:语出《素问·玉机真藏论》,原文"五脏相通,移皆有次,五脏有病,各传其所胜"。原义讲五脏疾病有向五行所克胜之脏传变的规律性。即肝病传脾、脾病传肾、肾病传心、心病传肺、肺病传肝(依肝木克脾土、脾土克肾水、肾水克心火、心火克肺金、肺金克肝木之序)。本文借用其句另作诠释。

"五脏相通"指每一脏腑都必须有足量的气机出入。其中气机在脏腑中的常流常通,无一刻止息,是维持脏腑生理功能最基本的条件。对此古文献中多有阐述。如《金匮要略》:"若五脏元真通畅,人即安和"。元真即元气,为气机之中最重要的因素。(明)李梴在《医学入门》中也说:"元气流者寿,元气滞者夭。"都强调气机的通畅流行对于生命的安康是多么的重要。"五脏相通"有两个意义：第一个意义指每一脏腑都是一个器宇，拥有自身的气机出入，其气机取之于整体，又回返于整体，形成出入，"出入废则神机化灭，"该脏腑的功能将停止。第二个意义指五脏气机除自身的出入通畅外，彼此之间流通关联，如果其中之一脏的气机出入异常，会连累其他脏腑的气机出入流通。"五脏相通"乃五脏以及全身的气机流通无息，这是最基本的生理观点，持此观点分析病机，往往抓住了最紧要的变化。

"移皆有次"指气机流通运行有一定的次序和节律。关于气机运行的次序节律，古文献中有多种描述。除上述《素问·玉机真藏论》所言之外，尚有阴阳十二经之序、卫气昼夜各二十五度之序及卫气循脊、日下一节之序。此外《素问·热病论》及《伤寒论》中关于外邪依三阴三阳六经逐日转变之序。这是病理的，反推其论，似乎在《内经》《伤寒》中还有三阴三阳六经气机循传的说法。此上种种，在临床上有效应用的极少，其中关于经卫之气循经之传行，产生了时间因素，据此历史上出现了子午之类的择时选穴针灸技法，但应用推广确实不普遍。六经逐日传变之说为临床所不见，张机在《伤寒论》中虽附采其说，但强调的是"观其脉证，知犯何逆，随证治之。"可见六经逐日传经说在《伤寒论》是受到实在的否定。不过从逻辑上思考，气机流通应该存在次序和节律，只是确凿的细节未知，人体的能量流和各种细微的物质是如何循输分布的？其中规律，在当代仍属于超难课题。

（3）脏腑三焦表里之间气机关系有序：人的整体联系最重要方面是脏腑之间、三焦之间（本文三焦取义头胸、膈脘、少腹三个区段）和表里之间的功能协调。这种功能协调在《素问·调经论》中立足于经络循行输布气血的功能。后起的气机理论则将循行弥散于经络内外、穿透无数玄府腠理的气机运动作为脏腑三焦表里之间功能协调的依据，经络中的经气沿经循行是气机运动的一部分。由气机运动维持的脏腑三焦表里之间的协调关系称为气机关系。气机关系有三个特点：①常通不息。②气机流通受脏腑三焦经络的调节。但脏腑三焦自身并不升降出入，经络系统自身也不流注，如前所述，脏腑、三焦、经络是气机运动所在的器宇，对流注其内的气机可以调节，但与气机运动的关系是人体的不同层面的关系。古文献中有时阐述脏腑三焦经络升降出入流注时将其调节功能混合气机本身的活动而言，两者界别不清，系古人不善于形式逻辑表达的原因，但这不是气机理论本身的含糊，"气机"一词的出现就意味着对生命的思考，已透过脏腑、三焦、经络，落实在受脏腑三焦经络调控的气样物质的运行上，而脏腑三焦经络包括这种调控作用在内的所有功能又离不开气机输布的支持，两者关系既对立又统一。③脏腑三焦之间的气机关系多以升降浮沉来体现。"肝主升，肺主降，此肺肝之分也"（何梦瑶《医碥·卷一·气》）。"肾肝之阴升，心肺之阳降，而为平和之气也"(方隅《医林绳墨·卷三·虚损》)。这些论述都反映上下之间的双边气机关系,且专注于升降沉浮,这是因为上下方位的不同,只能用升降沉浮来描述内在的物质联系。需要注意的是,脏腑三焦间的气机升降,如仅仅从特定的两个脏腑或两组脏腑之间考察,则孰升孰降关系是固定的。如上述肝主升、肺主降。但从某一脏腑对所有其他脏腑的气机关系看,则呈多边的全身的性质。几乎每一脏腑对全身而言都有升降沉浮的气机关系,只是历代医家论述观点时强调其中所重,所以对任一脏腑的气机调节特点,都应执整体的理解,兼顾脏腑三焦之间气机运动的侧重点和全面性。例如肝气失泄,则肝对气机运动的调节以上向为重,但也涉及中焦和下焦,等等。

表里之间的气机关系,以出入或浮沉描述。但自古以来气机的升降出入(沉浮)并无严格的词义界定。(清)周学海《读医随笔》认为:"人身肌肉筋骨,各有横直腠理,为气机出入、升降之道。升降者,里气与里气相回旋之道也;出入者,里气与外气相交接之道也。"这段话将体内气机活动,里里相通、布散以升降言之,这就是脏腑三焦之间的气机升降。里气与外气的通散交换有两种理解:其一是体气与自然界之气的运动交换。其二指里气与表气的通散交换,亦即脏腑所生成所调节的里气流注于体表,成为体表之气,体表之表气回旋于里,成为里气,表气与里气的流注交换即属于表里之间的气机关系。这种关系在形式上或名之为出入,或名之为浮沉,或为张缩。如果将视角旋转 90 度,出入沉浮也是一种升降,彼此词异而义同。所以表里之间的气机关系在描述上虽然不够专一,但都表示表里之间气机循环互通。

脏腑三焦表里之间气机关系的整体联系,与脏腑三焦各自对气机运动调控的功能特点密切相关。

1)肺主宣肃,升降气机,与心共统宗气而司百脉:肺依靠呼吸功能从自然界摄取精华之气为胸中清阳,具上宣外发和下肃气机的双重作用,其上宣外发使胸中大气(即宗气)向上向表向全身宣散,全身气机得到补充,活动得以升提,体表有卫阳敷行护卫,皮毛得以温养。其下肃功能让胸中大气下行,助胃大肠的气机下降,调节肝气令升中有降,并通调水道促膀胱泌尿。

2)心主血脉,推运营气,与肺合辖胸中大气,以心阳温炎,提振气机:心为阳脏主血脉,心气为火性,阳炎有力,心能营运气血于全身,一方面在肺的宣发协助下心向上向全身推动营血输注,其中还有提升肝气上疏上升的作用,如此全身拥有阳火气机的温振。另一方面在肺气肃降协同下,使上焦阳火下降与肝肾阴气相交,令阴气得温而上行,以制衡在上的阳火。心对气机的下行调节的目的是温下之阴以制上之阳,使上下阴阳平衡,此即心肾水火相交。

3)肝主疏泄,畅利上下气机:肝的疏泄对气机有全身性的促通作用,在肺主宣发和心阳上炎的协助下,向上向四周促通阳气,又在肺主肃降及肾气的调控下,向下通利气机在中下焦的运行,维持脾胃、大小肠、膀胱、胞宫、精关等功能发挥。肝主疏泄使气机畅泄,也是维持精神活动的一个因素。此外,胆的升清降浊功能,必须以肝气疏泄为条件。

4) 脾升胃降,为气机枢纽:叶桂(天士)称:"脾宜升则健,胃宜降则和"。胃纳脾运以消化吸收食物中的营养成分,并形成向全身传输的后天之气,又称中气、脾气、胃气,亦即脾升之气。中气的传输虽是全身性的,但先上输于肺,然后由心肺向全身宣运。故以脾主升清描述脾对后天之气的功能,以中气之升作为中焦气机的一种象征性的运行方向。胃纳脾运之后随胃肠内容物的下传,有气从中下焦通散,称之为胃气或腑气或阳明之气。此处胃气与前述中气之胃气不同义。通散之胃气(腑气)因与胃肠内容物的传降功能密切相关,故将胃气(腑气)通降作为胃肠的气机运动特征。实则胃气(腑气)的通散具有全身意义,如果胃肠气不降,不仅是胃纳不下、大便排泄障碍,还可以发生包括中焦不能升清和肺失宣肃,心神受扰在内的全身性气机活动异常。脾胃肠的功能使中气升达、腑气下行,成为人体气机保持升降周行的活跃动力与节奏的维持者,故为气机的枢纽。

讨论之一,小肠分清泌浊,就是将食物中的物质清浊分运,这个功能基本上与脾运和肾与膀胱气化水液的功能重叠。文献中对小肠的关注程度相对很低,反映了理论上的缺陷。不如将胃大小肠一体化。胃纳、大小肠运导、脾主运化共为中焦如沤功能的体现者,也是中焦气机升降的调节者。

讨论之二,中气和腑气皆称胃气,中气之胃气依据胃纳是脾运的前提之一而立论,腑气之胃气据胃、大肠同有阳明之称而论。文献中胃气所指是什么?应分析语境而定。

此外脾升胃降的功能受到肺气上宣下肃、心阳的温振、肝气疏泄、胆气升降、肾中阳火温煦等几乎全方位的协调支持才能维持。

5) 肾藏元阴元阳,为阴生阳长,阴阳气机的动力和平衡之根:肾阳为温振全身气机的运动活力的先天之源,全身各部位气机之中有了肾阳之气,就有了根源之力,肾阳以此气机动力支撑全身脏器和三焦的功能发挥。肾阴滋润涵养使一切阳气温而不烈,故气机中有了肾中阴气的因素,就可以运行持久而不息,保持气机运动的久通与平衡。肾对气机的影响是与生俱来的。

6) 胆司升清降浊:胆同肝一样对气机活动有升泄清阳的作用,能助脾气上升,同时胆有降泄浊气的作用,这个作用不仅降浊去污有助胃气下降,还防止胆气太过升而为火。胆气升降平衡,则心气上炎、胃气下降也合度,精神稳定。

7) 大肠主通调:大肠与胃两者都归阳明经(大肠手阳明、胃足阳明)所系。狭义而言胃之气机为胃气,大肠之气机称腑气。但胃气下降必须依赖大肠的通泄、腑气的畅行,而且胃肠一通,则全身气机流通,此即大肠主通调的意义所在。

因而胃和大肠在文献中时常并称为"阳明",这并非指经脉,而是胃、肠之腑器,反映两者关系密切。起码在古今医案中,胃、肠、阳明三者的概念运用不十分严格区分。所以如此,除中国古人的思维方式之外,还强调了胃纳肠导过程中,所发生的气机通降运动,有上下相连,胃肠一体的关系。临床因胃肠失降失通而致全身气机痹窒的病证十分常见。所以笔者强调对胃肠的下降应视为对气机的通调,并由此带动全身气机的运动,而不单单是糟粕的降泄,否则无法说明胃气、腑气失降对全身的影响,也无法理解肺、肝、脾、肾对胃气、腑气通降的调节。

8)膀胱主泄尿、以降而调气:泄尿的功能既依靠肾阳气化,又依靠三焦心肺肝胆及脾胃对气机的通调升降作用。但膀胱的泄尿功能本身也有促通调节全身气机流通的作用,故叶桂(天士)说:"通阳不在温,而在利小便。"在一定的条件下,小便一通,全身之气均可流转。

9)三焦主上下气机宣畅:三焦作为空腔或独立脏器的概念,在中医临床理论中意义不大,作为五脏六腑的上中下位段概念,与脏象融合有概括脏腑功能的作用,《灵枢·营卫生会》所谓"上焦如雾""中焦如沤""下焦如渎"一定程度上反映了三焦与脏腑的关系。即三焦是五脏六腑依体腔上、中、下不同位段的综合名称。但实际应用时各有重点,上焦以心肺和胸中大气为主,中焦以脾胃中气为主,兼涉肝胆胸膈,下焦以大肠、肾、膀胱为主。在气机运行上的意义,上焦向上下宣发大气,中焦向上下升降中气,下焦向下通利浊气,三焦之间任一焦的气机失调都会带来这一焦或另二焦的气机痹滞,则三焦之间的气机升降不再进行。反之正常情况下,三焦是自胸至下腹气机上下宣畅的调节者,内中合并了有关脏腑的功能调节内容。

10)表里气机循行平衡:表气有卫气以及体表经络中的营气和呼吸所得之清阳,其来源为脾胃运化升发和肺呼吸宣发以及肾根先天阴阳之气。这些体内之气通过经络和玄府、腠理向体表运行布散并回行于体内,形成表里之气互通互布的气机关系。表气还可以通过肌肤的玄府腠理向外界发散,反之外环境中的自然能量和某些成分也通过皮肤向人体内渗,这是古人关于表里气机活动的认识。表气与里气之间的转换形成表里气机的循行平衡,表气与外气的交换形成人体与自然界的物质能量交流。对于后者的认识是否合理,如从温度、磁场等可以自外影响人体,人的能量经皮肤回归大自然,以及药物可以从皮肤内渗吸收等这些事实考虑,应该认为表气外气的交流是存在的,只是有交流内容的限制,并非任何气机都可以进行表气外气的交换。表里气机互通平衡是形成机体许多外在生命征象正常的依据。如均匀恰当的肤温、肤色,肌肤良好的润泽的弹性,爪甲平整润红,毛发荣泽,高温高湿条件下汗出适度畅通,严寒干燥条件下皮肤适度干燥密闭等。根本上讲也反映了脏腑三焦经络对里气的产生和调节状态。故里气健旺通利表气也畅。表气的宣畅与否也将影响里气的流通,表里两者气机关系需有序平衡。如果失序失衡，无论病变在表在里，都有可能导致对方的异常表现，这是在表里辨证时需特别注意的方面。

四、气机失调，病机之要

气机失调作为病机内容，早在《内经》就已用升降失常解释一些病症。如前所引述"寒气生浊，热气生清，清气在下，则生飧泄，浊气在上，则生䐜胀，此阴阳反作，病之逆从也"(《素问·阴阳应象大论》)。"夫人厥则阳气并于上，阴气并于下，阳并于上则火独光也，阴并于下，则足寒，足寒则胀也"(《素问·解精微论》)。

但是明确以气机失调为病机要义的论点首现于清代。如"升降者，病机之最要也"(《顾氏医镜·论治大纲》)。"升降出入者，天地之体用，万物之橐籥，百病之纲领，生死之枢机也"(周学海《读医随笔》)。特别是周学海《读医随笔》首叙证治总论四项，"升降出入论"为其中之一，论气机升降出入之重要，语仿《素问·阴阳应象大论》"阴阳者天地之道也，万物之纲纪，变化之父母，生杀之本始，神明之府也"的排句，将气机升降列为病机之首，反映了在相关经验的基础上，对一种学术理论的重视程度。

气机失调是所有气机运动发生异常的统称，包括"气机郁窒"和气机关系失调两大类。气机失调几乎出现在所有的病机变化中，是病机之中最普遍的因素，许多时候也是病机的关键变化。因此凡是能引起疾病的一切内外因素，如外内六淫、情志不当、劳倦、种种不良生活习惯(暴饮暴食、营养不当、作息失常、酗酒吸烟、房劳不节等)，跌扑损伤以及药物不良作用等都可以引起气机失调。

疾病的轻重程度和疑难程度，与存在其中的气机失调的严重与复杂程度有较大的相关性。病情轻浅、病程短暂或某种气机失调较突出，占据病机的中心而可以忽略其他病机环节者，被视为气机失调较单一。在慢性而又疑难复杂的病证中，大多气机失调较复杂。气机失调复杂的病机，系形成了以因果关系为导向的病机链结构。由上位气机失调导致下位的气机失调和其他病机，层层相连，以致形成了多位层的气机失调和其他病机。这种病机结构称之为层链结构。复杂的层链结构不仅表现为多层链，有时其层链结构的某一位层或多个位层存在多种病机因素，产生多因一果、一果多因的关系。更复杂的病机结构中，其中的气机失调可以形成网式的因果链，即在层链的基础上还存在由旁支的反馈迂回、交织的因果链，叫做病机网链。层链和网链中各个局部的气机失调环节多寡不一，在整体病机结构中的意义轻重不同。

气机失调的因果链运动受一定的条件的制约，因而同一因果链的衍化，随条件而变化，在个体之间、病证之间以及不同的时间环境下有所差异，存在多样性。对于病证的辨证，核心是病机分析，而病机分析的最重要之处就是以气机失调为线索的病机结构的分析。气机失调所形成的链网结构，各局部环节的参与因素。

这些因素的性质、作用部位和在链式结构中的地位,及链式中因果关系的发展方向等均是分析要点。由于以气机失调为线索的病机结构分析,融合了时间、空间和个体因素,因此,是中医学术整体原则、动态原则和个体化的具体体现。

脏腑功能与气机失调相互影响,一般地说,两者关系常常属性相同,即脏腑功能不足则气机处于无力,反之脏腑功能亢进,则气机运动会太过。但也有脏腑功能乏力却引起气机运动加剧,如脾肾之虚阴火上炎。还有脏腑功能亢进,却气机运动滞涩,如气厥和热厥中因气滞或里热滞气而发生里气不达于表(不出于表)。

气机失调虽分两类,但气机郁窒和气机关系失调的分类,本质上是思维点的差异,即为了区分差异,捕捉病机要点。人的认识易将突出的、关键的气机失调环节视为单个节点,其中以气机不利为主的失调就被认为是单点的气机郁窒。但从整体思维看,气机郁窒应存在上位或下位的气机异常,其中很可能存在气机关系失调,这样气机郁窒就成为气机失调中的一个局部,只是这个局部非常关键或中心而已。另外对气机关系失调的病机言,其中某一环节可能就是气机郁窒,总之,气机郁窒与气机关系失调是相对的对立,绝对的关联,仅仅视角不同而已。

(一)气机郁窒

1. 释义 气机郁窒是气机流通属性的发挥受到程度不一的阻痹,简称气郁(广义)。《病机汇论》引滑伯仁语:"郁者结聚而不得发越,当升者不得升,当降者不得降,当变化者不得变化"。这是说广义气郁涉及通散升降广泛的障碍。

中国古代关于生命体因物质不流动而致郁的病机观点起源很早,《吕氏春秋》中就论述了从"流水不腐,户枢不蠹"的现象中领悟到疾病的发生,与体内物质的不流是有关系的(详见该书第三卷、第二十卷)。(隋)《诸病源候论》对"气奔急"一证的病机分析,认为肺脏受邪,气道不利,各脏气壅,导致此证。

宋以后对气机郁窒的论述增多,如(宋)庞安常《伤寒总病论》关于伤寒表证病机,引述华佗语"荣卫否隔,周行不通"作总结。这八个字确系伤寒表实、伤寒表虚证的核心病机,明此八个字就可理解伤寒表证的治疗大法——辛温发散的真正作用,无非促成气机(荣卫)的通散而已。

(金)刘河间倡导六气郁而化火的论点,认为诸病多由"阳气郁结,怫热内作"。对此,薛时平作了一个十分精辟的注:"郁与通反,郁者治病之根源,通者治法之纲要,达此两字,能事毕矣。"(详《新刊注释素问玄机原病式·卷一·五运主病》)。据临床上所见,无论外感内伤,凡"阳气郁结",就容易化热生火,简称为郁热、郁火,其病因和临床表现多样,因而容易误诊,治法虽种种不一,但均冀切断病机链,以开通气机为盼,病机链不断,气机不开通,因郁而生之热之火绝无安宁之日。

(清)杨栗山《伤寒瘟疫条辨》为温毒春温的重要论著,其论点鲜明,方治实用,学术观点:温病乃杂气由口鼻入三焦,怫郁内炽,以"怫热在里,由内而达于外"为病机要点,以辛凉苦寒、开导里热为治疗大法。其旨无非围绕杂气(热毒)和气郁化火这两点。因而制升降散(大黄、蝉蜕、僵蚕、姜黄)为基础方,再根据热毒轻重,所犯之位,所挟之邪,变化运用。一些当代已故名医如四川蒲辅周、北京赵绍琴、重庆陈源生等均从不同角度十分推崇杨栗山的学术。创造性地运用升降散,取得卓越的临床疗效。

蒲辅周尚有总结温病病机的一段要论:"温病最怕表气郁闭,热不得越;更怕里气郁结,秽浊阻塞;尤怕热闭小肠,水道不通,热遏胸中,大气不行,以致升降不灵,诸窍闭滞"(《蒲辅周医疗经验》)。上述无汗表闭或里热郁伏,秽浊积滞阻塞于膜原或阳明胃肠,或热闭小肠水道不通,尿闭气郁或三焦升降滞遏不行,上则喘急、下则胀满二便不行,均是温病由表入里,由轻趋重的气分重陷之证所经过的三个关键节点,这三个节点不被控制,则昏痉闭厥相随而至。三个节点的共性都是气机郁窒。可见宋以后至今许多医家都给予气机郁窒以高度的重视。但应补充说明,不能因为上述的引证所涉病证,皆为外感热病,就以为气机郁窒的发生,仅限于外感热病。实际上气机郁窒具有广见性,普遍存在于各科病证。郁窒的部位,全身上下无所不能,临床辨识,以见为是。

2. 气机郁窒的广义与狭义 气机郁窒具有广义、狭义两种性质。不能单纯理解为肝气郁滞这种狭义的气郁。广义气郁与狭义气郁的关系是前者包含后者。广义气郁的病因繁多,病种多样,病位广泛,上节所论各点均是广义气机。前述笔者曾检阅到的清代和民国时期 17 位医家运用气机理论述理的 121 个医案,其中病机分析为气机失畅、痹窒不行的病案 69 案,涉及病因就多达风、寒、热、燥、痰、湿、情志、肝气误补、食积、瘀血、惰逸及脏虚等 12 种。不过在这些病因中,涉及痰、湿、饮者较多(34 案),痰湿多与寒热合邪。所以如此,痰湿饮邪在古人认识上为较易痹滞气机的致病因素。广义的气郁的临床特征详下。广义气郁的治法以通为宗旨,但通法变化多端,选择之巧,体现了医师的技术能力。

狭义气机即肝郁气滞,其临床特征:①多与情志有关,或以情志不当为诱因,或由肝郁引发情志波动。②症状常见闷胀(头胸腹部位多见),不定位疼痛,情志波动。③病位多在肝胆及足厥阴、足少阳经脉循行部位,如两肋、身侧、头侧、少腹、胸乳、咽喉等处。④脉多弦、细郁象。狭义气郁治法为疏肝理气,由于医家的临床经验积累,疏肝理气的具体设计也是相当的丰富多样。本文对于气机郁窒的讨论从广义而论,因广义之中包含了狭义,狭义的气机郁窒(肝郁气滞)仅仅是广义病机在肝气病机中的一个局部体现。

3. 气机郁窒的病机特征 气机郁窒病机特点即气机流转失灵,直接的后果是引起五脏六腑和全身各部位中受累者的功能滞钝。因此脏腑器官的功能滞钝是气机郁窒的基本特征。如脑窍闭塞、鼻窍失嗅、舌不知味、喉痹梗塞、胸闷呼吸不畅、胃钝纳呆、大肠传导滞阻、膀胱泌尿障碍、肢体经筋不利、表闭无汗等等。都是反映相关部位的器官存在气机郁窒。

气机郁窒首先是阳气的失灵，但鉴于气与血、津、液等关系密切，血、津、液的流布完全依赖阳气的运转，因此气机郁窒容易影响到血、津、液的输布，产生血瘀、痰凝、水停等相关变化，因而血、津、液的停滞也是识别是否存在气机郁窒的重要因素。

阳生阴长是互动的关系，当气机郁窒时，就有可能阻断阳生阴长的关系，形成阳滞不长阴的局面，发生阴血难生的病机。故有时阴不足、血不生是由气机郁窒引起的，而非单纯的虚证，这应当从脉证中鉴别。

气机郁窒的病机，使气聚而不散，容易化火生热，称为郁火郁热，外感病中表气闭郁，里气不通都可以发生高热，内伤病中肝郁化火、积滞生火、湿聚化热、脾虚胃实自生内火等也是气机郁窒化火生热的常见病机。火热生成后，因火性易动，不仅可以在病机原发部位表现，也能够炎腾窜动到远处的部位，则在某一部位见到的郁火郁热，未必即是该处直接的病机所致，其原发病机可能在他处。

居中的气机郁窒，可旁涉周边或体表，对于周边和体表远处部位而言，属于体内气机失达所生的后果，如肝郁、胃钝导致头目肢体气机失达，引发头目昏胀、肢厥肤黯，慢性过程可以产生肌肤甲错、肢萎等等变化。均属于先因中脏气机郁窒之实，再引发其他部位气血津液失达、失养、失煦的病机。

气机郁窒因其发生、影响的脏腑对生命的重要程度不同，严重程度悬殊，凡对生命存亡攸关的脏腑器官发生这种病机，病情预后都会较严重。如脑窍、心、肾的气机郁窒比较脾胃肝脏同样病机危险程度更高。气机郁窒发生在五脏比较发生在肌肤肢体更严重，更容易发生气机郁窒范围大、涉及面多、层次深的变化。如严重肺气升降不利，三焦大范围气痹也是严重的病机变化，变异型冠状病毒性肺炎，新型禽流感病毒性肺炎，流行性出血热等疾病，死亡病例都由于发生这种大范围的深度脏气痹窒所致。免疫异常或尘肺、矽肺所致肺纤维化，病机深入肺之孙络，气血被关闭，也是严重难治之证。

气机郁窒有时与气机不振互成因果病机链，产生的病状虚实错杂，气机郁窒与其他性质病机综合形成复杂的病机关系，在临床也属于常见。这是导致证情复杂难辨的原因之一。

总之气机郁窒在病机特征上以郁痹不通为主，但有多样的病机关系和表现。

4. 气机郁窒的脉证特点

（1）单纯的滞郁：如痛、胀、闷、痞、纳呆、水肿、局部肿胀、局部寒凉、肤色暗滞或苍白、皮肤无汗、哭声咳嗽声语声闷瓮不畅、呼吸不畅、肌肤麻木、渴不思饮（津液失承）、渴喜热饮（气痹阳弱）、神志昏昧、嗜睡、昏迷、二便不利等。各类症状在受暖、抚摸或经开通之药治疗或心绪畅快或适度运动等因素相加后有所改善者,有助气郁病机的分析判断。现代医学的理化指标,在上述相加因素作用下有改善者,则原有的指标异常可作为气郁的结果看待。如某例高血压患者其血压增高,试遍各种降压药,疗效都不好,但患者反映久行之后,血压可下降,如剧烈运动则血压不降反升。据此判断患者高血压的病机有二:其一,外周经脉瘀闭,适度步行则气机通畅,有助外周经脉气血流通分散,故血压可下降。其二,心肝阳盛,剧烈运动下阳气亢激,其作用盖过运动促通经脉的作用,则血压不降反升。给患者的建议是低脂低盐、适量优质蛋白的饮食,以防止动脉硬化的发展,坚持适度锻炼以开扩经脉,调适情绪和活动张力,主以平淡养生以控制心肝之阳的张动,及坚持长期的中药调治,方法以平降阳火、活血化瘀和消痰畅气为主。

(2)亢激与郁滞性状并见:如高热伴肤干无汗、或伴尿少尿闭、或伴大便秘结、或伴胸闷息促、或伴胸脘痞结闷胀,心中烦悸又胸闷,胸脘闷满又灼热,脘痞又噫气、恶心、呕吐、噎膈,局部红热肿痛,肠鸣但大便不畅,尿频尿急又尿涩不利、或伴少腹闷痛、胀痛,肢痉舌强,肢体或腹部痉痛,神志昏迷又气息粗大,斑疹色红浓而暗滞,等等。在热病或中风等病证中,发热伴无汗、二便闭结、呼吸急促,为邪实壅盛,内外气机皆闭,三焦不通,病证极为凶险之象。

(3)脉象:多呈郁缩收沉不畅特点,如细、弦、紧、郁、缓、沉、伏、结、涩。在亢激与郁滞并见之证中这些脉象尚与滑、亢、劲、数急、浮、大等阳性脉组成兼脉。如弦滑、细数、浮郁并见,既劲又亢、涩数、沉滑,或脉之浮位滑,加压后至沉位则弦郁,等等。

5. 气机郁窒的部位

(1)脏气不通:五脏六腑因内外六淫、情志失调、过劳、积滞、痰毒集聚以及跌扑损伤等多种原因,致使脏气急性或慢性的痹阻失通,脏器的气机出入障碍称之为脏气不通。不通非绝对不通,在具体患者身上脏气不通的程度有大小轻重之异。脏气不通必然引起脏腑功能障碍,如肺脏气机不通必胸闷、喘促、呼吸不畅;心脏气机不通必胸闷、胸痛、心搏结代或迟涩;脾脏气机不通必脘痞、不能消食、水泻飧泄;肝脏气机不通必两胁少腹胀痛、心绪失宁、胸腹胀闷、头昏胀痛;肾脏气机不通必腰际酸胀,不能任力或剧痛、少腹胀满尿闭等。

极危极重之证毫无例外都以脏气不通为病机核心。如重症肺炎、重症肝炎、肾功能衰竭、严重肝硬化、巨大恶性肿瘤占位、心脏功能及循环衰竭等。对上述种种重病治疗各具其法,但由于脏络不通相同,开通气机是治疗各病证都应遵循的一环。

(2)三焦痹窒:用三焦概括各位段脏腑功能时,加上了彼此气机升降相因的关系,即上焦之宣,就有中焦之运和下焦之通利的气机协作,中焦之运也依赖上焦之宣与下焦的通利的促成,下焦之通则需上焦之宣与中焦之运结合才能得畅。这实际上是根据上焦痹滞可导致胸脘痞胀纳呆或二便不利;中焦之痹也可以引发上焦不宣胸闷咳嗽;下焦不行除二便不利外,上可产生胸闷喘咳,中可出现胸脘痞满腹胀纳呆乏味等症状的事实归纳的病机规律。此外广泛重度水肿常归纳为三焦停滞、经络壅塞,即三焦上中下气机不行、经络失输所致水肿,皆是用三焦痹滞,气停不行,来揭示上中下三位段内的脏器功能之间内在的关联。在一些疾病中如流感、变异冠状病毒感染、严重细菌性、病毒性肺炎中都可以出现上述的三焦之间的气机郁痹、功能停顿的变化为病情危重阶段。江西已故名医万友生先生诊治流行性出血热有两个观点:其一,病因为寒湿之毒,其性属阴,极易闭遏人体气机,闭于表而入肺则高热,也易于入里化火侵害血分导致血证。其二,三焦气机易痹窒失调,不同病程阶段分别产生三焦不同位段的气闭不行,产生不同病期的主症。故万老先生对流行性出血热的治法与国内多数地区主张清热解毒活血化瘀观点不同,是以宣畅三焦为主法,随不同病期辨证运用不同方药。

《温病条辨》上焦篇第四十三条:上焦湿温证,头痛恶寒,身重疼痛,面色淡黄,午后身热,苔白,脉弦细而濡,此外往往有胸闷不饥的中焦症。所以如此,由上焦闭遏清阳之道,影响了中焦的化运。第四十六条:上焦湿温以哕(呃)为主证,病机系上焦清阳被郁而致中焦气逆不下。这两条都是病机由上焦气机痹滞,引发了中焦的功能障碍。

肝硬化失代偿期尿少、腹臌(腹水)、甚至胸腔积液、食则腹胀为中焦气痹络瘀,气机不能出入,引发上、下焦气机失宣、失降。而重度肾功能衰竭,往往脘痞、腹胀、恶心呕吐、面肿、胸腔积液、四肢浮肿、尿少尿闭,呈一派三焦气机升降不行状态,这是由下焦而波及上中焦的例子。

所以三焦(气机)痹窒都是上下关联的病机变化。

(3)体表气闭:按《内经》的说法卫阳昼行于表,夜行于里,这种昼夜差别不能理解为体表在白天有气而夜则无气,这只是根据昼夜体表卫阳分配多寡与活动盛衰的一种时间节律。体表与任何其他部位一样,气都必须长流不息,体表气机流通障碍即体表气机闭滞,无论范围大小及特点差异都是涉及体表的疾病的一种病机。

外受六淫之害,在初期往往发生表气闭滞,尤以寒邪、湿邪容易产生这种病机。表气闭滞使皮表腠理的流汗和散热功能停顿,因而无汗、发热,由于体表卫阳失通、里气不续,可程度不同地出现恶寒(体表卫阳减少之故),其中寒邪犯表还有收缩经脉的病机,加重体表经脉气机输表不足,表阳较其他五淫所致疾病更少,恶寒更严重。而暑、热、火邪所致恶寒多短暂轻浅,因其对气机的影响中,激奋升动作用更强的缘故。表气闭滞除上述郁而不达的作用外,还有郁而生热的过程,故表气闭滞在疾病中所致发热一症,既有表郁散热障碍的方面,还有表阳郁而化热的一面。此外表气郁滞还常常牵连到肺气不宣,肺气内郁也会化热,如此表证的表里病机(表闭无汗、表阳郁热、肺气郁热)有机地统一起来,是外感表证发热的主要病机。刘河间所谓"阳气郁结,怫热内作"的论点应视为普遍的病机,但对于表证而言,郁结之机是表里并行的统一过程。刘河间较偏重于怫热内作则是片面的。但只重视邪闭表气,而看不到表阳郁热和肺郁化热的病机,仅予单纯的解表法,临床经验证明,其疗效不够稳定,对于重症尤其如此。

(4)毒壅气机:毒邪分内外六淫不同,较普通内外六淫的危害更强烈,主要反映在对气机的影响,既有促发亢劲的一面,也有壅结凝滞的一面。前者导致患体气机升降亢动太过,后者则有全身性和局部性郁滞两种情况。毒壅气机的全身表现为五脏经脉不通和体表气机郁闭,其中因毒壅表气郁闭者需与普通内外六淫之邪的气机壅闭区别。要点在于普通六淫如袭表导致表气郁闭,除表证和发热之外,里气和,其向里传变形势较缓,脉象通常无沉位或关尺部劲数、满坚等状态。内外毒邪壅闭表气除发热以及肺胃易发咳、呕等功能失调之外,多兼显著的里气不和,且传变迅速,病势严重。如初期常凛凛恶寒,头身疼痛如杖,毒邪内壅气机每致厥逆、昏眛等危急症候出现,或胸腹烦灼,闷满难以忍受。如内外气机俱闭则面青、唇黑、肌肤发斑、呼吸困难、神志昏迷、二便不行、脉势数促刚郁不宁。某些免疫异常、代谢异常疾病和恶性肿瘤,其脉亢盛、数急、刚劲之中兼沉、弦、郁之象。脉象亢盛、数急、刚劲为内毒气盛的表现,而沉、弦、郁则是内毒郁气的反映。脉象有这两种特征,病机必为内毒壅气。

毒邪犯表也常见局部之害,不论范围大小、程度轻重,均因局部气机壅滞,血热肉坏之故。表现为红色的斑丘疹、风团、水肿、疱疹、结节、脓疮、溃烂或体腔脏器内包块焮肿剧痛等等。免疫异常、细菌性病毒性感染、代谢异常(如痛风)及恶性肿瘤等疾病中。这些由内外毒邪引起的不同疾病,由于都存在毒壅气机这一层病机,故中医治疗毒壅气机各证的治疗大法,每每都采取在辨别病因、病位、病性的基础上,予以解毒和调气活血、疏通气机,方药常互通,除恶性肿瘤外,疗效多较好。

(5)颅、肩、颈气机壅闭:颅、肩、颈为气血丰盛之处,手足阴阳十二经及任督两脉均循经或终止于颅、肩、颈部。这些部位发生气机壅闭,导致的头昏、头胀、目胀、鼻塞、肩颈胀痛麻木都是临床常见的病症。至于脑窍闭钝而产生昏糊迷眛更是严重之症。这些病症有的因脏腑三焦的气机升降出入异常而起。譬如肝火上亢、肝阳上逆犯颅,为气机向颅升逆太过,继而产生颅络的气壅,从而有头昏胀甚至中风昏迷之证。中虚,清阳不升,气机向肺、头颅升散不足的后果之一,即颅络气弱而迟钝,形成变相的气郁,也有头昏之证。可以认为不论病证寒热、虚实,凡导致头昏、头痛、头胀、目胀、鼻塞、颈项肩膀强痛麻木活动障碍等症状,其中的病机必有气机壅滞这一环节,从而导致局部气机和经脉因不通而继发失充或壅聚。即使先有升降失调的气机活动,仍然有壅或闭的一面。故疏通气机为颅、颈、肩疾病施治常法,无论对于单纯的气机壅闭,还是参与气机升降失调之中的病机都是如此。

（6）胸痹气滞：胸为心肺所居，归上焦范围，也属上焦痹滞一种，其中之气为大气，实即心肺之气。肺气失宣失肃时胸闷气短之症即为肺之大气痹滞。因六淫所犯或痰瘀阻塞、气郁束缚、寒饮收凝，或气虚阳弱无力推运均可使心气痹滞，这是心气为病。心气痹滞必导致心脉瘀涩，则发生心悸，心前区闷痛、刺痛、剧痛，以及胸闷气短。按中医经络理论心手少阴之脉，起于心中，其主干和分支分别上挟咽喉，上肺出腋，循上肢屈面的内缘下行，抵小指之端。故心气痹滞的作痛，有时放射至左侧的咽、齿、颈、肩、腋和上肢。但经络理论无法解释心气痹滞之痛为什么不向右侧咽、齿、颈、肩、腋、上肢放射，因而不是充足的理由。

胸痹气滞由肺气失宣失肃所致者治当宣肃肺气，其法因病因和病机结构而异。如风寒闭肺宜麻黄汤、三拗汤类，肺热者麻杏石甘汤加味，等等。

属心气痹滞的胸痹气滞，也应根据病机论治，六淫所犯较多湿热，三仁、平胃类可用。痰瘀阻塞或用半夏、天南星、白附子、白芥子、莪术、丹参、三七，或用胃苓汤类。气郁束缚者四逆散、苏合香丸。寒饮收凝以乌头、天南星、白芥子、鹿角片及桂枝茯苓为法。心气不足需人参、黄芪补益，阳虚以桂枝附子温阳。但无论何种病因病机，都共有心气痹滞一环，故丹参、三七、郁金、莪术、桃仁及麝香救心丸、速效救心丸等在所必用。

（二）气机关系失调

1. 释义 脏腑之间、三焦之间、表里之间、局部与全身之间，以及人体与外环境之间，原本有序、适度的气机运动，不再保持彼此促进与抑制、升发与沉降、浮散与凝聚的平衡关系，以致气机运动当升不升、当降不降、当出不出、当入不入、过升过降、过出过入，升降反作及出入不能等异常变化，破坏了双边、多变和整体关系的协调，使脏腑和人体各器官功能发生异常，出现病证，此为气机关系失调。反过来，由于某种原因，使得机体的器官功能失常，则必然会引起一定的气机关系失调。

2. 病机特点

（1）病因作用：一切内外致病因素都可以导致气机关系失调，只是致病因素各具其性，如风性走扬、湿性凝滞、寒性收引、火性炎上以及怒则气上、喜则气缓、恐则气下、悲则气消、思则气结、惊则气乱等等，无不具性。从而对气机升降出入产生不同的作用。一般而言，阳性因素（风、火、热、毒、暴怒）所致气机关系失调，在表现上多呈动数亢张、外扬升泄的阳性特点，如身热、面赤、心烦、躁狂、头胀痛、血证、皮肤红肿、咳呛声亢气急频频不休、吐势汹涌、腹痛剧烈、腹泻急迫、肛门火灼、分泌物浓稠等等。而阴性因素（寒、湿、痰、悲、恐）所致气机关系失调，多表现为内缩、沉降、迟缓等阴性特点，如面苍、肤冷、畏寒、蜷缩、肢困头重、胸腹闷满、嗜睡等等。

但是在有些情况下某一种致病因素对气机关系的影响并不单一。阳性因素除了上述引起气机活动张动太过的一面外,也有物极必反的变化,即强烈的阳性因素还可以出现气机收束、沉降的变化,从而气动、气浮、气张与气降、气缩、气聚并存。如热厥,其病机即由于里热至极,而产生凝束力,使里气内闭,不能外达,故里热甚又兼见肢厥。阴性因素一般导致气机回缩、沉降的变化,但有时可兼以气机的反弹,在气沉、气降过程中出现气伸、气动。如寒湿之甚者,一方面使阳气内收、内沉、内束。有时在气机回缩、迟滞过程中,某些局部,如面颊、肢体的经脉因失气太过,继发失温失养性筋肉挛缩、强僵和动作,此即寒湿所致的肝风内动。说明致病因素对气机的影响既各具特点,但并不是千篇一律。

(2)气机关系失调的整体性:气机失调总是由因果导向形成的链式或网式结构。其中气机关系失调的链式结构是基础的结构,链式结构的气机关系失调必然是整体的病机变化,或者说整体性是气机关系失调的固有的属性。例如某一中年男,常在意识不清状况下发作妄动,日一发或数发,发则数小时,醒后生活如常,病程已11年,某医院精神科住院检查诊断为运动性精神分裂症。初予抗精神病药能减轻病情,后无作用。平时性格内向、暴躁,巅顶颅骨向上尖突如小角。脉象多表现为沉弦郁数,左寸或寸关郁满,两尺偏虚。据以上脉证分析:病机之本是肾精先天不足(两尺偏虚),不能充分上充脑髓,这是第一层位的病机。肾精不足则不涵肝气,肝气刚而失疏,日久必化火,故脉沉弦郁数;肾精不足又致脾胃失和,痰浊内生,这是第二层位病机。肝火升动,挟痰浊上扰颅脑,既乱脑神,又闭颅络,脉象上显示寸脉郁满。则颅脑在痰火冲激和痹阻的双重作用下,意识不清,妄作妄为,这是第三层位病机。这三层病机虚实错杂,气机激亢与痹阻交织,形成因果相连的多层次多因素病机结构。根据这个分析,予血肉有情之品和补肾之味填精,及疏肝、清火、平肝气、化痰通络为法,自2010年9月初诊以来,服中药一个半月症状即基本不发作。此后又加用麝香保心丸以加强通畅脑窍。调治一年后体况良好,仅在情绪不畅条件下偶然发呆、室内乱走,约数月、半年一现。遂间断服药至今,2014年随访,已一年多无发作。以上说明对于复杂病证和疑难病证,从整体的角度正确找出病机层链或网链,厘清其中结构关系,是正确诊治的关键。中医关于气机关系失调的理论和经验,因能反映整体性的病机结构和内在联系,是整体观最充分的实在体现。

(3)气机关系的复杂性:气机关系失调在疾病中既有简单的,也有复杂的。但更容易形成复杂的局面,原因也在于气机关系失调比较其他病机变化更经常以层链或网链结构形式出现,也容易发展为多因一果、一因多果和反馈式的因果关系。例如脾阳不足所致中气不升,除头昏面苍、四肢无力之外,还有水谷不化营卫,成为冷液聚于胃腑则脘痞,同时中气不升,使肝(胆)脾升举相协的关系失调,则肝气横逆,触动胃气,胃气在冷液和肝气双重刺激下,会上逆而呕吐清冷酸液,这一病机链中具有中气不升、浊饮停胃、肝气横逆和胃气上逆共三层气机关系失调。其中浊饮停胃和肝气横逆是胃气上逆的共同的病机原因,即形成二因一果的环节。

3. 人体气机变化对四时寒热应变不当 《素问·四气调神大论》:"故阴阳四时者,万物之始终也,死生之本也,逆之则灾害生……" 指出人体适从四时阴阳(寒热)之变的重要性。人体与四时寒热相逆有两种原因,第一是自身的脏腑器官功能失常,气机运动失调,无能力适应寒热变化。这是内源性的与四时变化相逆。第二是生活不当,在四时寒热变化中未能保护好身体,从而引发外源性的疾病,导致气机失调。外源性疾病即外感病,其中发生的气机关系失调不特列于人体与四时阴阳不相适的气机关系范围。以下讨论内源性的人体气机因四时而升降不当的变化。

(1)应变过度:主要表现为对环境的寒热变化升降张缩过度。如肝亢火旺之体,在春夏升发、张盛的自然阳气促动下,易于超越常人的升动,引发气火冲逆,产生咳呛、咯血、头昏、中风、发热、失眠、盗汗、自汗等病症。直至秋冬来临方逐步减轻。阳虚阴寒之体在秋冬寒冷渐盛、自然界阴气渐重时,体内阳性气机的活动受抑,导致气机不张不伸太过,出现畏冷、肢凉、神气不振、脾胃受纳运化减弱、尿频失约、大便溏泄等等病症出现。以上皆是气机随四时之变当升而过升、当降而过降的失调。

如某女,中年,2014 年 9 月 22 日初诊,先诊其脉,寸脉居中位、关部中下位、尺部居沉位,呈上坡式下沉上浮倾斜,脉象细弦郁数,寸脉脉气较关尺为大,整体脉气欠柔。询症状,目鼻干燥 4 年,好发 4~9 月,秋冬自缓,进食辛辣燥热食品可加重症状。患者脉象寸关尺均郁束亢激,脉气不柔,而且最沉细弦处在尺部,关脉次之,是肝郁化火之脉,而寸脉升至中位,脉气也较关尺大,系火升之象。患者春夏目鼻发干,其脉象系肝经郁火又受春夏天阳升泄,带动肝之郁火上炎之象,火炎于上,热灼津液,故有此证。主治之法即平肝清火、疏泄肝气佐以甘凉生津。

(2)应变迟钝:与应变过度相反,当春夏自然气机张动之节,人体的气机反应张动不足,以致脉象偏沉细,夏时天炎逼人,但仍畏凉怕冷、少汗尿长、精神易疲、动作易累。秋冬自然气机已趋肃降闭藏,但体内亢阳不宁,仍然表现出脉浮滑数亢有力,时时头昏失眠、心烦易怒、咳逆痰血、遗泄等气火冲逆症状。这是不随四时之变,当升不升,当降不降的失调。

如某中年女,口疮反复多年,好发春秋,平时乏力,心懒不思运动,虽时值盛暑,脉象沉细少力,以左脉和两尺为甚,但右寸稍带浮滑气。脉证说明元阳本虚,即使暑阳也不能提振其阳气,过虚之阳缺少自身的聚集力,易于升散,春秋气候冷暖多变,对人体气机活动有激发作用,则虚气失稳,升而发为口疮。这个病例的病机主要是虚阳升逆,识别要点在于盛夏之际脉乏生气,升动不足之中(左脉、两尺）又见虚阳上逆（右脉寸部）。

（3）不当应变的复杂性：机体气机与四时自然气机的升降不相适应有一定复杂性。譬如阳盛火旺、惯于气机升发的机体，在春夏季节，大多春稍缓而夏较重，但有的患者在春阳升发季节，其阳火的冲逆突然高涨，临床症状骤然加重，到了夏天，虽自然界已阳盛至极，因病体先经过了春季阳火耗气阶段，此时反而阳极转阴，症状较春季有所减轻。故不能一概而论阳火久重之体，由于春气温夏气炎，所以病症一定春缓夏重。这种机体到了秋季，虽自然界之气机已肃降，病症通常趋缓和，但因为秋季凉、温交替易变，体内气机可能受到鼓荡，其素旺的阳火，反而张动不宁，则头昏、失眠、血证、遗泄等问题较夏热时节更重。兼伴血压高者，在秋冬更替之时，血压波动升高也会加剧。如此，不可概言阳盛之体，逢秋凉必定比盛夏时节火动减轻，人体向安。

机体气机四时升降反常的复杂性与升降不当所产生的后续影响有一定关系。例如有的阳亢之体在春夏由于升泄太过，耗气伤阴，则到了秋冬就不一定按常规气机趋于平静，相反，由于气阴一伤，气机运动由于虚而失控，升泄上逆会加重，如此虽时至秋冬，其气机不潜反升（原有阳盛的实气加上气阴两伤的虚气，合而升散），反映在脉象上虚亢动数。有的阳虚气衰之体在严冬受阴肃之气束缚重伤，则阳气益虚，到了春夏虽有自然阳升气动的提携，仍不能振奋其人气机之动力，反映在脉象上不仅不浮不滑，反沉虚无力。人体面对四时寒热变化产生的不当气机运动，又发生了后续变化，使得情况变为复杂，究其本质，无非气机失调由于阴阳相制相济的规律产生了因果变化，增加了病机环节而已。

需注意，人体异常的气机活动，可在自然气机升降作用下，呈不典型表现，如阳衰之体在夏季未必见微脉，仅仅依据其脉沉脉细而少力度，就可以判断其人阳虚、气升乏力。因脉象沉细少力未随夏阳之升盛而升动，没有出现浮滑、浮洪之象。反之，阳旺之体，到了冬季，因其阳气升浮过旺，不随时令之寒肃而转变为沉脉，但也不一定仍然如春夏一样脉浮，而可能呈现中位脉弦而滑数之象，这也提示机体气机之亢与冬寒气机之束共同作用下，脉象变化趋两种脉动因素互结的特点。即既不浮也不沉，仅在中位以弦（寒束）和滑数（阳亢）结合为其表现，则寒冬季节中位脉弦滑数脉也提示素体阳旺亢升的病机因素的存在，这也是不当应变的复杂性之一。

4. 脏腑三焦表里气机升降出入失调　脏腑三焦表里之间的气机运动形式是升降出入。因此升降出入失调就成为这些人体脏器部位之间气机关系失调的主要形式，失调的类型总分升降出入不利、太过和反作三大类。

（1）升降不利：是气机郁室在升降方面的特殊表现。多因脏气虚弱或受寒、湿、痰、气、瘀、积、毒、燥的影响而致升降不利。六淫中的风、热、暑一般不易发生气机不利（强烈者例外）。

1）脾气不升:亦称中气不升。脾所升之气即中气,内含食物消化吸收所得的营养物质与支持全身功能活动的能量,前者又称营气,后者称清阳。中气先升至上焦,由心肺布运全身,此气不升,人体即感到头昏、乏力、气短、面苍、动则心悸及五官不用等一系列失气之状,此为脾气不升的本证。脾气不升往往因脾胃虚弱失运所致,故易伴见脘痞、纳呆、腹胀,食后诸症加重、大便溏稀不实、大便夹带不消化食物等脾失运化症状,此为脾气不升的主要兼证。脉象以虚软(濡、虚、弱)为主。如关脉或中位脉尤虚,或寸关尺三部的底气均不足,有助脾气不升的判断。用人参、黄芪、白术、茯苓、甘草等健脾益气,柴胡、防风、羌活、葛根、升麻等风药升举清阳,简称益气升阳,为脾气不升的不二治法。在此基础上随证变化可产生许多处方,(元)李杲(东垣)及其弟子罗天益等创制有关方剂可供参考。一般可在健脾益气中加当归、枸杞等补血之品以求相反相成之效。脾气不升由较重的脾气不足所致,也可以酌情加附子、干姜,系气阳同源,有显著的相济相成作用。

脾气是人体的后天资源,脾气不升对全身各器官和部分的影响广泛,严重或持久的脾气不升造成的后果将十分严重。脾气不升的续发性影响,常见如:

①气阳衰惫:心肾阳气及肺肝脏气均需要脾气也即中气的源源不断的补充滋生。所以在发生脾气不升病机的重度病证,尤其慢性病中,很容易续发气阳的衰惫。其中以心肾阳虚、肺气不足较多见。心肾之阳温振全身机能,所以,脾气不升所产生的心肾阳虚反映在温振乏力方面,除上述脾气不升的本证外,如兼见心悸、怔忡、面唇黯滞、鼻额或肢端清冷、脉象虚细、寸部尤细弱、舌淡暗为心阳不振的表现。若兼神疲思寐、畏寒、肢厥、少腹凉冷、腰腿酸软、阳痿、带下清稀、性事淡薄、小便清长、或尿失禁、大便完谷不化、脉微尺部尤甚,是肾阳虚的表现。致肺气不足者,兼有肺气无力宣肃症状,如咳嗽无力、语言疲累、气短、痰液虽稀但量少难咳,脉浮虚以寸为甚,是兼肺气虚的表现。

气阳衰惫的治法,在益气升阳的基础上,针对继发病机的部位和性质配合兼治,如心阳不振,辅以桂枝、干姜温振心阳;兼肾阳不足,以附子、干姜温肾壮阳为助;兼肺气不足,人参、黄芪配五味子、当归;等等。但临床病象多端,中药方剂丰富,根据不同偏性,温心、壮阳、益气之变法也很多。如肉苁蓉、杜仲、锁阳、菟丝子、巴戟天、鹿茸温肾而不燥,需避免燥化时,酌选数味配健脾益气也成益气升阳、温补肾阳之法。此外重症病例,大剂量人参、附子对心脾肾三脏气弱阳虚,气机无力,有通治之效。总之,前人之法可据,但多样不一,应当活用。

案例:许某,久咳不已,则三焦受之,一年来病,咳而气急,脉得虚数,不是外寒束肺,内热迫肺喘急矣。盖羸弱无以自立、短气少气,皆气机不相接续。既言虚症,虚则补其母,黄芪建中汤。(《临证指南医案·咳嗽》)

按:此例由脾弱中虚、清阳不升,不能滋养肺气所致咳喘短气少气,故叶桂主以黄芪建中汤为治本之治。

②肝气失调:脾气之升需要肝气之疏协助。但脾气不升,肝气会强化而升泄太过,表现为脾气不升诸症外,兼见胸胁闷胀,肠鸣辘辘,泛酸,嘈杂等症。久病之体,尤其儿童易寐中惊叫啼哭、抽搐而乏力。其治法建中益气升阳之外,尚须平肝调气。如柴芍六君子汤加蝉蜕、钩藤、僵蚕、蜈蚣、全蝎。过去习用羚羊角,羚羊为国家保护动物,不提倡使用羚羊角,可试以较大剂量水牛角代替。

③阳明肠胃通降失调:脾胃肠一体,共司人体水谷消化和糟粕的排泄。脾气不升的基础总有脾气虚弱无力。则水谷运化不健,所以脾虚而致脾气不升和阳明通降失调是两个容易共生的结果。脾气不升本身又导致水谷不化营血清阳,反成积滞或浊液,直接引起阳明通降失调。所以比较容易在脾气不升症状同时出现脘腹胀满、噫气、腹痛、腹泻、纳呆、食而经久不化。其脉象在虚弱无力之中,会有关尺的中位或沉位脉兼现郁满。

④化生郁火:脾气不升诸本证为一派虚而不升之象,但也常兼见失眠、口疮、痤疮、龈血等火证。脾气不升化火的机制正如《素问·调经论》所述:"有所劳倦,形气衰少,谷气不盛,上焦不行,下脘不通,胃气热,热气熏胸中,故内热。"脾气不升使上、中焦气机升降郁窒,中焦之气聚而为火。文中"胃气热"并非人体有天然存在的致病胃火,而是在"水谷不盛"(中气虚)和上焦下脘不通利的条件下产生的胃火。李杲(东垣)《脾胃论》等著作中有脾胃之病可发阴火之说,书中将脾胃谷气、元气、阳气与阴火作为两种对立因素论述,阴火与谷气、元气、阳气的关系不清晰,阴火的概念也不明确,引起后人争论不休。其实李杲(东垣)所论谷气、元气、阳气是从生理而言,阴火是从病理而言,前者为中气在生发滋养人身时的名称,后者在病理条件下产生病害时的名称,"阴火"即"内生之火",由中气不升,郁而成火。人体内生阴火有很多种,这只是内生阴火的一种。脾气不升、阴火内生所产生的症状,一为脾气不升诸症(详上)。二为阴火内热内焚、上炎、外发诸症,如发热、烧心、口疮、痤疮、口鼻衄血、皮肤紫癜、红斑、丘疹脓疱、手足掌心烧灼、肌肤不定位红灼、关节红肿等等。种种火热之象十分繁多,但其脉总有寸部浮虚、虚滑或浮虚数或气团上突、其质虚软,而关尺沉弱不耐重压和久压,或寸关尺三部浮、滑、数,但中沉位脉气弱。

⑤蓄湿挟风:脾气不升,脾运必滞,痰湿因而化生,因肝脾关系密切,脾湿与肝风结合后,为内生风湿,此种内邪在气机活动上不再呆滞内脏,而可以流注于体表肢节,引发关节、筋肉的痹痛、僵硬、肿胀。痹证在现代医学中多属于变态反应性疾病,是内源病变为主的多种病证,凡证见中气失升和痹证综合之象,应考虑因中气不升所致风湿痹证。这种痹证其脉象虚濡、少底气,即使三部九候某一处或多处局部有滑、满、弦等实象,仍应当重用益气升清方药,并与兼证之治配合,服用日久,病症缓解有望。

⑥水湿失运：脾主运化，中气不升则脾运不健，水湿不化津液，滞而为饮、为水。表现为浮肿、胸水、腹水、咳痰量多，脉象同上。治法应当大剂益气和适量升清风药及渗运水湿痰饮之剂。《金匮要略》治痰饮主以温法，好用桂枝，桂枝为温建中气、辛升清阳两兼之味。

⑦气机下陷：中气不升可向下沉陷，作用于胃肠则降泄太过，发生泄泻。作用于胞宫，经血失摄，则月经先期、过多、崩漏。又有尿频带下清稀等症。无论何症，皆有中气不升诸脉证，治法也以益气升提为主法，但需适当调气以散沉陷之气。

2）肝气失疏：是狭义气机郁窒常见的一种，习称"肝郁""肝气"。（清）王旭高认为："肝气、肝风、肝火三者同出异名。其中侮脾乘胃，冲心犯肺，挟寒挟痰，本虚标实，种种不同，故肝病最杂而治法最广"（《西溪书屋夜话录》）。反映王氏对肝病的重视和深入。确实肝病本脏之实的病机不外气、风、火三种，而以肝气失疏为本源，肝火、肝风皆为肝气之变。

肝气失疏多表现在肝位和肝足厥阴经所循布的部位，如少腹、胸胁、头颈、耳目等处气机郁束（临诊思考不必受此部位局限），痛、胀、闷是主要症状。脉象也呈弦、细、郁、涩等脉气郁束不扬之象，舌质多红中带暗滞气。

但肝气失疏影响脾胃心肺气机和功能失常甚易，实际上各脏各腑、脑窍、五官、前后二阴、肢节筋肉皆可受累，又挟寒、挟痰、挟瘀及本虚标实各种因素，兼挟多样，所以往往肝气失疏之变所引起的病症，除了上述主证外，还会有很多兼夹证。肝气失疏的后续变化如：

①侮脾乘胃，中焦升降紊乱：肝气失疏，脾升失助，胃降失导，则脾胃对中焦气机的升降调节失当，引起纳谷、消化吸收营养的功能障碍，因而胸胁胀痛，脉弦之外，患者不思饮食，食则胃脘痞满，久久不消，吞酸、嗳气、呃逆，腹胀腹痛，肠鸣，大便干稀不调，甚至肠梗阻发生，称为肝脾不和、肝胃不和。实即因肝气失疏，导致脾胃功能失常，中气升降失调。肝脾不和即肝气失疏引起以脾脏不运为主的转归，肝胃不和指肝气失疏引发了胃失通降为主的变化，两种转归也常兼合。《金匮要略》有"见肝之病，知肝传脾"之言。说明早在汉代张机即已认识到肝病传脾的易见性。临床体验证明，肝气失疏时，无论是否出现脾胃功能失常，疏泄肝气的同时健脾、醒胃、和胃之法应当配合，疗效比单一疏泄肝气要好。

②化火化风：肝气性刚属阳，郁滞不散则易聚而为火、为亢阳。火势必上炎外窜，亢阳易化风升逆，两者都能出现头昏胀痛、兴奋、失眠、血压升高、血证等症状，脉象多呈弦劲亢数，为气机郁束（弦劲）和强劲张动（劲亢数）的结合，由此可知，肝火肝阳皆以肝郁为前提和合成因素。肝火之证有烦躁易怒、声高言重、面红目赤、癫狂胡语、胸胁烦灼，肝火犯肺则咳呛，犯心则心脘灼痛，犯血有血证，炎于体表则皮肤肢体红肿热痛、水疱、溃疡等等，总之精神亢进、局部热、赤、炎、出

血症状,在夜半或情绪激动后症状加重,有利肝火的确定。肝风之状:头昏胀、头重足轻、步履不稳、目糊、耳鸣、头面肢体麻木或疼拘不舒,甚至突发昏厥不省人事,四肢瘫痪,语謇失声。以风动、脑窍失清为特征。

③闭塞诸窍:人体窍道如脑窍、五官、男子精窍、女子胞宫等都需要在肝气疏泄条件下维持正常功能。肝气失疏可以导致脑窍闭塞而迷糊、昏昧,五官失用则失听、目糊、嗅钝、食不知味,以及男子房事不能、女子月经紊乱、不孕。

④气不达表:强烈的精神刺激,如极度愤怒、惊恐,有脉伏、目呆、神痴、肢厥、脸色铁青或苍白等症状,皆由肝气失疏太甚,气闭于内而不达于表所致。气郁于内而不达于表,在感染性疾病的里热证也存在,如《伤寒论》之热厥证和四逆散证。但这两种里气不达于表的病机属于广义气机郁塞的病机范围(详前)。

⑤瘀血行、滞水运:气、血、津液密切相关,血、津之运行全靠气的运推,故肝气失疏也很容易发生血瘀及痰凝水停的变化,可以说凡有瘀、痰、停饮的病变,其中病机必有气机郁滞,而气机郁滞种类肝气不疏较常见。这个作用与气不达表结合起来,又可出现肌肤甲错、爪枯、肢痿等变化。肝气郁阻、血水瘀积较重者,腹大如鼓、腹部青筋密布、面黄、肌瘦、二便不利、苔腻厚浊、舌色瘀晦、脉象弦数、脉气刚急不宁,为难治之证。

⑥心肺络瘀、大气不转:在急性重症咳喘,或某些久咳之疾,以及冠心病、心绞痛,胸部外伤等病症中,有时因肝气不疏,促发了心肺或胸部的脉络痹阻,胸中大气不转,其状胸满、喘累、唇暗、舌色滞,其脉弦或细郁或郁涩或结代,总之是不扬不畅之象。如病症在情绪因素出现时加重(诱发),或兼胸胁沉闷不爽,有利于此种病机的判断。成年女性常见一种胸肋软骨炎,病变的软骨肿痛不红,多有范围不一的胸闷、胸痛,心肺检查均正常,病程较长,转归良性,可自愈。多由气郁致络瘀、大气不转所致,中医辨治疗效显著。

肝气失疏的引发原因很多,因寒犯肝脉而出现的寒性肝气失疏较少见。但不绝见,脉证特征是寒性的筋肉、经脉、阴器收引,表现为拘痛、冷痛、强直、痉搐、口鼻或肢端或阴器或少腹或其他局部凉冷,脉象呈沉细、伏、弦之类阴脉,予暖肝通散治疗通常可收到速效。

3) 肺失宣肃:肺气上宣下肃则胸中大气转动,使清阳通散,营气得运,上下气机交通。但肺气宣肃需借气道与肺络通行,当内外六淫犯肺、肺气肺阳自虚、中气失升、肝气失疏以及肾气失纳等内外虚实病因病机作用下,胸中气道与脉络极易弊塞不通或无力宣肃。则肺失宣肃因而发生。其中由内外六淫及气、痰、积、毒等内生致病因素引发的较多见。一般而言,肺气失宣致咳,失肃则致喘和胸闷息短。但往往不宣之中多兼不肃,不肃也易与不宣并见。肺气不宣重于不肃的病机变化多见于表证咳逆,临床所见除表证之外,多数脉象在浮位,少数在中沉位,或单侧、双侧的寸脉上呈现浮弦、浮滑、弦细、郁滑、郁数之类显示邪聚膜理、肺气痹聚失宣的特征,肺气失肃与失宣并见或失肃偏重的病机见于咳喘表里证或里证,脉象表现较为繁杂。总以表里或里的气机活动失常为特征。治疗上肺气失宣宜宣肺,失肃宜肃肺,兼有者视侧重点而宣肃并举。前人对有关药味按经验做过分类。如麻黄、桔梗、前胡、蝉蜕、牛蒡子、薄荷、荆芥、防风等为宣肺药,桑白皮、杏仁、厚朴、紫苏子、枳壳、半夏、白前、款冬花、葶苈子等为肃肺药。辨证时肺气失宣失肃孰轻孰重,首重脉诊分析,常可据脉得到要点,但不忘四诊合参。宣肺肃肺综合运用机会较多,因综合运用的效果优于单一运用。

肺失宣肃常兼痰气互阻:肺失宣肃之本质是肺气自郁于肺脏,而肺中之气与水液关系密切,气郁气滞往往使水液转化不畅而为痰为饮。况且肺脾共为后天之源,上下升降相因。肺居上焦,其气郁而不宣不肃,继发、伴发脾胃中焦失运者也多见,则生痰、蓄饮上逆肺络。一般而言,外感病之寒证、内伤病之气虚阳亏之证,肺失宣肃时产生水饮蓄肺或水饮上逆于肺、其痰液清稀量多易咯,喉中水声辘辘。少数气阳不足之证因气不化液和气升乏力,则痰液虽稀而量少,难咯但不黄,脉象有虚气可辨。外感病之热证,内伤病之郁热、郁火、痰热,因火热之邪炼津,形成稠痰、黄痰,其气多滞,痰出不畅。故成痰咳之证,除消除病因、补益不足的治法外,痰气两个环节也不可疏忽。饮证当遵《金匮要略》"病痰饮当以温药和之"之旨。温化收气为法。痰证一般宜化痰通气疏开肺络之郁。具体之法随虚实病机和六淫性质而变,故历来文献中治咳之法最繁。

肺失宣肃的后续病机:

①肺气心阳同衰:心肺同居上焦,肺气心阳为胸中大气之源。肺无邪居,气道通畅,肺络通利,则与心血营运,心阳炎振互助互为,胸中大气充盛而上下升降宣行。如果邪居上焦,脉络不清而失畅,则肺气失其宣肃之机,病重或日久可因肺气久弊而致虚,并拖累心阳疲惫,形成心肺同病,胸中大气不转,心脉失营瘀阻。其病机环节由病邪、肺失宣肃、心肺脉络不畅和心阳肺气两虚为4个要点。这种病证在慢性阻塞性肺部疾病中较多见,也见于急性重症肺病。其状咳喘、心累、心悸、或发则累悸加重。体力活动能力不同程度受限,下肢浮肿、面浮、唇甲舌瘀暗,指端膨大如杵,苔腻,脉弦坚虚数或沉微涩数或结代。慢性病中一般先有多年咳喘史。急性病多因六淫犯肺,或因肺累及心气,或六淫之邪由肺进而犯心,继发心阳不振,心气运动紊乱。症状以心悸、心累、胸闷、心律不齐等为主。脉象弦、滑、数中兼濡、虚、弱、涩、结代。总之表现为热、湿、寒之邪与心肺瘀闭、肺失宣肃、心脉失营,心肺气虚的并见症状。如果在急性病过程,先见肺失宣肃,消失后再出现心病,则此种心气心阳不振和心脉瘀阻虽是肺病的继发证,但在病机上已无肺失宣肃之机。

因肺失宣肃导致的心肺气(阳)不振,上述的病邪、心肺络瘀及肺失宣肃都是施治中应考虑的要点。一般而言,心肺同病,重在肺者以祛邪治肺为主,心病重者以祛邪通络护心为重,多数时候应心肺并治。

如庞姓男,高年(86 岁),患慢性阻塞性肺部疾病 40 余年,演变为复杂性肺部感染(真菌、多种细菌或病毒),复合性肺部病变(慢性支气管炎、支气管扩张、肺气肿、肺大泡形成、吸入性肺炎)和肺心病已 10 余年。因治疗日久,痰菌试验几乎对现有抗生素均耐药。喘累、痰多、发热、不能起床、浮肿等常发生。年年大部分时间住院,但症状控制一年不如一年。近三年改由笔者中药辨证施治。分析病状:

三年来一方面咳喘,痰多,喉痰自涌,痰黏白或黄稠,多次引发吸入性肺炎。另一方面体衰,不能步行,常端坐都不能坚持,下肢浮肿,为风、痰、热犯肺,肺络不畅,肺气失宣失肃,病久肺虚波及心阳,肺气心阳两衰,上焦大气无力运转之证。所治之法大剂补肺气、益心阳与疏风清热化痰、宣通胸络合方,有时也考虑心肺与肾的关系,配合补肾纳气之人参、蛤蚧、五味子等,总之心肺兼顾、上下并治。体况有比较明显的改善,3 年来已很少急诊住院,说明心肺同治对此例重症尚有效。

②脾胃升降不能:肺失宣肃,严重或日久者,大气不行,脾胃缺少肺中清气,则无力升降。故肺部病证,有时除咳喘发热等症状外,会伴发胸脘痞满,纳呆不思饮食,恶心呕吐,大便不畅,甚至秘结。是上病传中、气机运动相关之故。治疗多采取上下兼顾,肺脾(胃)同治,则患者症状改善全面。肺结核等病,建中和胃对于提高正气抗邪之力很有意义。而肺炎类疾病,如继发胃气失降,大肠腑结不行,则通腑成否对缓解肺部炎症也是重要的一着。总之上病传中之证,因病证不同,及上、中焦孰重孰轻,则治法设计不可机械规定、千篇一律。

③水道不调:膀胱州都之官,调通水道为其职,但水道得通得调,以三焦气机升降为条件。其中肺为水之上源,上焦肺气失宣失肃,则水道不调为肿、为满、为小便癃闭,是水液内聚病证的一种病机,而肺失宣肃,总不外内外六淫犯肺或肺气虚弱无力所致。前者六淫犯肺所见病症,肿满癃闭之外咳喘胸闷,寸脉或浮位脉显示浮、滑、弦、数、满、郁等上焦邪盛气壅之象。肺虚无力病状,肿满癃闭又兼咳而气短言累、劳则心悸、胸闷呼吸浅短,寸脉或浮位脉呈虚性的浮、滑、弦、数,或虚细,或中、沉位乏力少底气。若头面浮肿、咽喉痹痛、鼻息不利、脉浮或寸脉浮,《金匮要略》称之为风水,系风邪犯肺、气痹失宣所致,分风寒、风热或风湿三种。风寒者脉浮弦,风热者脉浮滑数,风湿者脉浮滑缓或浮滑满,分别治以辛温、辛凉或辛苦化湿开降及宣肃肺气、淡渗利水综合之法。流行性出血热和其他病毒性疾病或药毒,发生少尿、癃闭甚至浮肿而伴见胸闷喘息之症。可能是肺气失宣失肃,也可能是水饮壅肺、继发肺失宣肃,都应注重宣肃肺气。麻黄汤、葛根汤、麻黄连翘赤小豆汤及浮萍、蝉蜕、荆芥、防风之类皆属常用之剂,配伍精当,剂量有力,有时可收到不同程度的疗效。

④肝气不平：在五行关系上，古称肺金克木，即肺对肝的气机活动具有制约作用，如肺气失宣失肃而不制肝木，肝气因肺气郁窒而失上下疏泄，则肝气横逆。形成肺、肝、脾胃气机同病。不论五行之说是否正确，肺气失宣失肃时，确有咳逆之外兼胸胁闷胀作痛、胃脘胀痞绞痛等症状，治疗上宜宣肃肺气（如紫苏子、浙贝母、枇杷叶、桑白皮、苦杏仁、桔梗等味）与疏肝调气并进。其二，肝气失制，因郁而亢，上逆肺络，当咳呛以清肺治疗无效时，应想到肺阴自虚，不制肝气，肝气则张盛为火，上炎肺络致咳，其脉弦数或弦细数，脉气不柔。（清）王旭高《西溪书屋夜话录》中列清金制木一法，药味如北沙参、麦门冬、石斛、枇杷叶、天门冬、玉竹、石决明，名清金制木法，实为清润肺津、平降肝逆之法，适用于肺阴自虚不制肝木之咳。如加款冬花、乌梅、海蛤壳、黄芩、桔梗、川贝效果会更好。

⑤肺病及肾，肾不纳气：生理上肾居下而纳肺气下肃。病理上的过程，则较多先由长期咳喘，胸中大气不转，肺失宣肃，导致肾气下虚，然后出现呼吸浅短，吸而不足用，咳喘，动辄悸累，步履软乏等肾不纳气症状。是典型的上病及下，肺病传肾的病变过程。实践证明，此证肺肾同治、标本兼顾，比单一的补肾纳气或补肺宣肃肺气要好。补肾如人参、蛤蚧、紫河车、熟地黄、锁阳、五味子等，治肺如黄芪、人参、当归、莪术、苦杏仁、紫苏子、厚朴、葶苈子、贝母、半夏等清化、温化痰饮药。

4）心肾失炎：心为阳脏主血脉，肾为元阳所居，主人身之先天。两脏都由少阴经所系，一上一下。《素问·热病论》和《伤寒论》少阴篇中的少阴，皆对应心肾两脏。心火肾阳上下温振全身气机，提供全身各种功能的活力，其性升发，故在气机上为温升之气。因六淫、痰、瘀、劳伤、强烈情志刺激等原因，心火肾阳受折，则体内缺少温炎振发之气，甚至亡阳，表现为畏寒、肢厥、面苍、唇甲发绀、皮肤花驳、精神疲惫、体力不支，脉象沉微、细弱。偏于心阳失炎的有心悸、心律不齐、胸闷气短、尿短而下肢浮肿等症状，偏于肾阳失炎则腰膝酸软、小便清长或失约、浮肿广泛。还有阴虚日久，难涵其阳，最终阴虚及阳，发展为阴阳两虚。其气机活动，一方面阴虚不能制阳，有一定形式的阳气亢动，另一方面心肾之阳虚弱不振，气机乏力。所以气机运动呈亢与不振结合的状态，在脉象上表现为沉细而数，或沉细而在关尺某一部或中位、沉位的某一层显现滑、小满、或弦而虚缺少底力。

心肾失炎之治，共通之法：急则温阳益气救逆，以挽留生命为目的。缓则根据病机链综合施治，以治病求本、消除病根为努力方向。

庞某，与上例是同一患者，2014年8月邀笔者及学生陈中沛医师复诊，病状自2014年5月始病情加重，在某院住院治疗，病情日趋严重，近3月移入ICU室，心肺功能血压全靠仪器和药物维持。仍四肢、胸腹重度水肿，腹水隆膨，胸腔积液，奄奄一息，为一派心肾阳气衰败的危重之证。但予壮阳之剂鼻饲内服，即刻下泄稀水,系脾阳同败,不受药之征。商议之后即改参附注射液 160ml(20ml×8 支),从静脉药泵昼夜均匀补入,共 7 天(其中停用 1 天),症状显减。再按常规治疗 3 月出院,患者又一次转危为安。此例说明虽同是肺部疾病原发和肺心并病,但这一次的病机急在心脾肾三阳衰惫,是生命是否持续的关键。大剂参附注射液回阳振气使全身气机转起来,对缓解危状发挥了重要作用。

5) 胃气失降:这里"胃"气包括肠气在内,是广义的。导致胃气通降失常的因素很多,如内外六淫所犯、或肝郁气滞、积滞中阻、痰湿阻气等原因抑制了胃肠的气机通降。也可由于上下层位的病机继发胃失通降。如肺失宣肃、上焦不通、中气乏力、肾阳不足、肺虚气不下肃、心虚阳弱营血失运等等。其中,脏气虚弱,气机运动不能及于胃肠,是使胃肠之气运转失常的多见因素。胃失通降一般视为实的病机,由实邪引起的为因实致实,因其他脏气虚弱而起的,为因虚致实。

胃失通降最常见的表现是脘腹痞满、胀痛,甚至大便不畅秘结。重症见于肠梗阻,由肿瘤、寄生虫、异物占位压迫,肠道套叠绞转、炎性梗阻、胃肠功能麻痹等等引发,如不及时消除,可危及生命。

胃失通降通过气机关联会波及其他部位和脏器的功能与气机运动失常。波及三焦则胸闷咳喘,因胃失通降则肺胃同郁,则肺失宣肃。波及心神则心烦失眠,《内经》说:"胃不和则卧不安",其机制是胃失通降,气郁而上逆扰心。胃失通降本是一种气机痹窒,气痹则郁聚必然成火,有发热、出血之虞。在感染性热病中,因里热较甚而使大肠内容物燥化,变为燥屎,是病重的表现,易于发生过高热和昏厥出血发狂之变。机制是无形里热与有形燥屎所成之郁,两郁迭加,其火较单一无形气热更烈。这种郁火亢张不断则高热不息,上逆犯心害脑则狂躁、昏迷,火动血脉则血证,气闭不出则肢厥。若不及时通泻燥屎,使强烈的里郁之火一泻而出,气机得以通降,可发展为全身气机停顿、耗气伤阴的危败局面。

胃失通降对肝胆疏泄升发不利。两者病机可互为因果,就肝胆之病而言,保持胃肠通降,是重要的保肝胆的措施。

胃气是否通降与肾和膀胱也有关联。大肠燥热、胃气不降则水走膀胱,大便难而小便利。通过泻热通便降气,胃气不再失降自然水津调入大肠。在肾病的水津气化与气机运行皆迟钝的情况下,如兼胃失通降,则肾之浊气浊液更甚而不能运化,故适当通降胃气有缓和肾中病变的效果。

6) 上下气机不续:上焦胸中大气借肺气下肃而达下焦,为后天之气补充肾中元阳的一个方面。肾中元阳除对全身气机温振之外,还有吸纳肺和胸中大气,使之下行,完成吸取自然界清阳的功能。这是人体肺、肾、上下焦之间的气机接续协调的关系。人的呼吸功能必须依靠上下的气机接续才能完成气的吸肃。当肺气失宣失肃,日久后肺所供清阳不足对肾中元阳补充不够,或肾阴日虚,阴不涵阳,这两种病机均有可能导致肾阳因虚而无力纳气,则称为上下气机不续,也称肾不纳气。表现为喘急不能平卧,呼吸浅短,面白,肢凉,肤甲淡绀,耳鸣,下肢软乏不能任力,脉象沉位和尺部必甚虚。

肺病及肾,导致肾虚不纳气为上病及下型上下气机不续。肾阴太虚继发肾阴阳两虚,继而肾不纳气是下病及上型气机不续。

上下气机不续也见于上中焦之间,即上焦之虚,使大气不转肃于中焦,引起中焦气运因缺呼吸大气而乏力。或中焦脾胃太虚,中气不升,不能濡养心肺之气,则心肺之气的宣发和温炎能力下降,证候特点都必共有上焦、中焦气虚无力运行的特征。如胸闷气短、心悸、语言累乏、咳而无力、痰液稀少为上焦气虚状。四肢乏力、头昏、易疲、纳呆食少、大便稀溏等为中焦气虚之状。脉象必寸关或中位之虚较突出,究竟是上病及中抑或中病及上,依据病变过程上、中焦症状出现的先后而定,但这并不重要,重要的是应分析上、中焦气机不振孰轻孰重,据此判断,才能确定重点治上,或治中为主。

(2)升降太过:升降太过为气机运动太过在升降方面的表现,升降虽方向不一,但气动相同,故有时可升降合看。升降太过由风、火、热及阴虚、情志过极发生的虚火、气火为常见原因。且以气机过升上逆者多,故常见到身半以上症状,如《素问·脉解》:"诸阳气浮,无所依从,故呕咳上气喘也","阳气万物,盛上而跃,故耳鸣也"。但气火下迫,风火外窜的病证也存在。表现为肝、胃、膀胱的气机降迫太甚,或作用于肢体、经络而呈张动诸症。如腹部或腰腹部胀痛、二阴出血、月经过多、崩漏、皮下出血、肌肤骤然红肿疼痛及痉挛等。升降太过的病机通常不单纯出现,而与气机郁窒互成因果关系。在病机分析中这是重要的观点。

1)肝气(风火)激发:前述肝气、肝风、肝火同出异名,三者以肝气为本,肝风、肝火不过是肝气激动的两种表现。肝气升降不调先属郁滞性质,在郁滞的基础发生气动亢激,为肝气、肝风、肝火激发的共同病机。故肝气郁滞(肝气失疏)与肝之气、火、风激发是有区别的。

①肝气郁逆:文献所称的肝气横逆,其义蕴偏窄。因肝气郁逆有上逆、横逆和下逆不同。均伴有肝气郁滞,系郁、动并发病机。肝气上逆致头目昏胀、耳鸣、耳聋、面色暗滞。横逆致两胁和腹部气胀、肠鸣、攻窜作痛或腹部胀痛、气动及腰则伴腰痛,噫气、矢气后会减轻症状,情绪平复愉悦时不发或轻发。肝气下逆则少腹、腹股沟、精索、睾丸痛胀或女子痛经,如肝气外攻筋肌,是肝风内动的原因之一。

②肝风内动:肝主筋,气动于筋则为痉挛蠕动,气动于头目则眩昏、目糊、耳鸣、身躯摇晃,气动于肌肤则为麻木、蚁行感或热流、冷流样异常感觉。这些病症称为肝风。肝风内动成因有风阳上亢、热极生风和阴(血)虚动风三种。

风阳上亢:即肝阳上亢,是内伤肝郁气(阳)亢的常见结果,可以说是肝气病机的常性。产生风阳上亢的病机过程,多先肝郁气亢,然后肝之阳气高亢上逆于头颅,称之为风阳上亢,由于风阳之性张扬,易挟痰血上逆,壅阻颅络,最终形成风阳、痰血并聚于头颅的病机。《素问·生气通天论》:"阳气者,大怒则形气绝,血菀(郁)于上,使人薄厥"。《素问·调经论》:"血之与气,并走于上,则为大厥"。这两段论述都说明不省人事与血气上聚壅塞有关。风阳上亢症状有头重而昏,眩晕如坐舟车,步履不稳,如踩棉絮,头面肢体麻木,及蚁行、热流、冷流等异感,耳鸣,耳聋。严重者突然中风昏迷、口眼㖞斜、肢体瘫痪、舌强语謇。风阳上亢因肝郁气亢所致的为上下俱实,其脉象弦滑、劲亢而以关尺的沉位脉尤其明显,重压不绝,寸脉则浮突气盛,有时出现寸部气团,质地郁满或小坚。这种脉象反映肝郁气亢于下,而风阳亢逆于上。还有风阳上亢因肝肾阴液下虚,肝阳不受其制,因而升腾亢逆于上,表现为夜间潮热,口干夜甚,舌红或绛而苔薄少,脉象尺部沉细弦数,显示下元阴液之亏而阳气失制,寸关脉则气亢,系风阳上行之故。这种病机为下虚上实。但无论上下俱实或下虚上实,其上必实,是风阳上亢的气机运动过盛过升的必然结果。

风阳上亢与肝气郁逆于上,在症状上有较多相似,而且两者病机都有气机下郁和上逆的性质,故两者脉象都常见弦或弦细或沉郁脉,尺部或关尺在沉位,中沉位必弦。但两者区别在于,风阳上亢除肝气下郁之外,具上部浮亢、摇动、上壅的风性阳盛的特点。肝气郁逆于上则表现为上下皆郁,系肝气下郁引发了上郁,病状显示气机郁束的特点。两者脉象,风阳上亢,弦郁而亢劲,脉气具浮盛之势,如脉气亢盛,寸部显气团等等,脉气郁逆于上以寸关尺脉气郁束,脉气不扬为特征,故呈弦郁、弦细、脉气偏刚而无浮亢之性。在治法上,风阳上亢以镇降下潜肝阳为主法,兼以疏肝畅络为辅,如夏枯草、野菊花、黄芩、黄连、黄柏、生石决明、水牛角、代赭石、钩藤、天麻等等。肝气郁逆于上则以疏通上下气机为主法,平降肝气为辅,如柴胡、白芍、郁金、白蒺藜、枳壳、川芎、白菊花、青皮、陈皮、香附子、川楝子、钩藤、蔓荆子、天麻等等。

热极生风:外感六淫形成气分热炽,即肺胃热盛或阳明热结,在火热盛极时很容易激发肝气动逆,上攻心脑则昏迷,外窜筋肉则两目上吊、口噤、肢搐,总以昏痉为主。小儿较成年人更容易发生热极生风。当热极扰动肝风之时,因热灼津液为痰,故火热、肝气(风)、痰浊往往为热极生风相互关联的三个环节。有的病例在气分热炽中,肺、胃、肠津液灼伤,有加重热极生风的作用。热病热入营血,高热不退,不仅极易昏厥,而且其热激动肝气,又耗伤营阴,血稠滞络,使肝阴不养筋,产生痉搐,此种痉搐有热盛动风和阴不濡筋两种机制。一般而言,热极生风之治,重在除热,热不除,则风不止,息风各法虽属必要,但不作为主法,而且临床应以防范为先,阻断热极生风重险之机产生。

阴虚动风:外感热病重证之末期,其热虽不甚,但已重伤肝肾之阴。内伤病中消耗性疾病,也有久耗阴血的可能。又内伤病脾虚失运,营血不生,可使肝中藏血不足。以上诸种情况都会发生筋肉失濡失养,从而筋拘肉膶。因其筋肉拘动因虚而起,动作不烈故称虚风内动。肝肾阴虚或久耗阴血必定分别存在热病,或久病消耗的过程,病证特点为舌质光红光绛、肌肤干热、消瘦、齿干舌燥、目糊、耳聋、脉象细弦、虚弦,但刚坚不柔。治应滋填肝肾之阴,如三甲复脉、阿胶鸡子黄汤类。脾虚失运致肝风内动者,必存在脾虚失运、营血不生的症状,如脘痞、腹胀、泄泻频发、纳呆、乏力、气短、消瘦、口干、掌心和肌肤腹部热、目糊、舌淡、脉细弱缺少神气,且数而偏弦急,治法重在健脾益气、柔肝养血,如柴芍六君、理中之类。但阴虚能动风还存在阴不制阳、肝气亢动的因素,所以凡治阴虚动风不免结合镇肝平肝息风的药味,如钩藤、天麻、蝉蜕、僵蚕、地龙、羚羊角(水牛角)、桑叶、白菊等等。

③肝火逆迫:肝气郁亢易于化火,气火上炎则头目胀痛、眩晕、面红目赤、咽干、吐血、衄血,往往心绪急躁易怒,心烦潮热。肝火迫肺则引起呛咳、夜咳、胸廓震痛、甚至咯血。横攻脘腹两胁则胀痛,嘈灼甚至呕血,肝火下迫可产生肠出血,妇女月经过多、崩漏、带下黄稠有血、小便涩痛尿血。肝火与肝气肝阳的区别在于证候不仅具阳动特征,而且易见到局部红赤、血证和燥化灼津性质的症状。脉象必弦数、劲数、气刚失柔。其治法清疏肝气第一,如青黛、栀子、黄芩、龙胆草、炒川楝子、香附子、白蒺藜、牡丹皮等,多需酌情与养阴、柔肝、凉血等合法施治。

2)胆火逆升:胆禀少阳清纯温升之气,协助肝对气机的疏泄和脾胃对气机的升降调节。从而有助于上中焦气机的升降。在肝气郁亢时,肝胆经脉相系,很容易胁迫胆气反常升发,在上焦和头面布散火气。患者以口干、口苦、呕吐苦水、两胁胀痛、头目昏糊为苦,称之为胆火逆升。胆火逆升还容易带动心火上炎,因而在上述诸证中,又可出现心烦、失眠。胆火逆升则胃气失助而不降,引发噫气、呃逆、恶心呕吐、脘腹痞满、大便不畅,甚至大便干结。胃中浊气不降则易逆升,上扰心胸也会发生心烦、失眠。故胆火逆升所引发的心烦失眠,有带动心火上炎与胃气上扰两种机制。前者寸脉浮数或现气点气团,无胃脘诸症。后者寸关脉弦数,有胃脘症状,以此为辨。

胆火逆升之治,因病机涉及肝、胆、心、胃四个环节,疏泄、清降为必用之法。如柴胡、黄芩、青蒿、茵陈蒿、栀子、郁金、龙胆草、黄连,通常兼胆胃不和较多见,故常伍半夏、茯苓、枳实、竹茹之味,心火旺者黄连、川木通、珍珠母、莲子心清泻,神志失宁以枣仁、茯神等安神。在临床中也有以清肝即所以清胆之法,如用龙胆泻肝汤治疗。

3)心火炎炽:心为阳脏,其火炎动,易受肝气、肝火、胃火、胆火以及下焦相火的带动,心火有炎动太过至炽的变化。也常因情志激发,心血虚而心火失制,或肾阴下虚不能上承制约心火,也会发生心火炎炽。表现为火气上炎和心神扰动两个方面。火气上炎之状如面红目赤、口燥唇裂、舌尖红或起刺、口舌生疮或舌肿。扰动心神有心胸烦热、失眠,甚至躁动狂乱。心火炎炽之脉浮大动数有力,或在动数基础上寸脉浮突或成气点气团。心与小肠相互为表里,文献中将心火炎炽又见到小便涩痛尿血,称为心热(火)下移于小肠,也即心火下迫小肠,本质上是上下气机关联的火炽之证。实际上与膀胱湿热或肾中相火有一定关系,《小儿药证直诀》专设导赤散(生地黄、川木通、竹叶、甘草或生地黄、川木通、竹叶、黄芩)治疗。如结合知母、黄柏、柴胡、黄芩、猪苓汤等效果会更好。

此外心火炎炽后还有引动肝火、灼肺和失交于肾等变化。引动肝火则头目胀痛、胸胁胀痛,尺脉弦郁。心火灼肺则见咳嗽痰少、咽干、寐不安,寸或寸关脉弦细而数。心肾失交则焦躁不安、五心烦热或虚烦不寐,脉细弦而数,尺部尤细,寸部可稍浮,属上下气机失交病机。

心火炎炽常以黄芩、黄连、黄柏三黄以及大黄、水牛角、莲子心、灯芯草、竹叶等清泄。还需注意以阴制阳之机,适当运用生地黄、麦门冬、天门冬、玄参之类养阴,上炎之火当下引,珍珠母、代赭石、茯苓、川木通也属常用之味。引动肝火者兼牡丹皮、栀子、青黛、菊花等清肝之味。心火灼肺为心咳的病机之一种,(清)王旭高以咳则心痛、喉中异物感,甚则咽喉肿痹,主以新制心咳汤(北沙参、石膏、牛蒡子、杏仁、桔梗、甘草、半夏、茯神、远志、小麦,详《王旭高医书六种·退思集医方歌注》)。(清)费伯雄《医醇賸义》则以咳而痰少、心烦、失眠为辨,主以自制玄妙散(玄参、丹参、沙参、茯神、柏子仁、麦门冬、桔梗、贝母、杏仁、夜合花、淡竹叶、灯芯)。王和费的观点,所治心咳症状除咳嗽之外,分别兼以喉痹和心烦失眠,但施治之方均清润阴津、润燥化痰合养心安神。今人唐步祺著《咳嗽之辨证论治》(陕西科学技术出版社,1982),对心咳之心火灼肺一证,制新定黄连解毒汤(黄芩、黄连、紫苏)加石斛、麦门冬治疗,似乎较王、费之治针对性更明确。

4)肠气急迫:因湿热下注、肝气郁火逼迫,大肠兴奋、气降急迫导致腹部窘痛、肠鸣辘辘、暴泻。其脉弦。肝气肝火逼迫者其脉弦数失柔。湿热者脉滑数、弦滑数。郁火者脉郁滑郁数。不同病因,选择不同方治,如湿热者葛根芩连汤,肝急者通泻要方,郁火者升阳散火汤或丹栀逍遥丸。但都可配合涩肠阻降之味,如石榴皮、赤石脂、炒地榆、诃子、乌梅、白芍、甘草以缓肠气速降。或协以升发消导之味,如柴胡、葛根、防风、藿香、苏叶、厚朴、草豆蔻、草果仁、广木香、炒山楂、炒神曲、炒麦芽、石菖蒲等。

因暴饮冷物、腹部受凉等因素,也每每引发肠气迫降,其机制系一方面寒攻中阳,水谷不化而积聚大肠,则迫动肠气,另一方面气机内缩,也会迫动肠气,这两种迫动因素促发肠气急迫降泄。予温中散寒、淡渗分利水津之法,如理中、五苓散即有效。食物不洁或感染疫病,以胃肠所犯居多,也有寒毒内攻的情况,其导致肠气急迫的病机大致同上,但程度严重得多,暴注水泻、指端冷麻瘪缩等症状,都说明水谷失化聚肠和气机内缩两种变化的强烈。

（3）升降反作　气机当升不升而反降,当降不降而反升,为气机反作。

1）脾气下陷:中虚气弱,脾运不健,中焦清气不升反陷于下,对二便、经带及腹内脏器的托举失去升提之力。有久泻无度,久痢不休,甚至食下即作,尿频失约,带下清稀不绝,月经过多,崩漏,胃、肠、子宫下垂,疝气形成等,称为脾气下陷,补中益气升阳为通用治法。但脾运不健,水谷失化转生湿浊,腹泻稀溏,腹痛不明显,便臭不重,为脾虚所致湿泻,虽也可用健脾益气、升阳和胃法治疗,如六君子合柴胡、葛根、防风、车前子等方药,但其病机要点并非以脾气下陷为主。

2）胃气上逆:由于六淫犯胃、饮食积滞、情志过极、中虚失运、水饮内停、肾虚气化无力而浊阴蕴生、败害胃气等原因,致胃失通降,胃气不降反而逆上。即《素问·阴阳应象大论》:"浊气在上,则生䐜胀。"症状除上腹部胀满外,还有恶心、嗳气、呃逆、呕吐等症。凡治胃气反作除针对病因外,顺气通降亦称和胃通降为要法。二陈汤、枳术丸、四磨饮、香苏散及丁香、砂仁、白豆蔻、沉香、木香等等皆属常用方药。

3）胃火上炎:胃火即胃热之甚,因外淫传中演化为胃火;积食、湿浊中阻蕴化燥化为火;脾气不足水谷运化不良,浊气内生,积化为火;脾胃阴虚失润、胃阳亢逆为火等等多种原因,使胃火形成。与胃气通降相反,火性上炎,攻窜心胸头面形成种种胃火证。如口气热臭、口疮、牙龈出血、唇红肿痛、口唇燥裂、头面部痤疮、皮炎、荨麻疹、鼻衄、紫癜、咳喘气逆、头昏失眠、心烦等等,症状繁多。但脉象上关部滑盛带弦,尺部郁满重压不绝,舌苔黄、黄腻、黄糙、白糙、舌红。见此脉舌即可辨识。清胃火之药石斛、芦竹根、黄芩、黄连、黄柏、苦参、蒲公英、知母、石膏等均可酌用,此外尚须凉顺气机、和导降,如砂仁、佩兰、茵陈蒿、竹茹、枇杷叶、炒苦楝子、佛手、炒山楂、炒神曲、炒麦芽等。但清胃不能孤立运用,应结合病因病机其他环节辨证施治。

4）冲气上逆:冲气理论上指为冲脉之气,属下焦阳气的一种,自具冲动之性。正常情况下,受肾阴制约,肾阳控摄和肝胃升降之气的平衡,得以保持平宁。如果在肾阴虚而不制、肾阳虚而失控、肝气肝火激发、以及胃气失降反逆牵引等因素作用下,冲脉之气可上冲为逆。如兼在情志之动、气候之变以及劳作动阳的诱导下,就更容易被触发上冲,形成冲气上逆之证。患者自感有气或有热从小腹上冲咽喉、胸腹,并胸腹胀痛、喘急。或表现为发作性的心悸、咳呛、失眠等症状。尺脉易动数不宁,而寸或寸关脉有与之呼应之变。

《金匮要略》有奔豚气病一节,奔豚气也是冲气上逆的一种表现。《金匮要略》该节共4条,第二、三、四条区别病因,分别方治,称之为奔豚汤证、桂枝加桂汤证和茯苓桂枝甘草大枣汤证。已故沪上名医程门雪先生著《金匮篇解》,文遗奔豚气病。以程氏之才学,叙述一段文字并不困难。疑程氏对此篇内容存有异见,不便对学生讨论。大专院校二版教材将奔豚汤三条方证分别以肝郁气冲、外邪(感寒)和误汗(感寒后)为原因加以区别,有关方剂的方解也分别从这三个不同原因作解。但《金匮要略》该篇共4条,首条实为总纲,"皆从惊恐得之"一句,为总述奔豚气的发生都与惊恐相关,而非仅仅其中一种汤证是惊恐之疾。因而可列入情志病范围。所列三条汤证都是在癥病或焦虑心理条件下,对所遇之事,所加治疗措施(如烧针、发汗)产生恐惧,从而不同程度出现气自下向上冲逆的症状(包括脐下动),这个症状不能用胸腹解剖器官的关系理解,是一种心理感应。临床上奔豚病可偶然遇见,它们的病机结构在冲气上逆这一点是共有的,但冲气上逆的上位病机则有所不同。以《金匮要略》三汤证为例,奔豚汤证为肝胃升降失常和气机里聚表束,休作交替性动荡不宁。故用当归、川芎、芍药通调上下表里气机,甘李根白皮(可代用桑白皮、代赭石)、半夏平降肝胃和冲逆之气,葛根黄芩辛散苦泄和畅表里,以消除寒热往来。生姜、甘草辛甘和阳也和胃气。奔豚汤全方功效无非辛通苦降、和胃畅表,对气机逆乱发挥平降和分流的作用,以此理解奔豚病机,理法方药皆通。同样桂枝加桂汤除冲气上逆外,还有表寒未解,桂枝汤重用桂枝温阳散寒的同时,与芍药合用有温通缓急之效,则冲气通散下收,上逆自平。茯苓桂枝甘草大枣汤证以感寒发汗后脐下动悸为症状,仲景以为阳伤饮停所致。实也是惊恐于发汗,冲气受激发而上逆,其方功效不是利水,而是温通调气。叶桂(天士)说:"通阳不在温,而在利小便",茯苓淡渗利水即是通阳,桂枝辛温助阳也是通阳,在虚寒的体质条件下,通阳有散气平逆的作用,这与桂枝加桂汤的作用,在主要的方面是一致的。

以上对《金匮要略》奔豚及其三个方证的分析,旨在说明奔豚一病诱因多样,但情志不稳,冲气上逆是共有的基础。治法或辛开苦降或温开酸敛或通利调气,还可能有其他治法,目的都应达到通散、平降的效果,使冲气不聚不逆。

因冲气上逆而致呛咳、咯血、心悸、失眠等症在慢性肺心疾患者中屡屡可见,一般不属于情志病范围,此种冲气上逆是整个病机结构中的一环,需仔细分析肺、心、脑、肝、肾、脾胃的相关性,以及气候、昼夜、生活状态等诱发机制。厘清病机结构的线索。下举例说明:

冯案:"诊脉左手平和,尺中微动,右手三部,关前动数,尺脉带数。夜卧不寐,咳呛有血,昼日咳呛无血,但行走,微微喘促"(《临证医案指南·吐血》)

原案病机分析:由于烦心劳神,五志皆动,虽冬令阳失潜伏。值睡眠时,气机下潜,触动下焦阳气,冲脉升动,则使肺络失宁而喘息,故咳呛、喘息、失血,三症虽异,病源都是下焦火动,肺失清肃,下虚上实。叶桂(天士)的治法:"益水生金"以制上下君相之火,合薄味清肃上焦以安下。

处方:生扁豆一两勿碎、麦门冬二钱、川石斛一钱半、上阿胶二钱、小根生地二钱、真北沙参一钱半。

此案首叙脉象,病机信息体现于右手之脉,"关前动数,尺部带数",这是上下二焦、肺肾之间的气机张动不宁之象,其中"尺数"是肾阴不制阳火,冲脉之气升动的反映,"关前动数"则因气火搅动肺络所致。"关前动数,尺部带数"八字,病机信息尽显其中,关前、尺部的脉象变化体现了上下焦之间的病机联系。原案用五志过极则火旺,随夜寐而气潜或步履言谈激发气火,从而咳呛,动辄喘息,咯血。此气火不以相火为解,而理解为"冲脉升动",是由于咳呛有血,动辄喘促的症状,都具备阵发性的火冲之性,故使用冲气解释较贴切。

5)上下气机失交:正常情况下,肾中阴液借元阳之气升动上济于心,使心火受到一定制约而不独亢。心中的阳火借胸中大气下达之机下交于肾,有温化肾阴、温济肾阳的作用。这种上下阴阳之间的运动补充协调,称为"上下气机相交",也简称为"水火相济""心肾相交"。由于多种原因,肾中元阴不足,则阴气少而不足以上济于心,或由于情志饮食不当,药物不良反应等危害,心火内炽,炎蒸于上而不下交于肾,形成心肾上下气机失交,阴阳各自为道的病机。临床所见,既有心火独亢于上,而肾阴虚并不明显的病例存在,也有心火独亢与肾阴不足并见的病例,但肾阴独虚而心火不亢的不能列入上下气机失交的范围,可见上下气机失交的确认,心火上亢是重要的一个方面,其状心烦、心悸、失眠、多汗、口干。就病机而言,心火独亢多伴肾阴不足不能上济,故脉象多中沉位细弦数,而寸部气滑数、大数、浮滑、浮大或气团浮突。中沉位细弦数是下焦阴虚的脉象,寸部滑、数、浮、大、气团上突指示上焦气火张动,联系症状可确定心火独旺。也有心火独旺在寸关脉上都浮数不宁,为心火旺甚所致。故无论有无明显肾阴不足症状,治疗上除清降心火之外,滋养肾阴则是不可缺少的一环。故理论上心肾不交由肾阴虚,失交于心者,主以《伤寒论》黄连阿胶汤(黄连、黄芩、白芍、阿胶、鸡子黄),由心火过旺而失交于肾,主以《韩氏医通》交泰丸(黄连、肉桂),实践中多将清心、引火下行及滋肾综合运用。

心肾不交型上下气机失交与心肾失炎的区别,在于前者为下虚上实病机,病机变化以心火上炎为显著表现。心肾失炎则为上下两虚,气机变化以心火、肾阳皆无力运动,呈人体一派虚寒不运之象。

前述脾虚不升清气,引发肺气不足而宣肃无力的病机,以及肾不纳气本质上也属于上下气机失交,然称上下气机不续者,是气(阳)之间的上下不相支持,而此处上下气机失交专指上下阴阳之间的不济。

(三)"有者为实无者为虚"是气机失调的普遍形式

"有者为实、无者为虚"简称"有无虚实",语出《素问·调经论》。笔者在本书第一章第一节之"二"中已进行过讨论。总其大要,《素问·调经论》以经脉腧穴连接五脏六腑向全身输运气血为前提,将表里阴阳不同部位之间的气血输布匀平有序为身体健康的保证,反之人体不同部位之间气血输布失衡,或并聚居多,称为"有者为实",或失注为少,称为"无者为虚"。将"有者为实、无者为虚"作为病机变化的要素之一,与《素问·通评虚实论》所提出的"邪气盛则实,精气夺则虚"并立为《内经》虚实病机的两大规律。"有无虚实"与"邪正虚实"虽都用虚实为概念词,但虚实的内涵不一。"有无虚实"以人体气血阴阳的动态分布均衡关系为考察内容。"邪正虚实"以邪气和正气的力量对比为考察内容。

《素问·调经论》能提出"有无虚实"的论点,系建立在经络学说基础上,即阴阳经络腧穴的气血处于不断的流动之中,供身体各部分的需要。气血输布不匀就一定会产生身体不同部分之间气血输布分配的差异,这种差异用"有无"形容,以"虚实"概括是恰当的。经络腧穴中流动的气血乃代表词,从更广的角度思考,凡人体中一切细微可流动的物质和能量,如精、津、液以及不同功能的"气"也在其中,疾病时,内外六邪、痰结、停饮、毒邪等等也可附和其中,随经流传。并利用经络腧穴为通道,积滞于某一部位,形成瘀血、痰结、停饮、毒结等病机产物。但"有无虚实"考察的要点不是"邪",而是气血精津液等"正气"的内容。病邪只是视为引起"有无虚实"失衡的促发因素,痰瘀、停饮、毒结等则是"有无虚实"的后果。

《素问·调经论》"有无虚实"的机制是经络功能失常,但"有无虚实"的物体是混沌、细微的生命物质,这种人体中的物质运动属于气机运动的一部分,经络中气血运行是气机运动的重要组成内容,但气机运动不限于经络输注。因而在气机理论形成后,"有无虚实"可视为人体气机失调的一种形式,"有无虚实"是虚实病机的主要规律之一,也是气机失调的普遍形式。

例如"太阳之为病,脉浮,头项强痛而恶寒",脉浮,系卫阳趋表抗邪,产生"有者为实"之变,因而脉浮。头项强痛恶寒,系由寒凝经脉,部分脉络闭束,即卫阳失达,这些部位因而强痛、恶寒,此即"无者为虚"的病机。"太阳病,发热而渴,不恶寒者,为温病",是外受风温之邪,人体气血亢奋于表,则发热而渴不恶寒,为体表"有者为实"气热偏盛的病机所致。"太阳中风,阳浮而阴弱",阳浮由卫阳外浮,系"有者为实",因而"热自发",阴弱者因素体卫阳不强,约摄汗阴无力,则"汗自出",卫阳随汗外散而失,故啬啬恶寒,这又是"无者为虚"的反映,太阳中风的卫阳病机系"有者为实、无者为虚"皆备的失衡变化。

"太阳病,发汗遂漏不止,其人恶风,小便难,四肢微急,难以屈伸者,桂枝加附子汤主之"(《伤寒论》20条)。误发汗致漏汗不止,津、气外失,则身体少阳缺津,产生恶风、小便难、四肢微拘不利症状,用桂枝加附子汤功在温阳运气达津,病机要点是"无者为虚"。

《伤寒论》23条,太阳病八九日,发热恶寒如疟,一日二三次发作,热多寒少,如其人不呕、小便清利,脉略虚缓不急这是疾病将愈的前兆表现。因将愈则正气恢复达表,因而有热,邪弱但未尽,体表经络仍被闭,因而恶寒,邪正拉锯,使正气外达与邪气束表交替作用,由此寒热如疟,一日发 2~3 次,但患者无里证,脉气已显缓象,说明病邪只在体表犯人,并不入里,其势已微。寒热往来以热为多,是正气复达体表之力大于寒束体表之力的表现。23 条病证的病机除邪正因素之外,发热为"有者为实"(卫阳复达体表)的表现,恶寒为"无者为虚"的表现,寒热往来这是体表卫阳充达与经络被闭的交替变化所致。31 条"太阳病,项背强几几,无汗恶寒,葛根汤主之",这一病证的病机重在体表与项背经脉受寒邪束闭,体表与项背缺少阳气温煦,因而项背强、无汗、恶寒。即这一证的病机要点是太阳经脉阳气"无者为虚"……。阳明病以身热汗自出,不恶寒反恶热为主证,系外邪入里已化热,人身阳气为抗邪聚于阳明之里,则身热,逼汗小出又恶热。其中重要的病机为阳明阳气聚盛"有者为实"。

又如阳明热结,不仅是大便燥结于大肠,而且燥矢结滞引起大肠气机的郁窒,气郁化火,通过上下升降关系的反作,即大肠郁火不降反升,犯肺则咳喘,犯血则血证,犯心窍则昏昧,火郁内燔则高热等等,所有种种症状,根源于大肠燥结,局部的气机偏聚。而此偏聚的气机又发生不当的升发,即大肠"有者为实"的病机偏聚,继发了新的升发并聚。治疗上承气汤急下燥矢,大肠郁火速彻,则体内所有火郁并聚之机随之而降,症状立即减轻或消失。

又如中风昏厥实证,因肝阳旺聚,化生风火,挟痰瘀上壅颅络,使颅络气机并聚闭塞脑窍。头颅处于有者为实的状态,所以治疗上单纯熄风清火还不够有力,尚需助以化痰消瘀、辛通开窍以疏通气机,则标本皆治。中风昏厥虚证,在上述病机基础上,常兼气虚,气机的变化,除颅络某些部位并聚为实之外,某些地方因气虚推运气机流通乏力,会产生颅络空虚。这是"有者为实"和"无者为虚"并重的病机变化,所以治法以大剂量益气通开为主治,辅以息风、清火、化痰、化瘀,用补阳还五汤、钩藤天麻饮、温胆汤合方化裁为宜。

疾病病机上的"有无虚实"之例不胜枚举,充分说明,"有无虚实"是与"邪正虚实"一样普遍存在的病机。对于理解《伤寒论》条文以及一切临床病证的病机结构,是一把不可或缺的钥匙。

将"有无虚实"纳入气机理论中,则对气机运动在不息的运动和升降出入形式之外,增加了量的分析判断,尽管这种量的分析判断以"有无"为标准,是很典型的模糊概念,完全不适应现代科技对量的判断要求,但在中医这样的模糊系统中,有它的实用性。直到中医的模糊系统被更优秀的系统更新取代为止。

五、气机不调治法概要

气机不调有气机郁窒不通和气机关系失调两类,合而言之即痹阻不通与升降出入不调而已。则治疗大法曰通曰调,通者通其痹阻,调者调其升降出入失常。但气机痹阻或由升降出入不当所致,升降出入失调也多存在气机痹阻的因素。两者也可互为因果,体现在治法方药上,在此为通,在彼为调,故通法调法不可截然分开。只能大约分别叙述。故以通调气机为气机不调的治疗大法。

通调气机不是孤立的治法。首先,一切致病因素都会引发气机不调,从这个意义上讲,祛邪种种即所以通调气机。其次,气机运动不可能脱离人体器官组织的功能凭空而为,一切疾病都有范围、性质、程度不同的脏腑、三焦、经络等器官组织的功能失调,是气机失调的不可逾越的环节,如此消除脏腑、三焦、经络等功能异常的一切治疗,无论寒热温凉攻补消和散何种方法,也包含了通调气机的作用。其三,气机运行系在阳气的推动下,营运输布营血津液,营血津液也是气机所以能运行的资生因素,营亏血少,津液枯涸,则气机运行艰涩。能改善营血津液的方法,当然能改善气机运行,也是通调气机不可忽略的方面。其四,通调气机之运用,"则必明于天地四时之气,旋转之机,至圆之用。"(周学海《读医随笔·升降出入论》)。这段话是说天地四时气机运动,在时间上是一个周而复始的环行(运动周期),人体身上也有升降出入,周而不息的气机的环行(运动周期)。其中环的路线由人体各器官组织的结构所规定,对气机而言,通流不息是其属性之本。故通调气机的第一要义是必须维护人体内气机的畅通。

以上说明通调气机是综合了各要点的系统方法。如胃脘痞满,隐隐灼痛,口干、唇燥、舌红、苔黄腻而少,此证,病因是湿热,病位在胃腑,系胃失通降,蕴生湿热,日久化燥伤阴,胃腑气机滞涩。可予浙贝、瓜蒌皮、茯苓、扁豆、天花粉、石斛、芦根、佩兰、厚朴、黄连、蒲公英为方,黄连、佩兰、厚朴、蒲公英清热化湿针对湿热病邪,茯苓、扁豆、天花粉、石斛、芦根为健脾兼养阴润胃与制热之味,浙贝母、瓜蒌皮、黄连、蒲公英仿仲景小陷胸汤(半夏、瓜蒌皮、黄连),以辛苦合化升降中脘气机,不用半夏,为避其燥性伤阴。这一张处方集中了祛邪、恢复脾胃功能、润养脾胃之阴和升降胃腑气机四个方面的功效,达到总体上流转胃腑气机的目的。但在治法设计中,通调气机也具有一定的专属特性,可以单独叙述,或在治法应用中通调气机可以成为特别设置的一个方法。

（一）通调气机治法特点

维护气机通流为要旨。要点有二:

1. **维护通流** 首先在概念上刻刻不忘对气机通流属性的维护。王孟英《仁术志》上有一条眉批:"运枢机,通经络,为孟英用药秘诀,无论用补用清,不离此意"。"运枢机"指调畅少阳之气,"通经络"属通流气机之一种。二者皆在意念上重视疏通维护气机的流行。

2. **用药灵通,切记呆滞** 所谓"灵通"即所选药味具备"灵通"之性,多属辛、香、温、通利、润滑、穿透等药类,约分以下十二类。

（1）辛散药:①辛温类:麻黄、桂枝、细辛、辛夷、羌活、独活、紫苏叶、藁本。②辛平类:豆豉、荆芥、防风、柴胡、葛根。③辛凉类:桑叶、薄荷、白菊、蝉蜕、僵蚕、蔓荆子。

辛散药原为疏解风寒(辛温药)、风热(辛凉药)等祛风邪之药,但实际功用应延伸扩大,在气机理论中辛散之解表并非直接地祛邪,而是通散被表邪郁痹之气,故可为"通流"表气类药味,并延用于里气之痹。

(2)辛香药:苏合香、麝香、冰片、安息香等用于开通心脑机窍闭滞之药。药材多名贵,多入丸散等中成药作配方使用。入煎剂宜极小量调入,否则易致气逆呕吐。

(3)辛通药:分辛燥、辛凉两类。①辛燥类:青皮、陈皮、枳壳、香附、木香、路通、小茴香、薤白、佛手、香圆、檀香、降香。②辛凉类:川楝子、郁金、荔核、白蒺藜。

辛通药皆理气药,为肝、胃、肠乃至全身气痹不通常用的一类药味,作用特点偏于散气。

(4)辛降药:代赭石、旋覆花(梗)、半夏、枳实、紫苏梗、厚朴、砂仁、槟榔、丁香、枇杷叶、莱菔子、沉香。

辛降类药味对气机的作用辛散兼沉降,适宜于气痹又气逆失降的病症。

(5)辛润药:杏仁、桃仁、柏子仁、麦门冬、天花粉、瓜蒌、玄参、黑芝麻、生地黄。

这类药散气而润,特别适合因津伤血少所致气机痹结的病机,症状咽干喉燥、痰少难咯或脘痞、胀满或大便不畅。涩滞之机多由燥邪或痰或结滞燥结(非燥热),津气失流所致。反映在苔象上干腻而紧,脉象细弦、郁缓不畅。

(6)芳化药:藿香、佩兰、苍术、白豆蔻、石菖蒲、香薷、草豆蔻。

此类药味芳而化湿浊,最能通散因湿浊所致上中焦气机郁痹,因而能醒胃气之痹钝,石菖蒲尚可通开湿浊所引起的心脑窍闭,常与郁金合用。香薷有两个作用,其一为芳化开气,其二为辛温通表,因此适用于暑邪夹寒或又夹湿的外感表气闭郁证。草豆蔻较白豆蔻性温燥,适用于湿甚气痹较重者,而白豆蔻药性较平,故可应于湿而气痹有热者。

(7)辛芳药:月季花、绿萼梅、代代花。

辛芳类主要用于肝胃气机滞郁,有疏解肝郁、调气醒胃的作用。香药均需轻煎后下。

(8)辛滑渗利药:滑石、冬葵子、车前子、薏苡仁、茯苓、猪苓、泽泻、通草、川木通、萹蓄、瞿麦、石韦。

这类药都是在渗利小便之中发挥降气或调畅全身气机的作用。

(9)寒润药:生石膏、天花粉、芦根。

生石膏大清气热,但与黄芩黄连黄柏等苦燥药味不同,对气机有透发的作用。天花粉寒润生津之中能辛散结滞。芦根为肺胃气热津伤之要药,清肺清胃生津而具辛透功效。这三味药皆寒凉而能通气。

（10）活血类：丹参、三七、红花、藏红花、怀牛膝、川牛膝、泽兰、赤芍、当归、川芎、莪术、三棱、五灵脂、苏木、鸡血藤。

气血相依，不少活血药在其作用中以此及彼、推动气机，是通流气机的要法之一。有的活血药本身就具有明显的调通气机的作用，如川芎、莪术、三棱、红花、藏红花等，称为血中气药。

（11）虫蚁甲片类：蜈蚣、全蝎、僵蚕、乌梢蛇、蜣螂、土鳖虫、鳖甲、炮山甲片。

叶桂（天士）将虫蚁甲片类药称为虫蚁走窜之味，专用于络脉痹结证。络脉痹结的意思是病机深沉顽痼，正邪交结，混沌不清，攻补难及，所以气痹难通，病证较难治愈。

通络药味多走窜。意思是能深入细微顽结的病机中。故对疑难顽证，叶桂（天士）主张在方剂中应用虫蚁甲片类药味以剔除络脉之邪，部分医家和业者有使用虫蚁走窜药的倾向。

（12）温阳峻通类：附子、川乌头。

附子多作为回阳救逆、散寒除湿的要药。川乌头是散寒除湿、祛风止痛的峻药。但这两味药对于气机滞钝的病证，又有较强的通流作用，朱丹溪曾说："气虚热甚，宜少用附子以行参、芪，肥人多湿，亦宜少加乌、附行经"。又说"附子之性走而不守"。临床上因阳亡厥逆、气脉停闭、濒临死亡的危证，需较大剂量附子，取其回阳通经的双重作用。对普通气钝脉痹之证，则可以小剂量附子或川乌头配入，有推经达气、通流气机的作用。二药均宜制用，成年人量 1~3g 即可，在处方中仅作佐药。

以上共 12 类灵动类中药，为通调气机中药中的大类。药味以辛味最多，因而多具辛通之性。其中辛温、辛香、活血、虫蚁及温阳峻通类药性相对较重。

（二）注重改善机体对时令寒温变化的气机调节能力

《素问·四气调神大论》提出了"春夏养阳，秋冬养阴"的观点。从气机理论的观点分析，春夏自然界阳气升强，借机扶养人体之阳，比较容易，反之秋冬借自然界阳气内闭，阴气充实之机滋养人体之阴也比较容易。

但对于上述《四气调神》的宗旨在理解角度上并不一致，导致应用上差异。

1. 阳虚之体，春夏补阳，阴虚之体，秋冬滋阴 这种观点以当治之法需与时令气机的动势一致为依据，属因时利导的方法。由于借力自然四时阴阳沉降，用药可省，疗效也较佳。如阴虚之体冬令制膏补方，徐徐服用，符合生理上冬令气沉易藏易受补的机制。阳虚之体春夏小剂量温壮，缓缓扶阳，依赖天时阳盛之利，人体气机易张动振作，可收到较好的效果。

2. 阴虚阳亢之体，春夏宜养阴抑阳，以防阳盛气浮反耗气；阳虚阴寒之体，秋冬扶阳祛寒，令阳生阴长 这是以阴阳相生相制关系参考四时变化和个体特点所作的阴阳平衡性的治疗。这种平衡存在动态因素,所用之法与时令气机的动势相反。

3. **气机痹窒当予辛通,但在春夏应防辛通太过反而生火;气热内盛,当寒凉,在秋凉冬寒时节需防过于用药致气郁** 因自然界春夏气升、秋冬气沉,需避药力与自然力相加为害。

(三)以药性升降出入调节气机升降出入异常

气机升降出入失调,大要是"气之亢于上者,抑而降之,陷于下者,升而举之;散于外者,敛而固之,结于内者,疏而散之"(周学海《读医随笔·升降出入论》)。

此外升降不利者利之导之,升降太过者平之抑之,升降不及者扶之振之,升降反作者调之逆之,上下气机失交者推之续之。以及有者为实,通而泄之,无者为虚,调而充之等等,总之以平为期。也是气机升降失调调节思维的一种表达方式。但体现这些调节宗旨的方法是多样的。

1. **气陷气郁于下者治以升发** 各种辛散解表药,也即疏风药均可作为升发药,因而也呼为升阳药。药味品种详"维护气机通流为旨"一节。由于中气乏力,清阳不升于上或不宣于外,或胸中大气不足,无力宣发,在补气的同时应配合升发药味,这是李杲(东垣)所创始的方法之一。如补中益气汤以参、芪、术、归、甘草补益中气,柴胡、升麻升举下陷之清阳,两者相合为益气升陷之方。疏风升阳在此方中作为辅佐药味。同类之方,尚有《景岳全书》举元煎:黄芪、人参、白术、甘草、升麻。《衷中参西录》升麻黄芪汤:黄芪、当归、柴胡、升麻。

但当脾气小虚,中气郁甚,则气郁于中成为更为主要的病机环节,这种中气内郁除导致清气不升外,还易于郁而化火,患者自感肌肤灼热,热自肌肉或筋骨间发出,但无阴虚之证,《脾胃论》创升阳散火汤一方:升麻、柴胡、葛根、羌活、独活、防风、白芍、人参、炙甘草、生甘草。此方因以中气内郁为要点,故集中5味升阳风药,郁而发之为主,合白芍、人参、甘草、轻补中气、和调阴阳为辅。可见升阳风药,在治法安排上为主为辅,根据病机偏重而定。

升阳风药与其他药味的配伍视病机环节的不同而异,是十分细致的思考。除上述之例外,又如清气不升因中阳不振所致大便滑泄,李杲(东垣)制扶脾丸治疗,以干姜、白术、茯苓、甘草、肉桂共温中阳,配红豆蔻、藿香、陈皮、麦芽、神曲和胃化湿,诃子、乌梅酸敛下滑之气,荷叶、藿香升阳举陷。方中不用参芪益气,而用理中温阳为重,对中气下滑下陷,兼用酸敛固下和辛阳升气。李杲(东垣)升阳益胃汤所治也是中虚气陷,与补中益气相近,但病机上偏于中虚生湿,气陷与湿浊共同下行为泻,故除以黄芪和四君子汤补中,以及半夏、黄连辛开苦降以和胃燥湿之外,再辅羌独柴防,升阳之中兼有祛湿之用,又配泽泻一味淡渗利水以分流中焦胃肠所聚之湿。

清气失升如由中阳甚至肾阳不足所致,常用干姜、附子,其力雄厚,因而可不使用风药升阳,即能收阳复气升之效。对于病情缓慢之证,则姜附小量应用,结合参术柴羌等补中升阳配伍,也是佳法。

2. 气亢气逆气冲于上者,治以降逆下泄

(1)肃降肺气:桑叶、桑白皮、杏仁、金沸草(旋覆梗)、白前、贝母、厚朴、苏子、葶苈、紫菀、枇杷叶等。适用于肺气失肃而上逆的咳喘、咯血、鼻衄。肺与大肠互为表里,上焦大气与中焦中气升降相因,故胃肠之气失降产生的纳呆、腹泻、便秘,如脉浮寸郁,舌苔不腻,提示上焦气痹,肃肺之剂也能通导中焦之气。但通常与桔梗、枳壳、郁金等宣开肺气药合用,是辛开苦降运用的一个方面。

(2)通降胃肠之气:有辛降、润降、通降、降浊和苦降5种方法。

①辛降类:代赭石、旋覆花、砂仁、苏梗、厚朴、半夏、竹茹、枇杷叶、丁香、柿蒂、贝母、槟榔、生姜。

这类药用于噫气、恶心、呕吐、呃逆、呕血等胃气上逆之证。

②润降类:杏仁、桃仁、柏子仁、松子仁、瓜蒌仁、玄参、地黄、麦门冬、制首乌、火麻仁、郁李仁、当归、肉苁蓉。

这类药用于胃肠津涩所致肠气通导不利之便秘、腹胀。其脉细涩,苔薄少津。

③通降类:大黄、番泻叶、枳实、火麻仁、芒硝、芦荟。

适用于胃肠热结而气痹所致便秘、腹胀以及由此引发的全身病机变化,脉象沉实或沉郁,苔厚腻干糙或舌根糙腻。

④降浊类:白芥子、猪牙皂、莱菔子、槟榔、草果、蚕沙、半夏。

脘腹胀满,舌苔厚腻、厚浊湿润或厚如积粉,为湿浊积滞中焦中气痹阻之证。需降浊散气类中药化而导下,不可强攻泻下。蚕沙宜大剂量使用。苍术、半夏合用即平胃散法,苦燥辛降也是降湿浊常用药味。

⑤苦降:苦参、黄连、黄芩、胡黄连。

苦药多性守,但由热郁胃肠或盆腔,所致气郁不通不降,大便或小便不利或行经艰涩,其苔薄白,脉象尺部沉郁、沉滑有力,可用当归贝母苦参丸方,或借用小陷胸汤,以黄连、半夏、瓜蒌治疗。这两方中苦参、黄连在归贝半蒌的配伍下作用苦降,可泄郁滞之热。

因上焦中焦升降相因的关系,通降胃肠之气的药味必要时可肃降肺气,当胃肠之气失降引发肺气失肃或其他部位的气机不畅,则通降胃肠之气有转通全身气机的作用。

由于胃肠与肝脾在功能上密切相关,故通降胃肠气机药味在应用上经常配伍健脾和疏肝理气药,效果会更好。

(3)平肝逆降冲气:龟甲、鳖甲、牡蛎、磁石、代赭石、生石决明、珍珠母、紫石英、朱砂、生铁落。

朱砂具有汞毒,大剂或久服会损害肾脏功能,现代多回避朱砂内服应用。龟甲、鳖甲、牡蛎、石决明、珍珠母称为介甲类中药,磁石、代赭石、紫石英、生铁落为金石类中药,习惯用于肝气上逆、冲脉或胃肠之气上冲引发诸证。肝气上逆证见头晕目眩,脑门胀痛,又可引发恶心呕吐耳鸣,其脉弦劲寸浮。冲脉之气或胃肠之气上冲,状见有气自脐下上冲胸脘或咽喉。这两种气机逆亢上冲运用介甲金石类中药虽很普通,但几无单一使用该类药物即可获效的临床经验,一般都应根据病机的组成结构和因果关系,与草木类中药配伍使用。如肝亢上逆用生石决明、磁石等与钩藤、天麻、菊花、夏枯草、黄芩等合用,冲气上逆以代赭石、磁石、紫石英配合半夏、桂枝、竹茹、枇杷叶、当归治疗。肝胃气冲致噫气频发、呕逆以生石决明、代赭石合半夏、厚朴、陈皮、苏叶、黄连、吴茱萸、枇杷叶为妥。肝气上冲激发心志不宁,当以牡蛎、生石决明、珍珠母与柏子仁、远志、茯苓、人参等配伍。肝气上冲以阴虚为因的,当选择龟甲、鳖甲、牡蛎合生石决明、白芍、阿胶、黄连、天麻、钩藤等药味。

(4)气火亢张治以苦降清泄:知母、黄柏、黄芩、黄连、龙胆草、丹皮、栀子、青黛、桑叶、野菊,皆属苦味清降气火之味。

气有余便是火,五脏之气升腾、盛动太过,是气火亢张的病机,这是气机升降出入太过的表现。在"有序流通,气机之常"一节指出气机升降出入不过视角上的差异,分别旋转90°观察,则升降出入的本质是一致的。所以气火盛张无论表现为升降出入哪一方面,治法大致可通。临床所见以气火上亢、气火之过升者最多,但在妇科、泌尿科的一些病证,如崩漏、尿血等也有气火下迫的亢张,还有皮肤嫩红肿痛类病症可因气火自内向外浮张所致。清降中药对气火上亢和下迫以及向外表浮张的病机,都可应用。

一般龙胆草、丹皮、栀子、青黛、桑叶、野菊花常用于肝火的亢张。知母、黄柏、黄芩、黄连多用于肾、心、肺、胃火的亢张及三焦内外毒火亢盛的病机。

根据前人经验,有黄芩入肺,黄连入心胃,知柏入肾,因而又可分别应用于相关脏腑的气火亢张。但临床经验有多样性,如《古今医方集成》黄连上清丸(黄连、黄柏、黄芩、栀子、大黄、连翘、菊花、薄荷、川芎、当归、桔梗、天花粉、葛根、玄参、姜黄),方中芩连柏可清降上冲头面咽喉的风火。《兰室秘藏》当归六黄汤(黄芪、黄芩、黄连、黄柏、当归、生地、熟地),方中芩连柏用于清降因内伤而自里外发的气火。《外台秘要》黄连解毒汤(黄连、黄芩、黄柏、栀子)则三黄与栀子合用可治三焦里火或毒火鸱张之证,等等。则黄芩、黄连、黄柏这3味药的应用范围,外感、内伤、表、里、上、下皆有涉及,说明随着配伍和应用范围的扩大,对苦味清降药的功效认识丰富起来。笔者体会,就单味药而言,浮动的火源来自肺、胃、肾,知母皆宜。火源来自心胃,黄连适宜。火源来自肝肾,黄柏适宜。栀子可用于肺、肝、胃之火动者。黄芩可用于肺、肝、肠之火动,对于肺、肝之火,黄芩宜重用。当芩、连、柏三味药合用,则上下三焦脏腑表里火动之虚之实均可在适当配伍的条件下应用,但以表里内外火动之甚之强者为宜,轻证应用,当取小量。

一般认为苦味清降所治气火亢动多是实的病机,实际上全凭配伍而变化。如当归六黄汤,由气虚而火动者,重用黄芪、当归,轻投三黄。因实火内郁外发所致,则重用三黄而轻取芪、归、地。此外配伍可使所用药味针对的病位更明确,如封髓丹,《御药院方》组成:砂仁、黄柏、甘草、肉苁蓉。《医宗金鉴》组方:砂仁、黄柏、甘草。都以砂仁、黄柏为不易之要药。其作用可清降内伤里火之升腾所致诸证,如鼻衄、口疮、痤疮、发斑、目赤等等。里火之升因中虚生阴火(里火)所致的,当与参芪术归、柴胡、甘草等配伍。如由肝胃火郁而升炎于上,当与龙胆草、黄芩、栀子、芦根、天花粉、知母、生石膏等配伍。如因肾阴虚而相火上冲,与六味、龟甲、阿胶等配伍,因肾阳弱不收摄,致虚火上浮,宜干姜、附子相配,等等。说明配伍有规定砂仁、黄柏所降之气火部位的作用。应当理解实火之亢逆与虚火之亢逆,在亢逆这一病机环节上,气机运动特点是一致的,两者区别只在于生成阴火之前提的病机环节,也即原因环节上,为实为虚各不相同。这也说明苦味清降药绝不能孤立应用,孤立应用于实者危害还不大,孤立应用于虚者,则有抑气之弊。

常用于肝火亢动的某些药如丹皮、栀子、桑叶、野菊也有扩大用法之例。如(清)傅山《辨证录》(书载陈士铎著,实非),记载敛汗汤一方:黄芪、五味子、麦门冬、桑叶。治疗因气阴两虚的汗证。方中桑叶并非清降肝火,而是沉敛虚火。等等。

(5)气火上炎,淡渗利尿以分导于下:滑石、木通、泽泻、茯苓、车前子、猪苓、灯草等。

淡渗利尿药,能使上炎的气火从下分导一部分而去。六味地黄汤中的泽泻、导赤散中的木通,分别下导肾火和心火即是两个例子。淡渗药从小便降泄气火的原理是渗泄有降气于下的效果,从而使炎上之火分导于下。这与"通阳不在温,而在利小便"有所不同。利尿能通阳,利用的是排尿降气与全身气机运动的连贯性,即促动一点,可带动全身,全身气阳不通在一定条件下利尿可通全身之阳。两者角度有所不同。

3. 张越浮泄,治以敛涩或苦降 气机张越浮泄,实证病机当予苦降清泄法,详前"2"之所述。虚证病机宜视阴阳气血之虚不同而分别主以相应的补法,但一般仍应在补剂中配合一定的苦降药味,如阴虚火旺用知柏地黄汤,气虚阴火上炎宜参芪归地合黄连、栀子、黄柏等。可见苦降法是纠正气机张越浮泄的要法。此外无论虚实病机,有时可结合敛涩治疗,敛涩法有两种:

(1)酸敛收气:乌梅、诃子、五味子、山茱萸肉、白芍、覆盆子、金樱子。

适用于气火浮张外泄失收之证。这种气机失调易产生咳呛,汗泄,肌肤手足热烫,皮肤、头面血证,咽喉干痛等症状。在所定方剂中配入一至数味,一般不作主要应用。因为证虚者,气虚补气,主用参芪术归,虚寒证当用术附、炮姜、煨姜、鹿茸、鹿胶之类。阴虚证主以龟板、鳖甲、二地、玄参、二冬。实火所致张越浮泄,必须根据病位分别主以适宜的苦寒降火之味,如肺火用知母、黄芩、桑白皮、玄参,肝火以丹皮、栀子、龙胆草、黄芩、荷叶、生石决等,胃火以黄连、生石膏、石斛、芦根、胡黄连为治,肾中相火上炎主以知母、黄柏、生地、泽泻。但特殊情况也有将酸敛收气药列为主药的。笔者治多例急性颈椎椎间盘突出神经根压迫症。一侧或两侧的颈、肩、肩胛、上肢剧痛麻掣,脉象特征或寸部浮大过度甚至气团浮突,或寸关尺三部浮亢弦滑,一派脉气浮张上逆之象。均予血府逐瘀汤加减,加用土鳖虫、延胡、三七、肿节风、羌独活等,但都主以 50g 白芍酸敛其气为君,病例快者 3 天,迟者 1 周,疼痛开始缓解,十天至半月疼痛显减,服药 20 天以上,病症若失,而且效果稳定未见复发病例。这是单用活血化瘀药所收不到的效果。

（2）沉涩药:鹿角霜、菟丝子、龙骨、牡蛎、浮小麦、地骨皮、麻黄根。

适用于气机虚性的张越浮泄病机,症状表现除浮热、虚汗、清涎上涌自流、带下清稀、乳头清液流溢等等外,其脉象必虚浮或虚陷无力。此外前述苦降、平肝潜阳、介甲金石类中药也能借用于此,作用是以沉为收。鸡冠花性收敛温平补脾肾,能固涩下焦脱散之气,可用于小便、经带气泄失收之证。尿、大便、经常下脱又伴头晕目花面苍等清阳不升者,务必与补益升阳法同用。

4. 升降无力者当扶提 提振气机之味多属补气壮阳类中药,属于升发气机的一种求本之法。参芪术姜附以及鹿茸、紫河车、鹿胶、雀卵、鲍鱼、海参等血肉有情之味都可在这个范围内应用。配伍用量依经验各呈千秋。近年来国内西洋参、东北参大量种植,产地较多,价格较过去下降很多,虽用肥水太过,参体不实,药效不如道地所产,但药力下降意味着药性转向平和,故近年来国产人参在常量应用下较少遇到服用后口干、心烦、面赤、失眠之类气火反跳现象,因此廉价的国产西洋参、生晒参在临床上使用已普遍不再名贵,非急救病例的气虚以统货西洋参或生晒参与黄芪配合,确是比党参黄芪有更好的升提气机作用。前述姜附热烈,有些病例并不合适,但又不受血肉腥膻之味补养,可使用肉苁蓉、锁阳、巴戟天、仙灵脾、菟丝子、沙苑蒺藜之类温补提振阳气,这类药温而不热,润而不燥,叶桂(天士)称之为"温润",为笔者临床所乐用。

提振气机活力的各种补益药,应用上需注意:

（1）配合辛散风药有增效作用。

（2）善补阳者当于阴中求阳,故李杲(东垣)常加归地之法,张介宾右归之例更是著名的配伍技巧。以熟地、山药、山茱萸肉、枸杞子配入温阳方中,达到阴中求阳的目的。一般而言,滋养阴血常投枸杞子、玉竹、当归、生地黄、熟地黄、麦门冬、黑豆、制首乌等,药性较平和,不伤胃。

（3）温润之味药力平缓,如加入小剂量附片(1~3g)有惊奇的相须效果,而且可以久服不易产生不良反应,不要以为量小而不入法眼。

（4）养气须顾脾、温阳当及肾,这是提振气机在制方思维上的节点,其中意义有二:第一,药用扶提脾肾之味;第二,投药不害脾肾。

（四）着眼于纠正"有者为实,无者为虚"之偏

"有者为实,无者为虚"作为《内经》的一种虚实病机理论,从治疗角度而言,最要紧之处在于建立一个立体的、动态的、关于物质能量输布失去平衡,即"阴阳相倾,气血以并"的观念。再通过脉证分析洞悉病机结构中此多彼少、此聚彼散的状态,然后立法设药调动气机的重新分布,便偏聚者通散去之,偏失者调剂充之。

调动气机重新分布的大法,第一是"通",第二是升降收张,第三是对病因的祛除和脏腑三焦功能失常的求本之治。所以,"有无虚实"的治疗大法就是气机不调治疗的总法,并非另有独立的治法。前所叙述通调气机的种种治法也都是消除气血之并、阴阳之倾,纠正有者为实、无者为虚的治法。

举例而言,《伤寒论》脾约病水液不入胃肠,偏走膀胱以致尿频而大便难,仲景以脾约丸下脾（肠）之结,使气机流动、水津分布还入胃肠,大便通,小便节。这是通过气机运动纠正水津分布不匀,失者令增,聚者使减的方法。

水泻之证,因脾运不健,水湿偏聚肠道,可以用胃苓汤或滑石、车前子、泽泻、白术等健脾利尿,则气机的调动令水液从小肠渗走膀胱,从而减少肠道水液之多。

下焦肾阴太亏,相火上冲而大吐血、大咯血,张景岳制镇阴煎一方。重用大熟地,配伍常量的牛膝、泽泻,小量肉桂、炮附子。重用熟地为主药能振摄肾阴,而牛膝、泽泻、桂附均引火下行之味,全方就是补其所无调其所有,达到气机分布平衡。

妇人因血虚气少,虚气上逆发生头晕昏厥,(宋)许叔微《本事方》设白薇汤治疗:白薇、当归、人参、甘草。方中参归草三味补心脾气血不足,白薇清降上逆的虚气,引而下行则无血厥,也是无者使充实,有者使调散的气机调节方法。

下焦阳虚甚者有虚阳失制而上逆为虚火的情况,畏寒、肢厥、脉微之外,心烦、失眠、咯血、吐血、面赤等气火上浮现象出现,《伤寒论》有通脉四逆加猪胆汁汤,后世有参附龙牡汤主治。这两方附姜和参附固下元之本,纠正其"无者为虚",猪胆汁、龙牡则降引上逆的虚火于下,纠正上部"有者为实"的变化。

笔者年轻时曾阅读报载某教授抢救肺部大出血患者,众医遍用止血、输液,仍血喷不止,情况危急万分。此教授改用血管扩张剂即刻血止病缓,当时并不明白这种超越常规的治疗方法,机制何在,后来对气机理论专注之后始懂得这就是分流肺部动脉血流,降低肺部动脉压力,从而控制由肺动脉高压所引起的大出血的高招,正应验中医气机调节的原理,使偏聚者分流,空缺者调剂的方法。如此看来西医高级技术专家在思维上也有与中医相通的技术考虑。

（五）通调气机应用注意

1. 随证而施，适宜而为　即必须根据病证病机有的放矢，并非可以任意妄为。如风寒闭表应用辛温开表药，麻黄、桂枝、羌活、独活、细辛、苏叶类为宜。风热闭表则改辛凉开表药，薄荷、菊花、桑叶、牛蒡、蝉蜕等等。辛香药功力强大，适宜心脑窍闭之证，小剂量也可扩大用于昏闷胀痛、心脑胸腹气机痹滞之症。辛通药适合肝胃气滞，但因其性多燥，对于阴津不足所导致气道滞涩的气郁证，需以辛润药，配合辛通药味中凉而不燥之味，如川楝子、绿萼梅、郁金、制香附等等，方如魏玉璜一贯煎（北沙参、麦门冬、当归、生地黄、枸杞子、炒川楝子）。如果仍执意用辛燥类通其气，则津愈伤而气道愈涩。积滞产生中下焦气机郁滞可见于痢疾、慢性结肠炎等病证中，以大便溏泻、腹胀、肠鸣、里急后重为主症，积滞偏燥热者可攻下积滞，大黄、莱菔子、苦参、枳朴、木香、莪术等可用。叫做"通因通用"。如果积滞以湿浊为重，其性黏滞，升降失灵，大便中黏液较多、清浊不分，腹满纳呆，舌苔腻厚不清，用攻下以通气的方法不会收效，而应当从芳化苦降、升清降浊方面设方选药。如《临证指南医案·痢门》，某女，"舌色灰黄，渴不多饮，不饥恶心，下利红白积滞，小溲不利。此暑湿内伏，三焦气机不主宣达，宜用分理气血，不必见积以攻涤下药。"处方：飞滑石、川通草、猪苓、茯苓皮、藿香梗、厚朴、白蔻仁、新会皮。此方即加减正气散的淡渗芳化药法，叶桂此案，所谓"分理气血"，实以宣达气机为法，希望收到三焦气宣，则湿积自化的效果。叶桂还特别强调"不必见积以攻涤下药"。程杏轩曾说"通因通用"之"通"，"非专指攻下之谓，言气机流行而无壅滞，乃为通耳"（《杏轩医案》）。叶、程作为清代医学大家，其思维是宽广的，宽广的依据在于因证通调气机的认识，针对通流气机之治，一切皆依据证情病机选定方药，不搞一刀切简单行事。

2. 以"通"为纲，适当扩大用途　灵通类中药在本草方剂中原本都有功效的归纳，如辛散药起解表作用，辛香药为开窍通闭，业者大多据此下药。在气机理论指导下，倘又有实际经验支持，当以"通"为纲，突出这些药味的通流作用，举一反三，扩大其用途。这方面的经验古人前辈留下很多。例如：

解表药不仅用于表证，里气不畅及非表证的表气欠畅也是可用之证。如柴胡、防风、苏叶、薄荷应用于肝郁气滞、胃肠失降之证。桂枝、防风、细辛应用于雷诺氏征，大剂量葛根、防风用于皮肌炎、血栓闭塞性脉管炎等等。

前述万友生先生治流行性出血热肾功能衰竭尿闭阶段，以麻黄汤胃苓汤加减，麻黄剂量可达30g，开上闭以通下塞，常收迅速起效尿畅之功。倘若没有三焦气机上下升降相因的整体观点和对麻黄汤的深度认识，如何敢用此方救治重危之证。

附子、乌头通利气机的良好作用值得再议，《金匮要略》薏仁附子败酱汤有两种制剂,其中之一,附子小剂量使用,目的并非温阳而是通气,因证属湿热下注、气机痹窒,故以薏仁败酱除湿热,附子温通,使气机转动,湿热易化。这说明汉代已懂得附子的作用不只温阳一端,还有温通的作用。《临证指南医案》中叶桂有2例将白通汤、真武汤作为温通剂(第62页,第431页),此外《医宗金鉴·删补名医方论》在通脉四逆汤条下有一注:"四逆(汤)运行阳气者也,附子(汤)温补阳气者也,白通(汤)宣通上下之阳气者也,通脉(四逆汤)通达内外之阳气者也。"此注中所列四方,有三方均以通行阳气为解,反映了当时作者对附子通利气机功能的体验。

丁甘仁治疗厥证,常在所用的方剂中冲入苏合香丸一粒,取其辛香通气之效。但霍乱热厥则改加玉枢丹,玉枢丹组成:山慈菇、五倍子、千金子霜、红芽大戟、麝香。前四味药攻浊除毒而推散中焦痹气,麝香则辛香窜通一身被痹之气,全方解毒化浊、开达气机。痢疾与湿热积滞有关,气机升降易痹,丁甘仁治痢习用枳实导滞丸或木香槟榔丸配方,称为"通因通用"。这两种中成药均不仅消导积滞,也辛通达气(详见《丁甘仁医案》)。

《临证指南医案》某例,因温邪干肺又误用腻补,导致食减、不寐、脘闷、渴喜凉饮。系温邪已伤阴,腻补又碍气,投养阴法加郁金、威喜丸。威喜丸由猪苓、茯苓、黄蜡制成,药性通降,郁金为辛通药,二者均通而不燥。共起运气通腑的作用。

另一案证见脘痹不饥,形寒怯冷,似当温补壮阳。但叶桂投二陈汤去甘草加干姜、厚朴、荜拨。二陈去甘草则不壅滞,半夏、陈皮为辛开苦降之味,姜、朴、荜拨温运开气,合起来就是温通之意。在另一些医案中尚用杏仁半夏为辛开苦降(详见《临证指南医案》)。读叶案深感其选药精深,药性灵动纯正,功力非凡,不愧为一个时代的大家。

此外在王孟英《回春录》中某案,便秘达五十日,屡投益气养血无功,最后方中加蜣螂一对,大便快然导下。蜣螂俗称"推屎爬",本为活血化瘀之药,但有较好的通导腑气作用。

用药灵通的反面是滥施腻补,凡熟地黄、胶类药、燕窝、鲍鱼、鳔胶、紫河车、人参、麦门冬、黄精、天门冬、桂圆肉、大枣、甘草等等,投药不对证或过重过久服用,十分容易阻碍中焦气机运转,应予避免。即便针对适宜证,也应当与灵通之味相配伍,务必药性补而不呆不碍气机。但有些药味在适宜的配伍、剂量和对证的情况下,虽重用也不腻呆。如麦门冬,本有辛润之性,可是药不对证,剂量不当,是能令患者苔腻纳呆的。但笔者对于难治性心衰、强心甙效果已不佳,证属心气阴两虚者,以人参10~20g,麦门冬100~150g煎服,有明显缓解病情之可能,且无腻呆之弊,反显心气得振,气机通利之效,这是特例。

据他人经验,舌苔顽固厚腻不化,三焦气痹不适,久用各法均不能收效,也有反投大剂量熟地或二地合半夏、厚朴等辛开,舌苔可化退。分析其中病机,系中焦阴虚,气道涩滞,继发湿浊内生,但湿浊是标,因气涩不运而生,气涩又由阴虚而发,阴虚是本,所以大剂量熟地黄和常量辛开药配伍有效。笔者试于临床,确能收苔腻消散之效。

以上说明任何治疗方法都不能绝对化,辛芳可灵通,养阴有时也灵通,只不过是不同病机的适宜之治,辛芳灵通是常法,重剂养阴也灵通是变法,一切依病机和疗效为准。具体情况具体对待,主观服从客观,是医学实践的最高原则。

3. 适当配伍提高疗效 中医方剂的诞生,走的就是药味集群、相互合作、取长补短、增效减毒的用药道路。通流气机药味的应用,不仅作为方剂的组成部分应当遵循配伍增效减毒的原则,而且通流药本身的选用,也有配伍增效减毒的经验。分异性异类配伍和同性同类配伍两种。

异性异类配伍如:苏叶合香附(见于香苏饮)是辛散与辛通结合;藿香合厚朴、陈皮,是芳化与辛降结合;藿香合厚朴、陈皮,又合滑石、通草、茯苓则是芳化辛降辛滑渗利三类药味的结合(如藿朴陈苓汤);杏仁合半夏,麦门冬合半夏、厚朴,为辛润辛降结合;郁金合枇杷叶,陈皮合莱菔子,皆辛通辛降结合;月季花或绿萼梅与川楝子、香附、青陈皮是辛芳与辛通结合,等等,桃仁、红花、当归、川芎常配合香附、枳壳连用,为活血药与辛通药的结合。

上述异性异类配伍之例,均有扩大通调气机范围的目的,但也有反制以减少不良反应作用的配伍,如桂枝汤之桂枝与白芍,桂枝辛温畅气有使表气外泄加重之虞,白芍酸收则可防止此弊,两药的调气作用散、收相制。反制之法属于相反相成的配伍方法,在中医方剂运用中是常用的方法,通调气机的反制配伍乃相反相成配伍规律的一种体现。

同性同类合用的也很普遍,如麻桂、柴葛、荆防、羌独、柴防、归芎、桃红等等。属于中医方剂相济相成的配伍规律的一种运用,目的是减少药味剂量,而提高通调的力量。

通过药味配合达到增效减毒目的,不是胡思乱想,应当有前人或他人的固定经验方剂和本人的实践经验为依据。也可以建立在对药性深入的认识和深刻的病机分析基础上,对药味组合和剂量设计作发挥性的运用,但最终仍以疗效为正确与否的判定标准。

4. 遵循整体原则,治病求本 由于脏腑三焦经络之间的气机整体联系,使得病机与症状表现,在部位上,不一定呈点式的直接对应关系。例如《临证指南医案·肺痹》某案:"天气下降则清明,地气上升则晦塞,上焦不行,下脘不通,周身气机皆阻。肺药颇投,谓肺主一身之气化也。气舒则开胃进食,不必见病治病,印定眼目"。

患者纳呆不思食,叶桂的分析由肺气痹滞,引起胃气受阻,此为上病及下不思食,予枇杷叶、紫菀、桔梗、薏仁、山楂微平微苦开通肺痹,肺气一通,胃气自开。

另一案:吴氏,气血郁痹,久乃化热,女科八脉失调,渐有经阻瘕带诸症。但先治其上,勿滋腻气机。"黑山栀皮、炒黄川贝、枇杷叶、瓜蒌皮、杏仁、郁金、橘红。(郁门)

闭经于下的病机是热郁于上,治法要"宣泄肺中郁热,先治其上",并特别指出"勿滋腻气机",因庸医治此闭经多取滋阴增液方法。

本文多次引用叶桂名言:"通阳不在温而在利小便",此言深得医家欣赏。(清)唐容川《血证论》对此的注解是:"水行则气行,水止则气止,能知此者,乃可与言调气矣"。水行的动力是气的推动,但在气尚不虚的条件下,水的流行也带动调通了气的流通。

自明清以来江南许多医家崇尚轻灵用药,笔者读《蒲辅周医案经验》各案,所用方药也药味较少,用量也轻,虽成人之病,其药味数和药量几乎等同儿童之剂,但重险病证获救者多多。这种临床功力不倚靠药力的雄峻,而是立足在对病机中的气机关系的洞察,是"四两拨千斤"的高超技术。学习掌握较难,然应该了解、传承和发扬。

以上所述案例与临床经验都是贯彻中医整体原则的范例,而贯彻整体原则的医学理论桥梁主要是气机理论。换言之,深谙气机理论,运用娴熟者,必定是遵循整体原则、治病求本的优秀者。

[本节"二"至"五"均据旧手稿和油印稿重写,2014 年 7 月初稿于美国康涅狄格州(Connecticut)纽黑文市汉姆顿镇(Hamden),2015 年春、夏再修改,结稿于 9 月]

第四章 方剂二论

第一节 相反相成配伍

一、方剂相反相成配伍的思想渊源和历史沿革

方剂相反相成配伍对于现代医药而言,是中医学术极具特色的药物配伍原则和方法之一。尽管在哲理上,并未得到现代哲学界的普遍认同,但相反相成配伍,从汉代起算也已有 2000 多年的历史存在,又是目前中医广见的现实存在。从 20 世纪 80 年代、尤其 90 年代以来,中医界对此的讨论曾一度较多,内容涉及相反相成配伍在方剂理论中的归属,临床意义及配伍种类方面,但仍有一些问题未涉及或需深入探讨。本文仅从相反相成配伍的思想渊源和历史沿革作一阐述。

(一)相反相成配伍的思想渊源

相反相成配伍作为一种沿袭了 2000 多年的学术原则和方法,必然受到相应时代民族与学术思想的影响。

1. 和同论 中医运用中药治病,经历了先单方后以复方为主的发展过程,如现存最早的方书,成于战国时代的《五十二病方》,载有完整的处方 189 首,其中 110 首为单方。而至东汉武威医简《治百病方》,删除其中重复,尚有可辨识的方剂 30 余首,均是药味在 2~10 余味的复方。汉代张机(仲景)的《伤寒杂病论》也是以复方为主,其中《伤寒论》(赵开美本)共列处方 113 方,其中单方仅 5 首。《金匮要略》如不计"杂病第二十三"至"果实菜谷禁忌第二十五" 3 节以及重复类同之方,则共有处方 198 首,其中单方 8 首。这说明时至汉代,复方应用已居主流地位。所以为此,在实践上单方多不如复方有效,而在思想认识上,早在春秋时代的中国古代思想家,就已认识到世界是多样性的统一,这一点史哲界根据《国语》和《左传》记载的史伯和晏子"和""同"的论述,已取得共识。原文如下:

史伯:"夫和实生物,同则不继。以他平他谓之和,故能丰长而物生之,若以同裨同,畎,尽乃弃矣……"(《国语·郑语》)

晏子:"和如羹焉,水火醯醢盐梅,以烹鱼肉,燀之以薪,宰夫和之,齐之以味,

155

济其不及,以泄其过,君子食之,以采其心,君臣亦然……"(《左传》昭公二十年)

"和"是不同属性的事物多样的统一,是世界上一切事物生成和发展的规律,人类遵此处事则成,倘以同裨同则必然走向衰败。这个关于世界多样性统一的认识,是中国古代辩证法思想的早期形态[1]。其对于中国医学的影响,可能主要反映为《五十二病方》所记载的早期复方的出现,以及如《治百病方》那样复方逐步取代单方的趋势。但这两种文献所收录的复方,在药味组合上,还不具备辨证施治的精神[2],仅简单地表浅地体现了组方用药的多样性统一。

2. **反者道之动** 世界多样性的统一,不是随意和杂乱无章的,不同的事物都按不同的规律实现多样性统一。中国古人观察和思考,抽象了无数具体的多样性统一,发现一个统一体的各方,既有相资相济的关系,也有相反相制的关系,其中相反相制的作用,并非简单地对抗或抑制,而是事物多样统一、整体协同的重要机制,即相反者可相成。在《易经》及春秋阴阳家言中,虽已提出阴阳的概念,以表示事物的对立关系。但最早从哲学的高度讨论对立关系的则是春秋的老聃。在其名著《老子》中,明确提出了"反者道之动"的命题。老聃通过"有无相生,难易相成,长短相形,高下相使,音声相和,前后相随"(二章),以及"重为轻根,静为躁君"(二十六章),"曲则全,枉则直,窪则盈,弊则新,少则得,多则惑"(二十二章)等论述,说明对立面处于既对立又相依相存、互为转化的关系,此即老聃关于"反"的涵义。同所有其他古代辩证法思想一样,老聃的辩证法思想是有缺陷的,但对于中国人自古以来擅长辩证思维的文化思想特点作出了重要贡献。

有一种观点,认为老聃之后至明清,中国古代辩证法思想,经历了分别强调对立因素相争、相合、争与合统一的发展阶段,而以战国末期《易传》、荀子、庄子及两汉的贾谊、杨雄、董仲舒等为代表,是侧重于对立因素统一融合的辩证法发展阶段[3],笔者尊重这个观点,并认为:《汉书·艺文志》"仁之与义,敬之与和,相反而皆相成也……"成为成语"相反相成"的语源,以及汉代《伤寒杂病论》开创方剂相反相成之配伍之先河这两个事实,均与当时的哲学思想倾向不无关系。因为尽管运用相反相成配伍存在多种目的,但总体上相反相成配伍是以对立性质的药味在同一方剂中的综合协作为基点,所以相反相成配伍在哲学上体现了中国古代辩证法思想中侧重矛盾统一性的认识。

3. **阴阳五行说** 中医阴阳五行学说是中医学术指导思想之一,源自《内经》,而《内经》的阴阳五行学说,目前认为与先秦的阴阳家言、《周易》及邹衍的思想有关[4],经过医学改造成为中医学的阴阳五行学说。此说认为阴阳互资、相制、消长、转化,五行相互生克承制,阴阳与五行之间都是既对立又互以对方为存在条件,从而维系生命体的稳态和健康。"亢则害,承乃制,制则生化,外列盛衰,害则败乱,生化大病"(《素问·六微旨大论》);"孤阴不长,独阳不成"(刘河间

《素问玄机病原式·火类》)。这些中医学术思想在方剂学中的体现之一,就是相反相成配伍的应用和发展。由于《内经》成书于秦汉时代,《内经》以及中医的阴阳五行说所反映的辩证法思想,同样属于这一时期对事物矛盾统一性的侧重和追求事物内部稳定的思想形态。

总之中医相反相成配伍,在哲学思想上,主要受自春秋至汉代,中国古代辩证法思想中强调对立因素统一相合的多种论说的影响,这些论说可集中表述为"相反者可相成。"其中《老子》"反者道之动"应是最早的思想渊源。但哲学对于相反相成配伍的影响不是直接或即时的,需要经过长时间的临床实践的体验和总结,而逐步产生。这是中医相反相成配伍的产生和发展,尤其理论上的总结,迟于哲学讨论的缘故。此外相反相成配伍在临床上的实践性,则是其存在客观性的依据。

(二)相反相成配伍的历史沿革

中医方剂相反相成配伍为十分普遍的思维和设方技巧,与中医其他学术一样,有发生发展的过程。

1. 起源于早期药味的盲目混施 相反相成配伍现象出现,可能自出现了中药复方,即产生了相反相成的配伍。如现存首部方书《五十二病方》,虽以单方居多,也有 79 首复方,其中存在寒热攻补混施的配伍现象。但这种相反药味的混施,并非理论的运用,而是早期方剂的探索和盲目,明显带有不成熟的经验性质。所以这一时期的方剂配伍,包括相反相成配伍,在中医方剂史上还不具备理论的意义。

2.《内经》奠定相反相成配伍早期思想 成书于秦汉时期的《内经》详于理论略于方治,全书仅载方 13 首,处方简朴,总体上反映了中医早期方剂的状况。对于相反相成配伍尚缺之具体、明确的论述。但《内经》对于相反相成配伍的影响,体现在两个方面:其一,《内经》所奠定的各种中医基础理论和思想观点,对后世实践和发展相反相成配伍起着十分重要的指导作用。如"谨察阴阳所在而调之,以平为期"(《素问·至真要大论》)。"无伐天和,无盛盛无虚虚"(《素问·五常政大论》)。以及治病必须"三因制宜"等等,均为相反相成配伍所应遵循的原则。其二,《内经》提出的某些反向思维的治疗方法,为后世实践与发展相反相成配伍提供思维线索。如《素问·至真要大论》指出:"风淫于内,治以辛凉,佐以苦甘,以甘缓之,以辛散之"。按五行属性分配,风属木,辛凉属金,"治以辛凉"即"以金制木"的意思,但又需防止过度的以金制木,故"佐以苦甘",因苦属心火,可制约辛凉(属金),同时"以甘缓之",即通过补土反制辛凉之药过度抑制风木,辛凉与苦甘是五行意义上的相反相成配伍。又"热淫于内,治以咸寒,佐以甘苦,以酸收之,以苦发之"。"治以咸寒"是以水制火之法,在制火的治疗之中,"佐以甘苦"即用甘味药,以土制约咸寒药物之水性,此即具有相反相成的意图。又《素问·六元正纪大论》提出"用寒远寒,用凉远凉,用温远温,用热远热"等等,都具有反向思维的特点。

3. 东汉张机奠定相反相成配伍临床基础 汉代张机(仲景)《伤寒杂病论》创辨证施治体系,是成熟地运用相反相成配伍最早的典范,所以一般认为中医方剂相反相成配伍以《伤寒杂病论》为先河。在该书中基本的相反相成配伍种类,如寒热并用、攻补兼施、表里双解、散敛共剂、升降相因、润燥相合、刚柔相济、苦辛分消、阴阳(气血)并治等,都可以找到方例。《伤寒论》113方,至少有79方运用了相反相成的配伍方法。《金匮要略》不计第二十三至二十五3节的方剂,共载复方198首,其中111首运用了相反相成配伍。所以从20世纪80年代中期至90年代,关于仲景相反相成配伍的讨论,构成了相反相成配伍讨论的主要部分,笔者检索到33篇相关文献(参考文献略),其中30篇都是关于仲景相反相成配伍的学术探讨。

4. 唐代好用相反相成配伍成风 唐代《千金要方》载方5300多首,不少方剂的配伍风格表面上与汉代《五十二病方》《治百病方》相似,较多寒热攻补共治一方的情况,既有结构简单的,如《伤寒第五》所载生地黄汤,仅生地、桂心2味药,疗小儿寒热进退,啼呼腹痛。也有组方复杂的,如《诸风第二》部分的大小续命汤,大八风汤,八风散等,此类方剂由于结合了寒热、攻补、升降、气血、刚柔等多种相反药味于一方,或选药奇崛繁杂[5],异于今天流行的知识,难以用现代方剂理论理解,但很可能其中另有组方起效的规律。

《外台秘要》是唐代另一部医学巨著,载方6000余首,其中收录了大量的唐以前的医术和方剂资料。论著规模虽超过《千金要方》,但是就方剂的时代水平而言不及《千金要方》更具代表性。

需指出,汉唐方剂学尚未在理论上对相反相成配伍作出总结。

5. 宋金元明方论推动相反相成配伍技巧 宋代很重视方剂的收录,仅政府就组织编写和出版了《太平圣惠方》《神医普济方》《太平惠民和剂局方》《圣济总录》《庆历善救方》《简要济众方》6部方书,历史上流传较多影响较大的为《太平圣惠方》《太平惠民和剂局方》和《圣济总录》三部。《太平惠民和剂局方》载方788首,较多方剂偏用辛散香燥之味,药性雄烈,使用不当或久用易生他变。但不乏以相反相成配伍而流传至今的名方。如五积散、参苏饮、败毒散、凉膈散、十神汤、甘露饮等,其配伍技巧近同《千金要方》。以风药的使用为例,治疗各类风症,风药之中常伍以扶正药,或佐以理气活血药疏理气机,从而加强风药的祛风作用,如消风散,于荆芥、防风、羌活、蝉蜕、藿香、僵蚕之中配伍人参、甘草、茯苓、川芎、陈皮、厚朴。十神汤以川芎、香附子、陈皮、赤芍助麻黄、紫苏、白芷、升麻、葛根解表等。《太平圣惠方》与《圣济总录》兼录汉唐遗方及宋代私人家藏方,而以《圣济总录》最为大观,载方2万余首,方剂的配伍风格承袭汉唐,重要的是在方剂理论上已有总结,并初涉相反相成配伍,《圣济总录·卷四治法·逆从》有一段:"从者反治,则一同二异,二同三异,又有从少从多之不齐"的记载,即运用从治法时,药性与病情的表面是相同的,寒因寒用,热因热用,但不是完全相同,而是存在一同二异,二同三异的相反相成的结构变化,这是对《素问·至真要大论》"从者反治,从少从多,观其事也"的发挥,在宋代民间医家的著述中也有相反相成配伍的,如严用和《济生方·补益》提出:"间有药用群队,必须刚柔相济,佐使合宜,可以取效。前贤之书,有单服附之戒者,正虑其肾恶燥也,既欲用一刚剂专而易效,须当用一柔剂以制其刚,则庶几刚柔相济,不特取效之速,亦可使无后患。"这段论述,对于刚柔相济、制害增效的配伍作用的阐述已很透彻。

金元明由于本草学、病机学等空前发展,以及(金)成无己开创方论之法研究方剂,注解了《伤寒论》,(明)吴昆又著述了历史上第一部全面运用方论析方的专著《医方考》,从而推动了方剂学的创新,相反相成配伍通过方论分析的形式获得长足的进步,一些医家的名言至今仍有效指导中医临床,如(明)张介宾"善补阳者,当于阴中求阳""善补阴者,当于阳中求阴"(《景岳全书·新方八阵》)。这一时期运用相反相成配伍的名方大量涌现,如九味羌活汤、柴葛解肌汤、败毒散、防风通圣散、生脉饮、补中益气汤、升阳散火汤、左归丸(饮)、右归丸(饮),等等。

6. 清代推高相反相成方论探讨,全面应用相反相成配伍于各科临床 清代是中医理论集大成的时代,方剂学的发展出现了两个趋势。一方面方论分析达到前所未有的高度,有关相反相成配伍的认识,在广度和深度上都有新的总结。既多片言只语,如程国彭(程钟龄)指出:"用药之机,有补必有泻"(《医学心悟·论补法》)。石寿棠说:"燥病治以润,不妨佐以微苦"(《医原·用药大要论》),又《医宗金鉴》注补中益气汤曰:"补中之剂,得发表之品而中自安,益气之剂赖清气之品而气益倍"等等。更出现了某些专论,张志聪写"寒热补泻兼用辩"(见《侣山堂类辩》)[6],结论是"寒热补泻兼用,在邪正虚实中求之则得矣。"周学海敏思博学,在《读医随笔》中著有"敛降并用""敛散并用"2节。举例治痢方中常加白芍、槟榔、木香、黄连等苦涩药,而不采取纯攻猛泻或单作固脱涩肠之治,以及钱仲阳以轻粉与巴豆、牵牛敛泄并用治疗痫症,而不单敛单泄,都是针对所患之证,病邪隐藏深伏,用上述敛降并用的相关药物才能较有效的祛除曲藏的病邪,不致伤正或留滞邪气。又倡明小青龙之麻桂与五味子、大青龙之麻桂与石膏、桂枝汤之桂枝与白芍,敛散并用,其中设五味、石膏、白芍的意图"非但虑其(发汗)伤阴,亦以津液不充,则邪无所载,仍不得出也",即五味子、石膏、白芍以及杏仁、黄芩等药味与麻桂同用,既防麻桂过汗,也可充盈胃汁,增养汗源,有助麻桂发汗。何梦瑶则对反佐之义作了极致的发挥:有真热假寒、真寒假热证之反佐,前者治以寒药,后者治以热药,称为"假反",因其药性并不背离病机的本质属性。有风火暴盛,痰涎上涌,闭塞咽喉之证,根据急则治标的原则,借辛热之品暂时急开其闭,这是"真反",因其药性与病机之本不符。有寒热错杂之证的反佐,是寒热并用,用其中之一反佐对方(主药),以避免顾此失彼的弊端。并指出:"知此诸义,则上病取下,下病取上,左病取右,右病取左,欲升先降,欲降先升,欲行先止,欲止先行等法,皆触类旁通矣"[7],等等。

另一方面,随着温病学说和辨证施治体系的成熟,临床处方风格转向清纯严谨。明代《普济方》为中国封建史上方书规模之最,但其性质仅为《太平圣惠方》《圣济总录》的扩大,有悖清代形成的方剂新风,因而对清代方剂发展的影响甚小。在此形势下,清代方剂相反相成配伍是在较为严谨的辨证施治框架内发展的,并成为清代学术发展的重要方面。其一,随着温病学术的发展,一些相反相成配伍方法在某些应用方向上极为深入,如攻补兼施主要体现在凉膈、清气、清营、凉血与养阴生津的组合上,达到了很高的水平,产生了大量的新方。如俞根初的"加减葳蕤汤"为滋阴解表代表方,吴鞠通所制"清营汤""清宫汤""化斑汤"等则是清营凉血护阴的经典方剂。又如升降相因法,杨栗山运用于热病治疗有杰出的发挥,创制以升降散为代表的系列方剂而闻名于世。

其二,清代,尤其晚清,临床各科都有发展,带动了相反相成配伍的应用,不仅创制了大量的新方,而且配制思维十分精细。如费伯雄《医醇賸义》所载自制方"蒙龙汤",主治肝火鼻衄,方用羚羊角、夏枯草、牡蛎、牡丹皮、牛膝清降肝火,又用茜草、茅根、鲜藕片凉血止衄,再伍川贝、麦门冬、石斛、南沙参润养肺津、助金制木。为预防润凉止涩的药味碍气致郁,复佐以少量荆芥炭、薄荷炭与他药升降相因,微微透泄气机,而且将透泄之药炒炭,则宣透之中又具止涩之性,方中麦门冬用青黛少许拌,使清肝润肺两者兼顾,突显以金制木的制方思维。全方14味药共清降、凉涩、润肺、透泄4个功能组合,主辅一体,互相呼应,结构严谨,于此可领略晚清时期许多医家制方技术的精妙。

7. 民国注入中西汇通新论 民国时期,中医学术最大的时代特点是在西医学术冲击之下,一些医家尝试中西医学汇通。这对相反相成配伍的应用有一定积极的影响。如张锡纯创制的镇肝熄风汤,即根据当时西医称中风为"脑充血"的认识,设牛膝、赭石、龙牡、龟甲等大队重剂镇逆之品,又根据中医肝主疏泄的理论,辅以川楝子、茵陈蒿、麦芽以条达肝气,两者升降相因。与张锡纯齐名、号称"南冉北张"的冉雪峰,学贯中西,对中医基础理论、本草方剂、临床证治等学术都按中西医汇通的思路作了大量的诠解和发挥。在方剂学方面除按新思维拟订部分新方之外,还对大量的古方予以新解,其中不乏相反相成的配伍内容。如分析《金匮要略》风引汤,称其中寒水石等6味石类药与龙牡均能镇定神经,大黄清肠,而桂枝、干姜、甘草则有强心复脉之功,该方适用于外风牵动内风,神志不宁合并心力衰弱之证[8]。释解《外台》铁精散(铁精一合、川芎、防风各一两、蛇床子五合），既用铁精为君，铁为人身重要元素之一，可资镇纳，复用较大剂量的蛇床子，以资兴奋[9]。冉氏对以上两方的解说都提示镇振互合的妙处。又如从两个层面解释麻黄汤中配置杏仁的意义：缓冲麻黄在生理上所致的剧烈作用。杏仁含氢氰酸，有助形成酸性溶液，从而有利于麻黄主要成分的溶解[10]。这等于说杏仁发挥对麻黄既制约又资助的相反相成的作用，等等。中西医汇通一派对于相反相成配伍虽没有进行独立的研究，但在思维上的影响延及今天，现代中医在一定程度上流行的融合现代中西医的学理、从而形成临床和科研思维，实肇始于民国的中西医汇通派。民国时期中西医汇通派的代表人物大多在相反相成配伍上还有其他发挥，如张锡纯以黄芪配知母，大黄配肉桂等，将中西医论说合璧，这是张锡纯、冉雪峰以及民国时期其他医家相反相成配伍实践中的一个新局面。

8. 近现代深入探讨　至宋至民国，相反相成配伍在长期的临床实践中，积累丰硕，精辟的论点颇多，但始终没有产生系统的理论总结，这个状况维持至今。1949 年以后，相反相成配伍在实践上，由于处于一个良好的社会和学术环境中，学术思维较历史上任何时期都少限制，更丰富活泼。尤其吕景山总结名医施今墨使用对药的经验，影响广泛，1982 年出版了《施今墨对药临床经验集》[11]，收录前人及施氏创制的对药共 24 类 277 对。此书至 1996 年又经修订增辑，改名为《施今墨对药》[12]，收录对药 292 对，笔者粗略统计，其中属于相反相成配伍的对药达 118 对。所谓对药，乃稳定的 2 味以上的药味配伍组合，一般为 2 味药，即一对一的固定配伍，少有一对二，二对二的配伍组合，故又称"药对"。比较成熟的相反相成配伍对药是配伍制方的重要依据。

"对药"又称"药对"，其词并非施氏首创，史载自汉以来先后有《雷公药对》《徐之才雷公药对》《新广药对》[13]三书。这三种书俱已亡佚，内容不详。据《嘉祐本草》载，徐之才的《药对》以众药名品、君臣佐使、性毒相反、及所主疾病，分类而记之，凡二卷，旧本多引以为据，言治病用药最详[14]。可见徐之才的《药对》，在内容上主要介绍当时对各种药物的名称、评价、配伍宜忌，药物在处方中的结构作用，及适应症的知识。与施氏所谓"药对"概念不同。由于徐之才的《药对》是在《雷公药对》的基础上增修而成，更鉴于中国古代知识传承的强大惯性，估计《新广药对》的性质不至于明显区别于徐氏《药对》。所以，施今墨发展"对药"应用，吕景山推广其经验，引起学术界的重视和研究，在中医方剂发展史上，较大可能为创举之事。但相反相成配伍在理论上的重要性并未受到重视，历版方剂学统编教材和参考资料与论著，以至于总结 20 世纪后半世纪方剂学成就的权威之作：《中医药学高级丛书·方剂学》（上、下）（李飞主编，人卫版 2002 年），都没有将相反相成配伍叙于方剂治法组方的正论之中，这个状态应在今后予以纠正。

参 考 文 献

[1] 金春峰.从范畴看中国古代辩证法思想的发展及其规律[J].哲学研究,1983(11):59-69.

[2] 李飞.中医药学高级丛书·方剂学(上)[M].北京:人民卫生出版社,2002:5.

[3] 金春峰.从范畴看中国古代辩证法思想的发展及其规律[M]//中国哲学范畴集.北京:
人民出版社.1985:154-179.

[4] 王洪图.中医药学高级丛书·内经(上)[M].北京:人民卫生出版社,2000:257.

[5] 李飞.中医药学高级丛书·方剂学(上)[M].北京:人民卫生出版社,2002:7.

[6] 高世栻.侣山堂类辩医学真传(合订本)[M].北京:人民卫生出版社,1983:72.

[7] 何梦瑶.医碥[M].北京:人民卫生出版社,1994:28-30.

[8] 冉雪峰.冉雪峰医著全集[M].北京:京华出版社,2004:300.

[9] 冉雪峰.冉雪峰医著全集[M].北京:京华出版社,2004:365.

[10] 冉雪峰.冉雪峰医著全集[M].北京:京华出版社,2004:389.

[11] 吕景山.施今墨对药临床经验集[M].太原:山西人民出版社,1982.

[12] 吕景山.施今墨对药[M].北京:人民军医出版社,1996.

[13] 何梦瑶.医碥[M].北京:人民卫生出版社,1994.

[14] 尚志钧,等.历代中药文献精华[M].北京:科技文献出版社,1989:154.

（此文原载于《实用中医药杂志》2005 年第 4 期,略作修改）

二、相反相成配伍的概念,适用条件及在方剂学配伍理论中的地位

(一)相反相成配伍的概念

文献中已经提出或意含的概念有:①在中医阴阳对立统一观点指导下,总结出来的配方规律。[1]②相互制约的配伍组合。[2]③一种配伍方法。[3]笔者认为定义相反相成配伍的概念应涵盖以下五个方面的因素。

1. **指导思想**　毫无疑问,学术界公认相反相成配伍是中医阴阳对立统一学说在方剂配伍上的运用,笔者也在前述"方剂相反相成配伍的思想渊源和历史沿革"中论证此种配伍受到战国秦汉时期"反者道之动""相反相成"的观念的影响。

2. **相反相成配伍之"相反"具特指性**　相反相成配伍的"相反"一词并非现代哲学辩证法理论中"矛盾"的同义词,"矛盾"系指事物的一切差异(区别),[4]而此处"相反"乃特指药物之间性味、功能、作用特点等方面对立的属性,如寒热、温凉、升降、刚柔、润燥等等,但不包括属性的程度或在方剂中作用配置地位的差异,属于古代所称"对待"的范畴,是中医学阴阳对立统一关系在药物相互作用关系上的反映。

如果将药性作用特点相同或相近的药味,配伍于一方之中,虽然药味之间存在药性的程度或作用配置地位(如君臣佐使)上的差异,仍属于相济相成配伍法(与相反相成同为方剂配伍二大基本技巧)。因此麻黄与桂枝、栀子与黄芩、白术与干姜虽然有差异,但合伍于一方,并不属于相反相成配伍的范畴,而是相济相成的配伍方法,作用是同性相增。而麻黄与石膏、柴胡与黄芩、桂枝与白芍则体现了寒热、表里、散敛相对立的配伍关系,可归于相反相成配伍。

3. 相反相成配伍的概念运用具有层次性 相反相成配伍是对药物相反相成规律的思维反映和运用,其思维运动可分解为思维模式和思维内容两个层次,前者是阴阳对立统一运动在方剂配伍思维上的表现,成为相反相成配伍的思维方法(思维规律、指导思想),为一种特殊的反向思维,是中医特有的临床思维方法。当形成了学术上的思维定势后,就转化为中医学的组方原则,属于中医治疗学的概念。后者为各种相反相成配伍方法及其归纳。即为寒热并用,补泻兼施等各种方法和全部相反相成配伍方法的总称。相反相成配伍方法的概念包括药味选择(属性组合)、药味的数量和剂量设计、相反相成配伍的药组在全方中的数量、以及药组或药味在方剂中的功能(位置)安排等等,是对相反相成配伍原则在应用上的具体认识。

4. 相反相成配伍在中药和方剂学的理论依据上带有明显的倾向性 中医配伍组方必须根据药味的药性知识和七情、十八反、十九畏等药味的性效组合关系,以及君臣佐使等方剂结构论说。相反相成配伍在具体方法上主要根据四气,升降沉浮,药味的作用特点(趋向、刚柔、润燥、动静等等),和七情之相杀、相畏、相恶等药味关系。少数依据或寓以五味、归经理论,如苦辛合化,上下并施。不排除罕见情况下,偶然或有目的的利用十八反、十九畏和七情相反的关系,系对于十八反、十九畏、七情相反等论说的突破,为超常规的配伍、目前一般不予承认,因而在相反相成配伍时很少应用。相反相成配伍方法之所以较少直接应用五味、归经理论而较多根据四气、升降沉浮及润燥等药味的作用特点进行配伍,原因是五味与归经在相反意义上的表达较含蓄,而且多义。而四气、升降沉浮、润燥、刚柔、动静、相杀、相畏、相恶等概念,不仅体现了五味、归经的内涵,而且其相反的意义直接明显,便于相反相成配伍思维的开展。君臣佐使不作为相反相成配伍的依据,系两者在方剂学配伍理论中的角度不同(详后),后者可成为前者的手段,故前者不能成为后者的依据。

5. 相反相成配伍规则 确定相反相成配伍应注意以下三个方面:

(1)相反的目的是相成:相反相成配伍是临床方剂配伍中反向思维的产物,但不是所有运用反向思维的配伍类型都属于相反相成配伍法:如(清)何梦瑶所谓"风火暴盛,痰涎上涌,闭塞咽喉,非辛热之品不能开散,不得已,暂用星、半、乌、附、巴豆等热药,是谓真反"。[5]这是实施急则治标的原则,体现了与常规逆治法对风火实证应当"以寒治热"的对立关系。又如上病治下（例：头面实火、痰火喘促选以大黄等下泻之药）、下病治上（例：以麻黄等宣肺治疗遗尿或小便不利）以及喻嘉言所创的用发散药治疗痢疾泄泻的逆流挽舟法，均意含着药物作用与症状表现在位势上的对立关系。还有气病治血（例：以归、芍、枣仁等润养肝血药味治疗肝气肝火之证）、血病治气（例：大失血急取独参汤大补元气以摄血生血）等治法所运用的药物配伍，体现的是药味作用通过人体生理上气血、阴阳之间的相资相济关系而向对立的作用层面转化，等等。以上诸种的配伍类型都是药性与病机属性上的对立而没有体现药味之间的性效既对立又相成的关系。因而不能归于相反相成配伍方法。只有这些方法与其作用相对立的药味相结合形成上下、表里、前后、三焦、气血、寒热等兼治的方法，其实质是将性效属性相反的药味组合成方，这样的配伍才是相反相成配伍法。即相反相成配伍方法是针对病证之病机，按理法要求和"逆者正治、从者反治"的原则，将药性功用相对的二味或二味以上的药味以一定的剂量关系同设一方的配伍方法，核心是药味之间形成性效属性既对立又相成的关系。相反相成配伍类型的界定必须以此为主要标准。

（2）相反相成不能增毒：从理论上说一切药性与性效配伍关系处于"对立""对待"状况的配伍都可作为相反相成配伍方法中的一种方法，但配伍后导致方剂整体增毒减效的方法不得成为合理的相反相成配伍方法。

（3）相反相成配伍类型存在约定范围：由于药味属性的多元性质，配伍中属性相反的机会极其普遍，类型的总结易于趋向琐杂。所以客观上对类型的界定含有约定俗成的因素，从而形成不太严格的范围。譬如调气与化痰、化湿配伍（痰气互治、湿热分消……）等，不单独列为一种类型，而是分属于寒热并用、苦辛合化等类型中。但这也为学术争论和发展留下了空间。鉴于目前对于相反相成配伍类型的认定还不统一，已提出的有：寒热并用、清温并用、水火互济、补泻兼施、消补兼施、散敛合化、敛降并用、敛泄并用、开合相济、润燥共剂、刚柔相济、缓急相合、动静相合、行止相伍、走守相合、升降相因、浮沉相合、苦辛合化、表里双解、上下兼施、气血兼治、阴阳合施、标本兼顾等等。为便于掌握和完善，笔者认为应本着：①范围相对确切，不失泛滥。②相互区别以定性为准。③同种属性或从属关系者应当归并一类的原则重新予以疏理。在上述 23 种类型中，寒热并用与温凉并用、水火相济，补泻兼施与消补兼施，刚柔相济与缓急相合，升降相因与沉浮相合都由于性质近同或彼此从属，所以可分别归并为寒热并用、补泻兼施、刚柔相济、升降相因 4 种。动静结合与走守结合，散敛合化与开合相济，敛降并用与敛泄并用，也均同义。而且动静结合又涵盖了散敛合化、敛降并用与行止相伍，故动静结合、走守结合、散敛合化、开合相济、敛降并用、行止相伍 7 种可归位动静结合一种。"阴阳合施"由于阴阳的涵盖范围太宽，故只将滋阴与扶阳共济一方的配伍作为一种,称为"阴阳相益"。"标本兼顾"由于"标本"的含义随情而变,其内容一般在治疗学的"标本缓急"项下叙述,而且具体应用涉及多种相反相成配伍方法,可分别归入其他相关类型之中,或者说其他多种相反相成配伍类型是实施"标本兼顾"的技术方法之一,不必单设为一种独立的相反相成配伍类型。据上所述,相反相成配伍类型大致确定为寒热并用、补泻兼施、润燥共剂、升降相因、刚柔相济、动静结合、苦辛合化、上下同施、气血兼治、阴阳相益、表里双解共 11 种。此外,七情相杀、相畏、相恶也常被应用于相反相成配伍。

根据以上讨论,相反相成配伍可定义为:在阴阳对立统一、"相反相成"的哲理指导下的一种中医方剂配伍原则与方法。目的是在一定的药味品种、制备工艺和剂量关系条件下,将寒热、补泻、散敛、敛降、润燥、升降、刚柔、动静、表里、上下、苦辛、气血、阴阳及相杀、相畏、相恶等性味、作用特点、配伍关系相对立的药味配伍在同一方剂中,以期提高或调整方剂的整体功能,减少不良反应。

(二)相反相成配伍方法的命名

自古以来,对相反相成配伍方法的命名除相杀、相畏、相恶等之外,普遍采用四字一句的主谓结构,即两个并立名词＋副词＋动词,如散敛合化、刚柔相济。其中并立主语是由分别反映被配伍在一起的药味的对立属性的两个词组成的,如寒热、补泻……等,而副词和动词则描述两个并立主语的统一关系。这是历史上根据汉语的表达特点和思维习惯,约定俗成的命名规则。有的相反相成配伍类型出现了多种表达,如辛开苦降、苦辛通降、苦辛分消、苦辛合化,根据这个规则,当以苦辛合化为是。

(三)相反相成配伍的适用条件

相反相成配伍并非无条件的总能产生良好的临床疗效的配伍,掌握适用条件是争取主观思维与客观情况统一的重要环节。

1. 病机复杂矛盾　临床对于病机单纯的病证可选择性效近同的药味组合即相济相成配伍法治疗。但对于病机复杂、寒热虚实表里阴阳并存的病证,只使用相济相成法,易陷顾此失彼之困。程门雪引喻嘉言之言:"中风乃杂合之病,必须以杂合之药治之"。[6]凡一切病机杂合的病证,在一定条件下都可以使用杂合之药治疗,相反相成配伍是组织药物杂合的技巧之一。例如疮痈初起,热毒蕴结血分,疮痈局部红肿热痛,甚至患者身热,但由于邪涉卫表,邪正交争,又有恶寒、体痛等症状,这时可在清热解毒活血消痈的基础上佐以适量辛温疏解之品,此为表里、寒热兼用法,如仙方活命饮中金银花等清热解毒药与防风、白芷的配伍,其中辛温疏解药既可解表而减轻全身症状,也有利气机流通,进而加强清热解毒药对局部热毒的清泄。

2. 病证存在由已知病机急剧向另一种性质对立的病机演变的趋势　例如暑温初起,因温邪在表而发热恶寒,但其入里、热炽伤阴之势十分迅速,此时虽需解表,但既要忌辛温之药助温伤阴,只能选用微辛微温之品如:葱白、豆豉、蝉蜕、薄荷等药为妥,也要早早截断温邪入里、气分热炽、入营入血之势,故需配伍金银花、连翘、天花粉、石膏、板蓝根、鱼腥草、麦门冬、生地黄等辛凉清泄、解毒护阴的药味。

3. **病证的病因病机性质与天时地理环境因素的属性相矛盾** 如暑天感寒,尽管因寒邪束表而恶寒、体痛、无汗,但由于暑令炎热夹湿,常化热伤津、湿困脾胃,就不能循冬季风寒表证纯用辛温的治法。《温病条辨》的新加香薷饮,以香薷辛温芳香、解表化湿为君,又以金银花、连翘、鲜扁豆花辛凉清透兼芳香化湿为臣,两者寒温并用,治疗此证十分有效。

4. **病机在药物作用下,可能产生部分的不良趋势** 如:气虚脉浮大者,当用重剂参芪补益,但因为患者虚气失持,容易浮动,单用参芪可导致口渴、心烦、失眠等不良反应,可在参芪等甘温升阳之中酌加五味子、山茱萸、龙牡等酸敛沉降之品,以制约甘温升阳所诱发的虚气浮动,此即升降合化配伍。

5. **病证标本矛盾但需要兼顾** 李杲(东垣)论治脾胃元气损伤、阴火外发之证,其元气虚损为本,阴火外发为标,多一方面用参、芪、术、草、归、柴、葛、羌等甘温辛升之味益气升阳以治本,又选几味苦寒清降泻火的药味,如丹皮、栀子、黄连、黄柏、知母等以治标,寒热兼用,标本兼顾,其法称之为"甘寒除火热"即升阳泻火法。

6. **需要反制药物不良作用** 此即运用七情相杀相畏配伍关系的相反相成配伍法。如附姜药性刚燥峻急,可伍以甘草、白蜜柔缓相制,为刚柔相济的配伍法。又如半夏入方,伍以生姜同煎能制其小毒之性等等。

7. **利用反佐增效** 根据阴阳互根、五行承制的机制,利用药性反佐来提高方剂的整体功效。如张介宾(景岳)镇阴煎主治阴虚于下、火浮于上的血证,该方以大剂量熟地滋养肾阴为君,又配伍少量附桂,发挥引火归元反佐熟地的作用。左金丸以小量吴萸配伍6倍的黄连,在清肝泻火之中用一点辛热反佐,使清而微疏,以提高疗效。

8. **利用反佐提高机体受药能力** 病重邪甚既需重剂专药急治其病,又虑病体格拒不受,可酌用性味相反之药反佐,提高机体的受药能力。如治疗伤寒戴阳证的通脉四逆加猪胆汁汤,方中重剂附姜,用猪胆汁苦寒反佐以纳浮阳。又温毒炽盛,使用重剂清热解毒药则易致呕吐,可适当配伍姜汁、半夏、陈皮等温胃降气药味。

9. **去性存用** 《内经》指出"逆者正治,从者反治",实际上无论逆从,中药治病最基本的都是借药物之性克病证之弊,针锋相对于病机的治法称为正治法或逆治法(相逆于病机属性),即寒者热之、热者寒之、虚者补之、实者泻之,等等,"从者反治"的反治法是指治法性质与病证部分现象的性质相同而言,但相对于病机,其治法仍然为针锋相对之治,因而反治法的实质仍然是正治法。正治法是最本质的治法。但当需要某药的某种功能治疗疾病,而其药味属性与病机属性一致,并不相对,因而违背正治原则,这时可以通过相反相成的配伍,制其性味,存其功用,使方剂总体属性仍然保持正治的原则。如:大黄附子汤和温脾汤都是治疗阳虚寒秘的方剂,方中大黄性味苦寒,与病机的虚寒相忌,但又需用其泻下逐结的作用,就分别配伍附子、细辛和附子、干姜,用温热之药抑制大黄的寒性,又不碍其通腑的作用。

10. 利用药性对立关系控制方剂整体作用的力度 中医治疗思想在于平调阴阳,病重药轻固然无济于事,但药之性味功用过于厚重,有时会产生弊端。所谓欲速则不达。使病药相宜的方法之一,即有意利用药性寒热、刚柔、润燥及相恶等对立关系,抑制主药的治疗力度,这在慢性病的治疗中,尤其对羸弱难任大攻大补之体时常见采用。笔者认为在汉唐方剂中常多相反相成杂合配伍,其中可能的一个目的,即在于调节方剂整体的作用力度。

(四)相反相成配伍在方剂学配伍理论中的地位

历史上出现多种方剂学理论,七方十剂是由古人提出的方剂分类参考标准,但不是配伍理论。讨论相反相成配伍在方剂配伍理论中的地位,主要涉及与君臣佐使、中药七情、方剂八法等有关方剂配伍组方理论的关系。了解这些关系,就等于认识了相反相成配伍的理论位置。

1. 与君臣佐使理论的关系 《内经》提出的君臣佐使理论是方剂学经典的组方原则,其实质是关于方剂的组方结构规律。有人将相反相成配伍附属在君臣佐使的原则内,并局限于佐药的范围[7]。实际上相反相成配伍不仅可作为佐药发挥作用,也可以在君、臣、使任一单个结构环节中发挥作用,还常常以君臣、君使、臣佐、臣使及佐使(较少)的组方关系出现。相反相成配伍体现了药味之间的对立统一作用,而君臣佐使则偏义组方结构,可见两者的概念并不相同。两者都是方剂学重要的配伍组方原则,但相反相成配伍又是实现君臣佐使组方结构的一种方法,因而是比君臣佐使更基本的配伍原则。

2. 与中医七情的关系 《神农本草经》提出药物组方有单行、相须、相使、相畏、相恶、相杀、相反 7 种情况,即"七情"之说。七情说在教材中多列于中药学而非方剂学中介绍。"单行"即使用单味药形成单方,"相反"为两种或两种以上的中药配伍一起可产生增毒效应,因而成为配伍禁忌。相须、相使涵盖了所有药性相类或部分作用近似的药味的协同配伍效果,可归于相济相成的配伍法。相杀、相畏是药味不良反应抑制与被抑制的效应关系,为典型相反相成配伍关系。相恶表示药味配伍可降低治疗作用,有时列为配伍禁忌,但在方剂整体目标作用内也可以使用,以达到制约不良反应,或抑性存用,或控制作用强度的目的,也属于相反相成配伍的方法之一。由此可见,七情是关于药味配伍作用类型的论说,同样属于组方配伍的基本原则,但因为包含了单行,相济相成和相反相成及配伍禁忌四个方面,而范围较广泛,但在相反相成配伍这一理论领域内,七情的相杀,相畏,相恶,仅仅是相反相成配伍所运用的部分方法,所以七情与相反相成配伍是互补的。

3. 与"八法"关系 (清)程国彭(程钟龄)有方剂"汗吐下和温清消补"八法之说,八法不是药物配伍的八种方法,而是指方剂的八种功能,相反相成与相济相成配伍,及君臣佐使等都是实现方剂八法功用的理论手段。所以八法与相反相成配伍在概念上本不相混淆。但是由于八法中的"和"法(和解法)常应用于相反相成配伍,达到和解结杂、平调阴阳的目的,因而两者易于模糊区别,如蒲辅周认为"寒热并用,补泻合剂,表里双解,苦辛分消,调和气血,皆谓和解"。[8]

综合各医家关于"和法"较清晰明确的观点,和法有以下 4 项性质:①"和"法针对复杂病机。[9]②"和"法结构复杂。[10]③运用多种治疗方法于一方之中,而且常运用相反相成配伍。[11]④"和"法作用平和,意在疏解平调。[12]

"和"法的确与相反相成配伍关系密切,最早以"和"法施治的小柴胡汤证,以及后世扩大"和"法于肝脾不和、胆胃不和、脾胃不和等症,均属于寒热错杂、升降失常、虚实相兼、脏腑之间阴阳五行关系不和之证。应用相反相成配伍构成"和"法几乎是不易的惯例。但相反相成配伍是实现"和"法的技术手段,而且体现"和"法的相反相成是一种特殊的相反相成配伍,即作用必须和缓,能够疏解与平调复杂的病机。如果使用作用峻烈或厚重的药味进行相反相成配伍,则形成大攻大补之方,如通脉四逆加猪胆汁汤中的附姜与猪胆汁的配伍,以及左归、右归的阴中求阳、阳中求阴之配伍,均非"和"法。所以"和"法之中的相反相成配伍是一种特殊的相反相成的配伍运用。况且和法与其他八法所运用的配伍方法不仅相反相成配伍一种,相反相成配伍也不限于"和"法。彼此之间在理论上、方法上仍然是互补的。

综上所述,相反相成配伍是方剂学基本的配伍理论之一,是与相济相成并立的最基础的配伍原则和方法,是构成方剂"君臣佐使"结构和实现方剂"八法"功能的理论基础与方法。相反相成配伍受到包括七情相杀、相畏、相恶在内的药性功用和相互配伍关系等知识的指导,同时七情相杀、相恶,也成为相反相成配伍所采用的方法。

参 考 文 献

[1] 蔡妙珊. 对立统一规律在方药配伍中的应用[J]. 中国医药学报,1992,(6):7.

[2] 莫文先. 谈《伤寒论》中相反相成配伍应用[J]. 时珍国医国药,1998,(6):483.

[3] 张临平,等. 谈谈方剂组成中相反相成的配伍[J]. 陕西中医函授,2002,(2):15.

［4］毛泽东．毛泽东选集［M］.北京:人民出版社,1968:282.

［5］何梦瑶．医碥［M］.北京:人民卫生出版社,1994:29.

［6］程门雪．金匮篇解［M］.北京:人民卫生出版社,1986:45.

［7］李三保．相反相成临证应用体会［J］.长治医学院学报,1993,(4):454.

［8］陈可冀．蒲辅周医疗经验［M］.北京:人民卫生出版社,1976:36.

［9］周学海．读医随笔［M］.南京:江苏科学技术出版社,1983:151.

［10］陈可冀．蒲辅周医疗经验［M］.北京:人民卫生出版社,1976:36.

［11］李三保．相反相成临证应用体会［J］.长治医学院学报,1993,(4):454.

［12］张景岳．景岳全书［M］.上海:上海卫生出版社,1958:975.

（原文载于《实用中医学杂志》2005 年第 8 期,略作修改）

三、"苦辛合化"配伍

"苦辛合化"又称苦辛通降,苦辛分消或辛开苦降(泄)是方剂相反相成配伍一种具体运用。丁光迪在《中药的配伍运用》(人民卫生出版社,1983 年)一书中曾以苦辛通降为目做过较为详尽的例解。本文则试对其配伍规律阐述如下。

（一）概念

苦辛合化配伍系针对寒热互结、痰气交阻、湿热胶着、气机郁结的病机将苦味降气、降火之药与辛味通气、化痰、温宣合用,协同发挥开通气机、散结消痞、调和寒热、清气除湿的作用。用以主治胸脘、肺胃、脾胃、肝胆以郁结为特征的证候,属于相反相成配伍的一种药味配伍方法。"苦辛合化",别称苦辛通降、苦辛分消、辛开苦降(泄),正说明这一配伍方法。利用苦辛相反相成对寒热、痰气、湿热以及气结痹滞交阻的状态予以通降、分消、开降的治疗特点,但通降、分消、升降均各自描述苦辛共组后的部分作用,故以"苦辛合化"为名称较为全面。

（二）药物运用

"苦辛合化"在药物运用上,苦味药不外苦寒降火与苦燥降气两类,辛味药则有辛通理气、辛开化痰、辛芳化浊、辛宣通阳之类。

苦寒:黄芩、黄连、黄柏、栀子、龙胆草、苦参、胡黄连等。

苦降:枳实、厚朴、陈皮、槟榔、苦杏仁、射干等。降而不苦的药不在此列,如代赭石、石决明等。

辛通理气:柴胡、郁金、香附子、紫苏叶、紫苏梗、香橼、佛手、砂仁、木香、丁香、玳玳花、青皮、乌药、枳壳等。

辛开化痰(化湿):半夏、白附子、天南星、瓜蒌、桔梗、白芥子、皂荚、枇杷叶、淡豆豉等。

辛芳化浊:香薷、白芷、藿香、佩兰、苍术、白豆蔻、草豆蔻、石菖蒲、荷叶、扁豆花等。

辛热通阳:生姜、干姜、桂枝、细辛、草果仁、薤白、吴茱萸、益智仁、荜拨、荜澄茄、高良姜等。

以上分类只具有相对的简略意义。因为大多数药物的功能属性有程度的差异和多样性。例如瓜蒌、淡豆豉、桔梗、白豆蔻、枇杷叶在叶桂(天士)《临证指南医案》中都是微辛药。而栀子、陈皮、苦杏仁、射干为微苦药。苦参一味药不仅苦寒,还有辛开的一面,故可与当归、贝母配伍即《金匮要略》当归贝母苦参丸,笔者用于下焦郁热之证的二便不利。枳实、厚朴、陈皮不仅苦降,苦降之中还能辛通畅气。则苦参、枳实、厚朴、陈皮本身就是苦辛合化之味,临床应用可视病证需要,在配伍上或加强苦降,如厚朴合黄连,或加强辛通,如厚朴合枳实。此为同一药味的不同药性,因配伍而定。又如麻黄合厚朴,则麻黄为辛开,厚朴为苦降。黄连与厚朴,则黄连为苦降,厚朴为辛开。同样,陈皮合枳实,陈皮为辛开,枳实为苦降。桔梗与陈皮,则桔梗为辛开,陈皮为苦降等等。此外剂量的变化有时会影响药性,如(元)徐国祯《御药院方》封髓丹以黄柏、砂仁、甘草、肉苁蓉为方,方中黄柏、砂仁俱应重用(煎方黄柏30g、砂仁15g),则具有降散头面部郁火于下的功能。但小剂量应用,这一作用不明显。所以如此,因药味之药性的多样性,由于配伍剂量的变化而产生作用的偏移。此外,经验与视角对药物作用的评价和归类也产生了一定的作用,导致对同一种配伍功能的认定不一致。但有关药味配伍之后强化了协同作用,这是可以运用的客观依据。

(三)配伍规律

根据二类苦味药合四类辛味药按一类苦对一类辛的相反相成配伍,可产生9种配伍方式。

1. 苦寒与苦降配伍 用于湿热或湿滞化热的居多,因其中苦降药本身兼辛散之性,故属于苦辛合化的一种类型。

(1)王氏连朴饮:黄连、厚朴、半夏、栀子、鲜石菖蒲、豆豉、芦竹根。方中黄连、栀子苦寒降火,厚朴、半夏苦燥降气散气。此方主湿热证之腹泻、霍乱。

(2)枳实导滞丸(《内外伤辨惑论》):枳实、黄芩、黄连、大黄、茯苓、泽泻、白术、神曲。方中黄芩、黄连、大黄、苦寒降火,枳实苦燥降气,此方治疗积滞生湿热之证。

2. 苦寒与辛芳配伍 也用于湿热证。如:

(1)甘露消毒丹:滑石、茵陈蒿、黄芩、石菖蒲、川贝、木通、藿香、射干、连翘、薄荷、白豆蔻。方中黄芩、射干与藿香、薄荷、石菖蒲、白豆蔻共成苦寒与辛芳之配,用于湿热、湿温,邪在肺胃气分或邪阻中焦又下注膀胱或大肠而湿热并重之证。

(2)苍术与黄柏:即二妙丸,主治下焦湿热之证,其证湿热混结、气机痹滞故需既能开气,又能清热,也具燥湿的药性治疗,则苍术辛芳燥湿、黄柏苦寒燥湿,合而为清、开、燥三性兼备的配伍。但临床实际应用并不拘泥于下焦,凡各科湿热、湿毒之证都有应用的机会,其脉象弦滑或滑满而数,舌苔淡黄腻或黄腻为使用苍术与黄柏的条件。

3. 苦寒降火与辛通理气配伍 常运用于湿热交阻或热郁气滞之证。

(1)黄连、苏叶:薛生白《湿热病篇》第一十七条:"湿热证,呕恶不止,昼夜不差欲死者,肺胃不和,胃热移肺,肺不受邪,宜用川连三四分、苏叶二三分,两味煎汤呷下即止。"注意二味药俱宜轻用,而且黄连重于苏叶。

(2)黄连、木香:如香连丸,以黄连苦泄湿热,木香理气止痛用于湿热痢疾和热利。

(3)黄连、香附:(明)韩懋《韩氏医通》载黄鹤丹,用香附一倍于黄连为方,理气重于清热。作用:理气清火,主治气郁化火,以气郁为主之证。

(4)柴胡、黄芩:这一对配伍是柴胡剂的核心,其作用有二,其一,辛开苦降,双解表里;其二,通调气机,平衡表里和三焦气机逆乱。

4. 苦寒降火与辛开化痰配伍 适用于寒热错杂,痰热互结的痞证、结胸证。根据寒热和湿热偏重偏轻,或以苦寒为主,或以辛开为主,也有苦寒、辛开并重。如:

(1)小陷胸汤:用半夏、瓜蒌辛开化痰,黄连苦降泄热,主治痰热互结心下,胸脘痞满。疼痛拒按,即小结胸证。此为辛开重于苦降的配伍。

(2)黄连黄芩汤(《温病条辨》):主治温病热扰阳明,干呕、口苦而渴,又夹秽浊,致中焦热郁,气机失降。方中用黄连、黄芩共泄中焦阳明之热,又配伍豆豉、郁金辛开化浊。这一配伍苦降重于辛开。

(3)半夏泻心汤:方中半夏、干姜辛开化痰兼温中,与黄连、黄芩苦寒泄热燥湿合而为一组苦辛并重的配伍。主治中焦寒热错杂、痰热内生、升降失调的心下痞满、肠鸣下利之证。

5. 苦寒降火与辛热通阳配伍 此种配伍多针对寒热互结病机,视病位与病机细节不同,选配不同的药味组合。如:

(1)栀子配生姜、豆豉(栀子生姜豉汤):治疗胸有郁结而懊侬,胃中有寒而呕吐之证。

(2)栀子配干姜(栀子干姜汤):治疗胸有郁结而身热不除、微烦(上热),兼脾阳不足而下利腹痛(下寒)证。与此相似的配伍尚有黄连配干姜,见于半夏泻心汤中。其所治之心下痞满、呕而发热为上热,肠鸣水泻为下寒。这二组配伍所治下寒相同,但上热有异,故苦寒降火的药味分别选择栀子或黄连。

(3)黄连配吴茱萸:常用于肝胃不和,寒热错杂的病证。并根据证候偏于肝火,或偏于胃寒,抑或两者兼重而设计连萸的剂量,分别形成左金丸、戊己丸二张方剂。其中左金丸连萸比例为6：1，吴茱萸小用其量以发挥辛通气机而非温中除湿的作用。故左金丸的作用以黄连清火为主，但其火因气滞而郁，借一点吴茱萸辛热之性产生通气之功，这是较特殊的苦寒降火与辛热通阳的配伍方法。戊己丸方出《太平惠民和剂局方》，方中黄连、吴茱萸、白芍各5两。吴茱萸、黄连等分，其中吴茱萸作用为温胃除湿，与黄连苦寒清热合并，运用于肝胃不和、脾湿泻利之胃痛以致腹痛、腹泻或湿热泻利、腹痛证。

栀子与吴茱萸、香附配伍名栀萸丸。与左金丸、香连丸比较，苦寒较弱，辛通较重，药性入肝胃，故适用于肝胃气热之痛。

《医学纲目》左金丸，药用黄芩、吴茱萸（研末为丸），以白术、陈皮煎汤送。作用：清肺热、泄肝火，主治肝火胁肋刺痛、往来寒热、头目作痛、泄泻淋闭。其中芩萸配伍与左金丸有相似之处，所以用黄芩为苦降药，因病位在肺肝之故。

清末民国时期一些时方医家治疗时感的方剂，常用生姜与绿茶为使药，也属于苦寒与辛通宣阳配伍之例。

（4）黄连、黄芩与干姜：这一配伍是半夏泻心汤、生姜泻心汤、甘草泻心汤以及干姜黄芩黄连人参汤经典的药法，专用于中焦寒热错杂之证。其中中焦之热为口苦、脘痞、胸脘烦热、脉数、舌红等症，中焦之寒表现为肠鸣辘辘、水泻等症。又黄连合干姜见于黄连汤和乌梅丸方，同为中焦甚至下焦寒热错杂的药法。笔者经验，即使中阳不足所致的腹泻证，在理中汤中伍入黄连一味苦药，比不用黄连效果更好，由此可见相反相成配伍的作用实非直线思维所能解释。

6. 苦降与辛通理气配伍 多用于疏郁散气，治疗胸腹胀闷等证。如大小承气汤中的枳实与厚朴，为腑实证之结气、腹部痞满胀痛而设。其他如：枳实与郁金、杏仁与陈皮、枳实与乌药、枳壳与香附等等，一苦一辛，通气、消胀、解痛都很常用。

7. 苦燥降气与辛开化痰配伍 主要应用于痰气互结、湿滞气阻的病证。方例：

（1）半夏厚朴汤：半夏苦燥化痰，厚朴辛通宽气，这也是一组常用的苦辛合化的配伍，但这一对配伍在药性上存在交叉，即半夏苦燥为主，仍具辛通降气之性，厚朴宽气为主，有燥化湿浊之功。传统经验用于痰气互结的梅核气等证，但慢性喉痹属于此病机者也可运用。

（2）半夏、陈皮：为二陈汤的主要配伍，配伍后的药性与半夏、厚朴几乎相当，彼此之间也存在苦燥与辛通的交叉。但应用则更广，凡痰证都会应用到这一配伍，但应理解痰证的病机多由痰气互结而致痰滞不化、不畅。

笔者治疗慢性咽炎，自感有异物壅堵，查看咽壁窗肉累累（淋巴滤泡增生），喜在辨证处方中配入制白附子或制天南星，又合陈皮。肺炎而肉芽肿形成，肺炎年年原处发作，则在辨证处方中加入山慈菇、陈皮、莪术。这两种配伍比较半夏、陈皮疗效更优,但思路从二陈汤之半夏、陈皮的配伍而来。

以上两对配伍一辛通一苦降的认定是相对的,彼此之间存在药性交叉,即半夏苦燥为主,苦燥之中有辛通之性,厚朴、陈皮辛通为主,辛通之中含苦燥之性。

(3) 杏仁、白豆蔻、橘皮、桔梗:叶桂治疗湿温病胸脘痞闷创造杏、蔻、橘、桔的配伍经验,称之为微苦(燥)微辛(通)法。即运用微苦的杏仁、陈皮与微辛的白豆蔻、桔梗组合(其中陈皮微辛兼微苦),在微苦微辛之中除湿散气,也属于化痰开痞与苦燥降气的配伍。后《温病条辨》三仁汤中兼备半夏、厚朴与杏仁、白豆蔻,苦燥降气、化痰开痞,与微辛微苦药物共处一方之中。而上焦宣痹汤(豆豉、郁金、射干、枇杷叶、通草)方中豆豉、郁金与射干、枇杷叶也是微苦微辛配伍。

本人经验:舌苔白腻而较板滞者需苦燥与化痰并重。舌苔白腻而疏松,患者脾胃虚弱者,可用微苦微辛法。三仁汤二者兼备,用于湿温初犯,病在上中焦气分。方中药物的剂量还需视患者情况调整。

(4) 枳壳与桔梗:为一组苦降与辛开化痰的组合,有开上降下之功,咳嗽、胸闷、痰吐不利时几乎必用,也可以移用于胃脘痞满,或腹胀、大便不畅。

8. 苦燥降气与辛热通阳配伍 适用于痰饮与气互结所致胸痹或脘痞。如:

(1) 桂枝生姜枳实汤:将枳实之苦降与桂枝、生姜之辛热开通结合,主治由水饮而致之胸脘痞痛。根据《金匮要略》的成法,在此种配伍中常辅以辛温理气药或化痰开痞药,从而加强辛热通阳的作用。如下述之(2)(3)方例。

(2) 橘枳生姜汤:以陈皮佐生姜辛开,配伍枳实苦降,这较单用生姜、枳实的作用要强。

(3) 枳实薤白桂枝汤:方中桂枝、薤白与瓜蒌、厚朴结合,明显的比单一的桂枝与枳实或薤白与枳实的配伍有力。此种配伍运用于痰饮结滞、气闭不通的胸痹或脘痞重证。

(4) 四苓加木瓜厚朴草果汤(《温病条辨》):方中厚朴、半夏与草果系二味苦降与一味辛热的配伍。此种配伍也见于达原饮中的厚朴、槟榔与草果,用于寒湿或湿滞痞满较重的病证,以舌苔厚滑或秽糙厚腻为特征,为较强的胜湿行滞的药组。

9. 苦降与辛芳配伍 对于湿邪、湿浊之证,因湿性黏滞,故需燥中带开散,配伍辛芳化湿畅通气机,则药效较充分。

(1) 苍术与厚朴:方见平胃散,是同二陈汤中半夏、陈皮一样普遍运用的配伍。苍术辛芳,厚朴苦温,两者相合,则针对寒湿之气凝,具有温散除湿之功,所以所治之证,其脉当滑中显濡缓,舌苔为滑、腻之象。由于痰湿为相近之邪,对气机、气化的影响也相似,故苍术与厚朴、半夏与陈皮每每合于一方之中,以加强除湿化痰的药力。

（2）藿朴夏苓汤（见何廉臣《重订广温热论》）：藿香、厚朴、半夏、茯苓、杏仁、薏苡仁、白豆蔻、猪苓、豆豉、泽泻。方中藿香、白豆蔻为辛芳药，厚朴、半夏、杏仁是苦降药，针对寒湿或湿温湿重热轻证。

（3）藿香正气散（《太平惠民和剂局方》）：藿香、大腹皮、白芷、苏叶、茯苓、白术、陈皮、半夏、厚朴、桔梗、甘草。方中藿香、白芷归辛芳类，陈皮、半夏、厚朴为苦降类，在苏叶、大腹皮、白术、桔梗、茯苓甘草的协助下，是除湿和胃的名方。

以上所述皆为苦辛各类药性组合形成一类苦对一类辛的配伍。但临床制方往往可以形成多味药物、多种药性较复杂的配伍。如：

（明）《温病条辨》小陷胸加枳实汤，在小陷胸黄连、半夏、瓜蒌之中加一味枳实，形成一味苦寒（黄连）、二味苦降（半夏、枳实）和一味辛开化痰（瓜蒌）的组合方式。连枳与半蒌在消痞除满的方面强于小陷胸汤。此方吴氏用于阳明暑湿、水结在胸之证。又如乌梅丸中黄连、黄柏与干姜、细辛为二苦与二辛关系的寒与辛热配伍的例子，用于下焦寒热错杂之证。又如王氏连朴饮，方中黄连、栀子、与半夏、厚朴，又与石菖蒲、豆豉构成苦寒、苦降、辛芳、辛开四重药性的苦辛合化配伍等等，方例极多，不能一一赘述。说明同所有其他配伍技巧一样，苦辛合化在临床上的运用有较大的变化与发挥空间，掌握宗旨和积累经验是把握这一配伍技巧的要点。故对于这一种配伍方法应从大处着眼、小处机变，而不必逐一死守前人的既成药例和处方。不然加上中医方剂其他配伍技巧在内，会陷入记不胜记的困境。但确实应当记住常用的、经典的配伍经验，否则有架空任何配伍技法的失误。特别强调无论苦辛合化采用何种形式，总以病机和药性为据。通过实践验证其疗效，既有规律可循，又具有很大的临床发挥空间。主要应理解，苦辛合化配伍系一种针对寒、热、湿、痰、气等病邪不同程度混处致气机痹结之证，将祛邪与开结散痹、通调气机的作用融合为一的配伍方式。

（注："苦辛合化配伍"2010年初稿，2013年春、2015年秋两次修改，作为专业人员继续教育讲座之用）

第二节　双解法讨论与发挥

双解法是一种治疗方法，但不是一种配伍方法，不属于相反相成配伍规律范畴，但选药组方可以运用相反相成配伍。例如麻黄、桂枝与黄芩、知母配方，既解表寒，又清肺热，是典型的双解法，运用的方剂配伍又是典型的温寒并用、相反相成配伍。但双解法也可应用相济相成配伍，如桂枝与干姜、草果组方，外解表寒，内除寒湿，也是双解法，所用配伍则属相济相成。

"双解法"自古以来就是一种常用的治法，但在理论上长期未给予足够的重视。如"双解法"一词在权威的《简明中医辞典》中就未收录，仅记载"双解散"条，条下列述《宣明论方》《疫痧草》和《疡医大全》3张双解散。

近年来，网上"中医百科"已置"表里双解法"一词，其叙述颇详："凡是使用具有表里同治、内外分解作用的药物，以解除表里证的方法，称为表里双解法""凡表证未解、里证又急者，仅用表散，则在里之邪不得去，仅治其里，则在外之邪亦不解，这种情况下，就必须考虑表里双解法，表里同治、内外分解，使邪气迅速消散。"而且别指出本法适用于表里俱重之证，如果表重里轻或里重表轻就不适合用表里双解法。

回顾古中医文献记载，如《伤寒论》中几张柴胡剂以及关于合病、并病及表里俱病的条文中就有用表里双解法于表里证的运用。

96条、266条小柴胡汤主治往来寒热、胸胁苦满等症就是表里相兼证，笔者另有专文讨论（详"伤寒少阳病讨论与小柴胡汤应用"）。可以说小柴胡汤从应用之普遍、之重要而言，是古往今来双解第一方。其他所有的柴胡剂，如柴胡桂枝汤、柴胡桂枝干姜汤、大柴胡汤以及柴胡加芒硝汤等也都属于双解剂。如：

第146条："伤寒六、七日，发热微恶寒，支节烦疼，微呕，心下支结，外证未去者，柴胡桂枝汤主之。"其证微恶寒，支节烦疼为太阳表证，又并兼微呕，心下支结少阳里证，以柴桂解外，黄芩清里，人参、半夏、芍药、枣、姜、草扶中和里，共达表里双解之功。

第147条："伤寒五、六日，已发汗复下之，胸胁满微结，小便不利，渴而不呕，但头汗出，往来寒热，心烦者此为未解也，柴胡桂枝干姜汤主之。"此条证属太少并病、热郁于上（往来寒热、胸胁满微结，口渴不呕，心烦），兼阳虚、气不化津（但头汗出，小便不利，不呕），以柴、桂解外，黄芩清里热，栝楼根生津，姜、桂助阳化气，牡蛎散里结，也臻表里双解之效（其他柴胡剂原文略示）。

此外《伤寒论》麻杏石膏汤、大小青龙汤及163条主治外证兼利下不止、心下痞硬、表里不解的桂枝人参汤就方剂结构而言，都属于表里双解之剂。

《伤寒论》之后，《外台秘要》引《古今录验》阳旦汤，即桂枝汤加黄芩（注：阳旦又为桂枝汤别名，非此阳旦汤），也是典型的外解风寒之表、内清里热的表里双解剂。

（金）刘完素（河间）认为"六气皆能化火"，感证在表证阶段并非只有外邪，还有"怫热郁结"于表。提出予石膏、滑石、葱豉、甘草双解之。如表有邪、里兼热，为表里同病之证，则须解表清里，推荐防风通圣散（《宣明论方》）、双解散（《伤寒直格》）和凉膈散（《和剂局方》）治疗：

防风通圣汤：防风、麻黄、薄荷、荆芥、连翘、栀子、黄芩、石膏、大黄、芒硝、滑石、桔梗、川芎、当归、白芍、甘草、白术。

双解散：防风、麻黄、薄荷、荆芥、连翘、栀子、黄芩、石膏、大黄、芒硝、滑石、桔梗、葱白、豆豉、川芎、当归、白芍、白术、生姜、甘草。

凉膈散：连翘、大黄、芒硝、栀子、黄芩、薄荷、竹叶、蜂蜜、甘草。

这三张方剂，药味繁简不一，解表清里侧重有别。防风通圣散和双解散分别为17味、20味药，解表清里并重。凉膈散则仅9味，重在清里。因而温病学发展起来之后，凉膈散被用来清泄肺胃热郁，即上焦无形气热（咽痛、目赤、口疮、吐血衄血），兼中焦阳明热结（烦渴便结），而发热、面热、脉滑数之证。

刘完素之后，（南宋）朱佐著《类编朱氏集验医方》，其中"卷之二·伤寒论"首列双解散一方：人参、茯苓、白术、升麻、葛根、白芍、甘草、陈皮、香附子、紫苏叶、生姜、大枣十二味药组成。作用是"解四时伤寒、疫疠、风温、湿温。不问阴阳二证、表里未辨……。"注明："此药乃四君子汤、升麻汤、香苏散合而为一"。利用"四君子汤主气，升麻汤解肌发散，退热解表，香苏散助二药之表里"。但又特别指出："此药性稍凉，有热者宜服之"。朱氏之双解散据其药味组成应为治疗内虚外邪之用，也属于双解法的应用，但与刘完素之用于表寒里热的双解散根本不同。

（明）《普济方》为总览明之前医学资料之大成者，阅其"时气门"，总论之后首叙时气一日、二日、三日……八九日的方治。其中时气1~3日列方39首，表里双解方达19首。如治时气一日头痛壮热、骨节疼痛之"桂枝散"：桂枝、麻黄、黄芩、石膏、生姜、大枣。治时气一日头项腰脊痛，恶寒之"解表石膏散"：石膏、豆豉、麻黄、葛根、白术、桂心、白芷、川芎、当归、生姜、大枣。治时气一日壮热，心神烦躁，头痛，四肢不利之"葛根散"：葛根、赤芍、麻黄、黄芩、石膏、大青、甘草、生姜、大枣等。有关方剂在组方风格上与上述方剂相似，但未被后世重视，应用不广。

至（清）程国彭（钟龄）《医学心悟》录柴葛解肌汤一方（柴胡、葛根、赤芍、甘草、黄芩、知母、贝母、生地、丹皮），是较有影响的表里双解方。主治春温夏热，头痛、发热、不恶寒而口渴之证。《医学心悟·卷二》专有一段辩解"头痛"一症与太阳经脉最关联，属于太阳症。则柴葛解肌汤主治之证有头痛，可意会为外有太阳之表、里有内热之证。其方即表里双解方，而且临床应用较多。

可见"中医百科"关于"表里双解法"的词条及其义解符合自《伤寒论》以来双解法主要的应用实践范围，因此从中抽象升华的概念也是符合医疗实践的。双解法的主要意义即"表里双解之法"。适用于表里相兼、表里并重之证。

与中医其他治疗方法一样，"双解法"在长期的实践应用中会产生新的认识，从而扩大了应用范围。如《普济方》时气门病日已至四至八九日之多，症候为里热无表之证，仍有将解表药与清里共组一方的治法。如"大黄汤"（《肘后方》）："治天行，若已至五、六日不解，头痛壮热，四肢烦疼，不得饮食。"大黄、黄连、黄柏、栀子、豆豉、葱白。"柴胡散"："治时气五日，热毒不除，心神烦闷，大小肠秘涩，或时头痛。"柴胡、枳壳、栀子仁、黄芩、石膏、大青、芒硝、大黄、麦门冬。这二张方剂中的解表药（葱、豉、柴胡）不能简单作为解表看待，应该是利用风药疏畅的药性，发挥调畅气机的作用。《温热经纬》"神犀丹"，在犀角、生地、玄参、银花、连翘、紫草、黄芩、板蓝根、花粉、石菖蒲、金汁大队清营凉血解毒及开窍之中又置一味豆豉，其目的是透热转气，使气机外透，避免内滞，又如阳明气蒸证、壮热、烦渴、汗多，现代经验以白虎汤加柴胡、银花、连翘等，有力地提高了白虎汤的大清气热的作用，其中柴胡并无张洁古、李杲（东垣）、缪仲醇等前人所谓"升阳劫阴"之弊，反有良好解热作用利于退烧。这些方剂与《普济方》的上述方剂在方法上如同一辙。但是所采用的治法就不可当作表里双解法，因其功效并非双解表里，而是借用双解之法兼顾清里与调畅气机，使里热无壅滞之机。

双解法的应用范围除前述表里并重证之外，尚有：

1. **表证**　表证本应解表即可，按外六淫属性分别选用辛温、辛燥、辛平、辛凉、辛润之味。但刘河间认为外邪犯表尚有"怫热郁结"发生，因此也应双解治疗，只不过刘河间的理论是双解其表。而据笔者多年经验，任何表证，如果症状明显有发热脉数之象，则必在表邪之外兼里有郁阳之热（非里热），可在相应的解表方剂中加入清热之味（黄芩、忍冬藤、连翘、板蓝根、鱼腥草等），但一般不能用苦寒沉降之味，黄芩例外。即使针对风寒之证其效果也会十分明显，并没有引邪入里或寒药抑阳之弊，因而表证症状明显者用双解就成为我的定法，这在下述"感证热病"一文中已有叙述。

2. **上、中焦郁热**　前述凉膈散，以清热解毒、寒下热结为主，但清热解毒的连翘、栀子、竹叶都本有宣透之性，在薄荷辛散的协助下并不苦凝碍气，因而在温病学中引用于温热上中焦郁热之证，即上焦无形邪热郁肺（咽痛、目赤、口疮），中焦阳明热结（烦渴、大便干秘）以致发热、面部热赤、脉象滑数。在此病证中上焦肺分之症并非表证，而是肺分之气热。但上焦之气热，必需清中有宣。故将此方由刘河间的表里双解用法，转化发挥为上中焦双清，是值得称道的活用之例。

3. **内外科斑、疹、疮疡及局部水肿类病证**　如病毒性斑疹类疾病、皮下紫癜、结节、荨麻疹、血管神经性水肿、湿疹、银屑病、系统性红斑狼疮、各种皮炎、皮肌炎等等，这些病症在皮肤上出现病理损害，此起彼伏，部位变易，属于风邪外发（风寒挟火、风火、风温、风燥……）的表现，无论整体上作如何辨证，均应使用疏解风毒类药，如荆芥、防风、白芷、青葙子、辛夷、苍术、蝉蜕、蛇蜕、牛蒡子、豨莶草、苍耳子、浮萍、荷叶等等。但这些病症必有内因内邪，应根据脉证分析，判断何种脏腑气血虚实，何种内生病邪，据证论治。所以治疗这些病症的大法总归于双解（详"医论篇"第五章）。

4. **痹症痛风**　痹症的临床表现多有肌、肤、骨节红、肿、热、痛、麻木、丘疹或结节、畸变、萎缩等症状。从《素问·痹论》以来多认为由外来的风寒湿或风湿热合而为痹，导致犯病部位脉络不畅。但现在看来痹证大多存在内部因素，因脏腑、阴阳、气血盛衰而内生湿痰风火，内外合邪，凝滞脉络，形成红肿热痛结节等症状。治疗上针对肌肉关节外象诸症通常会应用祛风、除湿、祛寒或清火热、或化痰散结药味，如秦艽、羌活、独活、防风、苍术、薏苡仁、土茯苓、乌梢蛇、肿节风、络石藤、忍冬藤、桑叶、桑枝、地龙、僵蚕等。但这些病都是痼证，脏腑经络气血功能失调为其内因，因而欲求长期稳定的疗效，应当在治表之外不忘辨证内治，补虚泻实、平调阴阳、通畅脏络。所以双解法也为其常用的治法规律。

以上"3"和"4"，需要运用双解法，系病证根源由内而发，病证的表现则有皮、肌、关节等体表症象，是外标内本相兼之证。如果认定"治病求本"，只治里不顾表，或以"标急者治标"为由，只治表，不顾里，疗效都很不理想，几乎治疗这两类疾病所有的经验都采取标（体表）本（脏腑气血失调）兼顾的办法，因而在方药主治上需借用双解法。这种借鉴起源较早，如《备急千金要方》风毒脚气门有许多方剂都采用祛风、清里、温养气血和温通气脉之味，如竹沥汤（竹沥、甘草、秦艽、葛根、黄芩、麻黄、防己、细辛、桂心、干姜、防风、升麻、茯苓、附子、杏仁）治脚痹独活汤（独活、当归、防风、茯苓、芍药、黄芪、葛根、人参、甘草、大豆、附子、干姜）等等。风毒脚气诸种病证可能与现代所谓免疫异常性疾病相关，大多为难治疾病，《备急千金要方》的配伍经验值得发掘。

总而言之，双解法在临床的应用范围较广，除表里相兼证之外，表证、气热证、营分证、上中焦兼证和外表内本相兼证等也在应用之列。是一种应予重视的治疗方法。

（20 世纪 90 年代旧稿，改于 2013 年 12 月）

临床篇

第一章 感证热病

感证热病因外感风、寒、暑、湿、燥、火等六淫引起的以发热为主症的外感疾病。感证热病历来是中医学术和临床的重要领域。《内经》对热病作早期总结，地位重要，《伤寒论》创立伤寒辨证论治体系，历代感证热病经验与学术总结丰富多彩。明清至民国温病学说兴起，叶桂阐卫气营血辨证；吴鞠通设三焦分证；薛生白作湿温条辨；吴又可、戴天章、余师愚创温疫学说；茅钟盈、严鸿志倡导寒温融合论。此外，喉、痧、痘、疹类专科发展。使中医论治温热、温疫类感证的能力获得长足的进步。是今天中医感证技术的重要资源。(明)江瓘编纂《名医类案》以来，医案类书籍成为记录中医学术思想和经验的重要载体。多数医案的编排，篇首往往是伤寒和温病案，其中重危病症屡见。这从编排角度反映了感证在历代中医学术中的地位。

当前中医感证热病的医疗市场严重萎缩。原因：①中医临床严重依赖西医技术。②许多业者对中医传统优秀的知识技能缺乏艰苦的钻研精神。③许多业者对中医感证热病的知识不善于融会贯通。三因相合共同导致中医热病技术应用空间的缩小，长此以往必然导致专业队伍相关专业技术的降低，形势严峻。笔者在40多年的医疗生涯中，深刻体会到中医药感证热病技术即使在当前的医药环境中，仍然有其独到的优势。应当传承，发扬光大。需要纠正的是对中医药技术的不自信和对西医药技术的盲目依赖。多年来笔者的临床体会，单纯的中医药技术可以治疗很多种感证热病，包括一部分重症热病。以近年所治计：西医病种有上感、普通感冒、急性扁桃体炎(脓肿)、幼儿急疹、水痘、手足口病、传染性单核细胞增多症、肺炎、急性泌尿系统感染、肠道病毒感染等。中医病证则有风寒、风热、风温、暑风、暑湿、湿热、伏气及三阳病等。病位多在三阳、卫气和上、中焦阶段。由于种种原因病入少阴、厥阴或热入营血或下焦阳脱阴竭的病证以及昏痉等病证未能涉及。所治疗病例疗效甚佳，绝大多数1~2剂热除体安。体会如下：

一、坚持辨证论治原则

辨证论治是中医学术的核心，注重三因制宜，具体情况具体对待。强调病例的个体针对性、动态化和整体观。辨明病机则是理论的基点。治疗目的在于消除病机,病机单纯则诊治单纯、病机复杂则诊断治法必复杂。病机同,不问个体与病种,诊断和治法大体相同;病机异则即使同人同病诊断治法必然变化。由于当今医学主流是西医。在中医院,西医药实际上占了大半壁江山,而西医的学术特征必须相对地切取和固定对疾病的认识与治疗,以形成可规范实行的医疗技术。在此思维影响下中医院诊疗感证热病也存在切取和固定诊疗技术的趋向。不重视疾病的个体性、动态性和整体性联系。例如20世纪70~90年代专注于清热解毒方药或固定一方一药治疗热病,时至今日这些工作未能形成持久的影响力,实践证明运用中医药治疗感证热病不辨证的疗效并不满意。

例一:梅某,育四女一子,其中孪生一子二女年仅1岁。

三孪生子女于2012年7月2日因泳池戏水又受空调寒凉,致先后高热已2天,服美林退热一反既往疗效,体温不降。自行拣出我予2012年4月17日某幼子突发高热的效方配服。当时我处此方仅一剂便热退,第二剂体安。但这一次虽然照方服药却体温仍在38~39℃,遂来诊。

诊脉三人均细数,舌苔薄白腻,肤干无汗,神情尚不萎,扁桃体、咽喉无明显充血肿大,但其中一女一子出现腹泻。

病机辨证:时值7月盛暑,因受凉寒致病,其脉细无汗,反映寒凝表闭,脉数体温高反映暑热自外向内逼。例2例3伴腹泻者因暑邪夹湿之故。治当温清双解。处方:

一子无腹泻者方:香薷3g、连翘15g、忍冬藤30g、薄荷3g(后下)、蝉蜕3g、牛蒡子10g(打碎)、钩藤3g(后下)、淡竹叶10g、板蓝根15g、鱼腥草20g(后下),2剂。

一子一女有腹泻者方:藿香3g、葛根10g、厚朴3g、苍术3g、连翘15g、忍冬藤30g、滑石10g、黄芩10g、车前子10g(包煎)、鱼腥草20g(后下)、炒山楂5g、炒神曲5g、炒麦芽5g,每日2剂共煎,二人分服。

嘱首剂自当天下午开始服至夜半尽剂。次日电话询问病状,喜称三子女均已体温正常。

按:外感热病因季节、地域和个体不同,即便同一种疾病,其临床表现也会有所不同,运用中医方法就必须贯彻因时、因地、因人制宜,否则疗效大受影响,而重蹈覆辙之例却不在少数,不以为误,反讥中医药疗效不稳定,这是不懂中医之言。此外,外感热病的辨证论治方法有伤寒六经和温病卫气营血、三焦及瘟毒诸法。运用要旨在于融会贯通、三因制宜、活的运用,尽力体现中医整体、动态、个体化治疗。达到这样的学术能力,功力应下在三个方面:①文献积累。②临床思维训练(名师指点、医案学习)。③多记录,勤总结。

二、融合寒温开阔视野

中医感证热病的学术发展在明清至民国时期乃至现代,都有部分学者视伤寒、温病为水火不相容的疾病,将相关的学术门户对立,但这并不符合实际。故清代茅钟盈著《感证集腋》、周岩著《六气感证要义》、刘恒瑞有《六淫直径》、民国时期又有严鸿志的《感证辑义》都主张寒温统一。近代江西名医万友生著《寒温统一论》和《热病学》也力倡寒温统一。

寒温融合的含义依我之见有以下三则:

1. 同种疾病在其发生发展过程中,可以先后出现伤寒与温病的寒温属性不同的证候,临床需随证施治。

2. 同种疾病同一个体的同一个疾病阶段,可以出现寒温并存的证候、需根据寒温主次制定适宜的双解治疗。

3.《伤寒论》方剂与温病各家各方,可以根据方理相互引申发挥。例如《温病条辨》上焦篇,第四条"太阴风温、温热、温疫、冬温,初起恶风寒者桂枝汤主之……"此条颇受业界诟病。但1978年上海科学技术出版社出版的《内科临诊录》,其中张耀卿遗著部分某风温案高热39.6℃,因汗出形寒不解,呛咳陈作,渴不多饮,脉浮缓带数。首予一剂桂枝汤加和胃化痰药,体温即降至37.5℃。后又转见少阳证,复予小柴胡加减二剂病愈出院。此案首用桂枝汤即据《温病条辨》和《伤寒论》的记载活用其方。原理是此案一方面风阳升泄,另一方面阳邪闭遏表气,使体表气机处于升泄与郁遏并存而以升泄为主的局面。故重用白芍、黄芩清敛升泄之风阳,又因脉浮缓,此为卫阳张动趋表但力量不够的表现,故少用桂枝温开表郁,解表又微增卫阳之力又不致热化。为太阴温病巧用伤寒方的范例。

笔者体会:感证热病中寒温并袭或外寒内热的情况屡屡出现,如果固执一见是寒不温、是温不寒的刻板思维,则临床疗效难如人意。对于寒温并存的感证,应当温清并用,但须分清主次。

例二:秦某,男,4岁。2015年4月11日来诊。

脉诊:弦数。望诊:苔黄腻,舌红,咽壁充血,两侧扁桃体Ⅱ度红肿,布脓点。家长代诉发热咳嗽、痰声浓浊,咽喉疼痛已2天,服药治疗已1天(药物不详)未见效,早晨服美林降温,刻下体温38℃。

病机辨证:风寒外束,湿热内蕴。

处方:柴胡15g、葛根15g、炙麻黄5g、杏仁5g、桔梗5g、牛蒡子10g(打碎)、桑叶10g、黄芩10g、蝉蜕5g、连翘15g、佩兰5g、薏苡仁15g、僵蚕5g、淡竹叶10g、忍冬藤30g、板蓝根15g,3剂。

数天后家长言药后仅1剂即身热退尽,服至第2剂,诸症尽消,第3剂药未煎服。

按:此例为化脓性扁桃体炎兼上呼吸道感染,脉弦数在幼童并不多见,急性发热脉象变直为弦或细而不弱,都是气机闭束的反映,大多因外寒凝闭表气所致。患儿咳嗽痰浓，咽痛，扁桃体化脓，苔黄腻，脉气数，则属肺分湿热壅滞所致，与表寒之脉弦不同属性，故治疗上温清并进，以散寒清解化湿合方，生效迅速。

三、合理双解以治表证

传统观点认为表证由于六淫外邪袭表，人身阳气因而趋表，卫阳张动旺盛与邪相搏，其中病机以邪遏表气为核心，故治法应使用各种解表法，使外邪随汗而去，卫阳通散则发热等症状自消。

笔者实践发现表证单用解表，即使在辨证组方准确的条件下，疗效仍然不够稳定。如果施以解表清热双解之法，疗效会大幅度提高，而且取效迅速。

双解之法古已有之，如古方桂枝加黄芩汤即阳旦汤为方例之一；小柴胡汤也是双解汤。有较大发挥者当推金刘河间，认为"六气皆能化火"，故表证常兼里热，需投解表清里之剂，如防风通圣散、双解散、凉膈散类解表清里、表里双解，此为双解之一。

如单纯表证本应汗解，但刘氏认为由于外邪之外必有"怫热郁结"于表的病机，需既解表又清宣在表之郁热，刘河间主张葱白、豆豉、石膏、滑石、甘草类治之以解表清热，即清散在表之表邪和所生之郁热，这是双解法之二。刘河间关于纯表证所主张的解表清宣并用之法，与表兼里热证所用解表清里之法，从其选用的药味之药性上分析，这两种双解有药味之异但并无本质区别。笔者揣测刘河间将表邪所生怫热与表里相兼之里热视为性质相同的热邪，仅轻重和部位有所不同而已。

理论应当反映客观实践而不是迎合主观。本人长期大量的实践经验证明。清散并用是治疗外感表证十分有效的方法。用理论概括其病机应当作如下认识：

任何表证，无论风、寒、暑、湿、燥、火何种外淫，都必定导致卫阳郁遏，从而产生郁阳，因而在显示外六淫存在的症状之外，其体温高、脉滑数或数应视为郁阳生热之依据。即使风寒表证也无例外。治法以辛散解表法兼用清热解毒之味较好。只是辛散有辛温、辛凉、辛平之异，清热解毒也需据证合理选择药味，清热药除黄芩外，一般不用苦寒之味，笔者习以忍冬藤、连翘、黄芩、淡竹叶、芦根、板蓝根等药味，这些药清而不凝，与解表药配伍则有清散郁阳之热的作用。解法与清法还应视表邪与郁阳的轻重，分清主次。

例三：陈某，女，65岁。

2013年11月6日夜，脉浮滑盛数，苔薄白微腻。先轻咳2天，予华盖散加味3剂，症尚未愈，突凛凛恶寒，头痛，肢体困沉，精神不振，不思饮食，触其皮肤通体灼热无汗。

病机辨证：风寒外束，阳郁生热。

急处方:柴胡 24g、葛根 30g、苏叶 10g、藿香 10g、黄芩 24g、连翘 30g、忍冬藤 70g、川芎 10g、蝉蜕 10g、桔梗 10g、牛蒡子 15g(打碎)、板蓝根 30g、鱼腥草 30g(后下)、淡竹叶 15g、炙甘草 5g,2 剂。

嘱当夜煎服 1 剂,连服二次尽半量药液,早晨即身热退尽。但咳嗽仍作,再予杏苏散、华盖散加减调治 1 周,症渐缓解。

按:本例突发恶寒凛凛、发热等症,其恶寒凛凛、无汗、肢体困沉、精神不振、不思饮食,皆表寒气闭所为。发热、通体灼热、脉浮滑盛数,为阳气之动所致。阳动有表里之分,患者表寒闭束症状突出,应优先考虑寒闭气郁产生郁阳、郁阳生热所致,但其脉不细、不沉、不弦,说明阳动有内传之势,故投辛温畅气兼重剂清热之味。

四、巧治兼证救急缓重

在感证热病中出现表里内外多病因合邪、多个经络脏腑同病的症候可称之为兼证。

其临床表现复杂多变,病情常较重急,增加了正确辨证施治的难度。出现兼证的原因往往为一病未罢,又染一病重复感染外邪;或本有宿疾和某种体质倾向又染新感,外感与内伤相兼;或感证热病由于传变或误治、调护不当致疾病加重,复杂化。

文献启示:

《素问·热论》两感于寒的重症即先感寒邪产生热病已传里,又再一次外感寒邪加重热病,形成两感重证。这实际上是一种表里兼证。在《素问·热论》中视为易死之证。

《伤寒论》共 398 条叙述伤寒六经传变规律,内容大致分为两个方面,其一,沿本经本腑由表入里、由轻转重传变;其二,产生兼变证使病情复杂化。值得注意的是《伤寒论》大量叙述的并非本经本腑的病证,而是兼变证,这以三阳阶段尤为明显。在《伤寒论》三阳病脉证并治的内容中,叙述本经本腑病证共 55 条出 16 方。而兼变证的内容有 75 条 51 方。即使在太阴、少阴寒化伤阳、热化伤阴阶段,仍然有兼表、兼阳明的内容。可见兼变证是《伤寒论》的重要内容。

正确辨治兼变证是诊治感证热病必需的临床技能。贯穿其中的学术观点即强调(坚持)整体观。中医有标本缓急的临床技巧,其精神是正确评估形势(矛盾主次),或侧重于标、或侧重于本、或标本兼顾。但这个技巧不能脱离整体观的指导,一般情况下不能形成独标独本的视角。

以下仅就手头收集到的本人诊治案例介绍兼证施治经验:

(一) 表里合邪证

本文第三节"合理双解以治表证"中所言表证是指据传统公认的理论判断

为热病的表证,并无里邪之证。只是本人认为纯表之证,无论寒温何种病邪都在表证中兼有郁阳,其郁阳的成因是表闭卫阳后,卫阳内郁内盛而形成发热、脉滑、脉数之症。本节表里合邪证是指据传统公认的理论就判断为一种外有表邪、内有里邪的病证。有在学术上无需争论的明显可辨的表证和里证的脉证依据。表里合邪之里邪,或由外邪传里所致,或由内生而来。

据临床所见,感证热病表里合邪,即外存表证,内有肺、胃、肝胆、肠、膀胱等内热、痰热、湿浊、积滞等内邪者颇多。表现为除脉浮和无汗(或有汗)、恶寒或短暂恶寒、鼻塞、流涕、咽喉干痒疼痛、肢体酸痛困楚、苔薄白等表证之外,脉象偏浮洪、滑盛、动数,或在关尺的中位或沉位郁滑有力,另兼咳喘、痰涕黄稠、口干苦、汗出、心胸烦闷、胸腹灼热、脘痞、腹痛、大便溏泻或秘结、尿赤少、小便痛涩、苔黄苔腻、舌红等脏腑功能失调、里邪壅滞之证,患者发热多较高。治疗不当,则易于发展为单纯的里热证。其治法当根据表闭与里邪的主次,表里双解。治疗得当,往往一击而中,收效也迅速。但里邪种种不同,当准确分析判断,否则犹如隔靴搔痒。如里邪呈现多脏腑、多经络功能失调,需抓住关键病机并兼顾整体关系设定治疗方案,务求在卫、气、三阳阶段控制病证,不使发展到少阴、厥阴或营血分的危重阶段。表里合邪因表邪、里邪的不同,常见以下几种证候,较多重症。

1. 风寒束表肺胃里热相应(寒包火证) 外见恶风寒、体痛、项强、指尖发凉、无汗等风寒束表证,又见发热(多呈高热)、口鼻气热烫、口渴、咽喉或扁桃体红肿腐脓、咳嗽、气喘、痰稠等肺胃里热证,脉象弦而滑数、沉郁细而滑数,苔白或黄。

例四:张某,男,10月。

2008年8月29日初诊:突发高热,下午体温39.7℃,伴咳嗽,即予辛凉双解剂一剂。因喂药不当,1天内仅服下40ml药液。

2008年8月30日傍晚二诊:仍高热无汗、精神萎靡、声音嘶哑、咳喘、呼吸急促、有时肢凉。诊脉滑数。

病机辨证:风邪外袭,肺热里炽。

予表里双解方1剂:柴胡10g、黄芩10g、忍冬藤30g、山豆根4g、玄参6g、蝉蜕4g、佩兰4g、马勃4g、淡竹叶10g、炙甘草3g、板蓝根15g、鱼腥草15g(后下)。

急浓煎二次,从8月30日傍晚至8月31日晨共服药3次,服完1/2药量体温即正常。余药续服至9月1日。

2008年9月2日三诊:脉滑数,咳喘,痰声重浊,声嘶,精神仍萎靡,纳呆,流涕,大便稀溏如酱。

为余邪未尽,痰热内蕴,肺热下迫之证。

处方:炙麻黄4g、杏仁4g、紫苏子5g、炙甘草2g、黄芩5g、桔梗4g、紫菀6g、蝉蜕3g、麦门冬10g、玄参6g、木蝴蝶4g、辛夷4g(后下)、蒲公英15g、忍冬藤

20g、冬瓜子15g、板蓝根15g,2剂。

鲜竹沥口服液,10ml,1次/日。

因患儿热退后病情仍重,与通常热退体安情况不同。嘱去儿童医院检查,当日儿童医院查血常规 WBC:4.4×10^9/L,肺部明显哮鸣音和啰音,诊断"病毒性毛细支气管肺炎",建议住院治疗。因考虑中药对病毒性感染疗效尚优,且二诊时服药一剂高热即退,疗效已明显,故返家继续喂服此方至2008年9月5日。

2008年9月6日四诊:三诊所处二剂中药服完诸症均明显减轻,惟痰仍欠顺,饮乳量增加,再予原方加减二剂,并增加鲜竹沥至30ml/日,三蛇胆川贝口服液10ml/日,每剂服1.5天。首剂服至9月7日,患儿即精神正常、会玩耍、饮乳量恢复正常。咳嗽仍作,但痰顺。第二剂服完诸症尽消。

从8月29日起共单纯中医诊疗12天,服药6剂,2天退热,再10天肺部症状消失,恢复正常。

按:本例为笔者之孙,病状甚重,幼儿不会诉述病情,自觉症状不得而知,只能从脉舌和他觉症状分析判断。本例之所以高热、脉滑数仍考虑为风寒束表,系无汗、有时肢冷和暑天用空调之故。而首剂处方用柴芩,即小柴胡汤法,小柴胡汤证热型应为往来寒热,本例是否有此热型则不得而知,但间断性肢凉也是往来寒热之畏寒的一种表现,即使无往来寒热甚至无恶寒,《伤寒论》中也有发热不畏寒,但脉沉、细、弦而用小柴胡汤之例,如101、265条。此外229、230、231条虽属阳明病,因有部分柴胡证(胸胁满、硬、痛、小便难、舌上白苔、脉弦浮大),也以小柴胡汤主治。说明柴胡、黄芩适用范围较广。首诊与二诊处方全从表里考虑,且清热解毒药重用。三诊处方针对热退,但痰热蕴肺、肺热下移大肠,改华盖散加减方(自拟方)出入,开肺又清化痰热。本案总的治疗过程较顺利而且疗效显著。

例五:钟某,女,4岁。

2010年12月29日首诊:脉诊:沉细弦数。望诊:舌红甚,苔黄腻,唇干燥,急性病容,精神萎靡,俯伏不能起身。代诉:高热(39℃~40℃)4天,双目胞浮肿、鼻塞、渴饮、两颈侧淋巴肿大、左侧大如杏李、肝脾肿大、大便2日未行。扁桃体Ⅲ度肿大、表覆脓性分泌物。儿童医院2010年12月26日查:肝功 ALT:94U/L、AST:65U/L、LDH:453.1IU/L、HBDH:337.1、EBV-Igm:(++)、EBV-IgG:(+),血象资料不详。诊断为:传染性单核细胞增多症。已住院2.5天,诸症不减。

病机辨证:风寒束表,肺胃郁热夹滞。

处方:柴胡10g、葛根10g、黄芩10g、槟榔3g、法半夏3g、蚕沙10g(包煎)、蝉蜕3g、僵蚕5g、忍冬藤30g、板蓝根15g、鱼腥草20g(后下)、姜黄3g、知母10g、生石膏15g、蒲公英15g、重楼10g、制大黄3g,2剂。嘱首剂在15小时内至当夜夜半服完。

2010年12月31日复诊言：首剂药毕，体温即降至正常，随即精神恢复、活泼好玩。面部发细小红疹、无瘙痒，右侧淋巴结缩小近至正常，但左颈淋巴结肿未消，咳嗽痰黄稠，大便仍未行。再据证施治6剂。诸症尽消，淋巴结正常、皮疹隐退、大便也通。2011年1月8日来诊予善后调理7剂。

按：本例表寒里热证候很明显，脉象沉、细、弦必由气机郁束，虽无恶寒、肢拘体痛、无汗等症，也是风寒束表之象，况且目胞浮肿为风邪在表，结合脉气沉束断为风寒束表无疑。而高热、便结、渴饮、唇燥、苔黄、脉数、扁桃体化脓又是内热之象。其热在风寒束表的条件下即为郁热（非郁阳）。淋巴、肝脾、扁桃体显著肿大都示明其郁热为毒热，所犯之位应在肺胃。苔腻、便结、目胞浮肿又有湿邪滞气的一面。立法处方围绕表气寒闭、毒热内郁、湿凝气痹，表里共有3个方面的气机不畅，以辛平开表（毒热甚，应回避辛温壮火）、升降气机、清热解毒为治法，药味综合，但甚有效。

例六：谭某，女，55岁。

2013年9月24日首诊：于2013年9月17日突发高热，咳嗽，痰中带血丝，右侧中部胸痛。即收治重庆医科大学二院。查WBC降低，CT示：右中部肺炎伴右胸腔积液，诊断为"病毒感染性肺炎、胸腔积液"。予输液、冰敷等多种措施历时8天，高热40℃不退，并续发左侧胸中部疼痛。其弟专来索方。通过电话联系知患者壮热之外口鼻气热灼、畏寒、无汗。大便通而干燥。虽不了解脉舌，但大致可判断：因寒气外束，肺热内燔，表气闭而里热炽之春温变证。

拟方：柴胡24g、葛根30g、忍冬藤70g、淡竹叶30g、黄芩24g、僵蚕15g、蝉蜕10g、当归15g、莪术15g、浙贝母10g、重楼30g、板蓝根30g、炙甘草5g，2剂。

2013年10月8日患者来诊，言服上方仅1剂，于次日上午即热退至38℃，二剂服毕热退尽，身体大安，又自行配服3剂病愈，现在来诊只为病后背部汗多调理。

按：本例未亲诊，脉舌不详，从所了解到的病症资料分析，一方面畏寒、无汗而且有冰敷之治，显然存在表寒闭束表气之机，另一方面壮热8天、口鼻气灼、大便干燥、胸痛，肺热内燔确然无疑。大便干燥但尚通畅，此因肺热耗津，影响大肠之故，有阳明里结之势，但未成阳明里结之实。虽胸部CT显示右肺部炎症伴胸腔积液，并有向左胸蔓延之势，但依上述表里、寒热双解法施治，取效非常迅速。笔者的体验，凡急性肺部炎症者中医药疗效多较迅速，过程也较顺安。

2. 卫气同病 指温病或风热外感，表有卫分证里有肺胃气分热蒸证（表卫分证：脉浮、无汗、鼻塞；气分热蒸证：高热、口渴、脉滑或洪数）。

例七：刘某，女，7岁。

2010年7月2日首诊：脉诊：浮滑数。望诊：舌红，苔薄白，右扁桃体Ⅲ度肿大。代诉：发热7天，儿童医院输西力欣（头孢呋辛酯）、清开灵等1周高热不退，皮肤干烫、渴饮、恶心,呕吐二次,呕吐物为少量痰液,不咳。

病机辨证:风热外袭,卫气同病,阴液已伤。

处方:桑叶10g、野菊花10g、忍冬藤70g、连翘30g、紫花地丁15g、蒲公英30g、僵蚕10g、蝉蜕10g、青蒿10g、黄芩15g、重楼15g、生石膏30g、玄参15g、知母10g、牛蒡子10g(打碎)、薄荷10g(后下)、板蓝根30g,3剂。

嘱首剂于当夜夜半服尽。

此方首剂药毕热即退尽,复诊时脉息平稳,右扁桃体缩小至Ⅱ度肿大,再予清肃余邪方6剂病愈。

按:卫气同病在温病中非常常见。识别要点在于其脉幅多高大,呈浮洪、浮大滑、浮滑数脉。外有表热上呼吸道症状,内则现口渴喜饮、汗多、高热等肺胃气热外蒸之象。但每个病例可出现一些变化,典型程度有所不同。本例为急性扁桃体炎,卫气同病之症表现为既肤干无汗,又高热、渴饮,前者指表卫风热,后者系气分里热,结合脉象,判断为卫气同病之热证。患者虽恶心、呕吐二次,舌苔薄白反映无中焦热证,而是扁桃体肿大刺激引起,不是该证重点。

3. 表邪里湿合邪 指外感六淫表邪,中焦湿浊相助为患。外邪所犯常见,风寒、风热、风温、风暑等,各具特征性表证,如表寒证见畏风、恶寒、肤干、鼻塞、肢体酸痛、脉浮弦等体表经络和鼻咽症状(风热、风温、风暑等表证证候文略)。里湿积滞见恶心呕吐、腹痛、腹泻、口黏糊、苔腻,脉中位或尺部沉位滑数郁滑。

例八:汪某,男,10岁。

2010年8月25日首诊:脉诊:沉细小滑而郁数。望诊:苔薄白腻,舌红。代诉:发热7天,输液加口服退热药剂6天仍高达39℃,恶心、腹部难受、口臭、大便干、口不甚渴、神疲萎靡。

病机辨证:暑热外袭,湿蕴中焦,胃气失和,气机失宣。

处方:藿香10g、佩兰10g、连翘30g、荷叶10g、滑石15g、射干10g、蚕沙10g(包煎)、浙贝母10g、石菖蒲10g、黄芩10g、茵陈蒿15g、青蒿10g、姜黄6g、蝉蜕10g、僵蚕10g、忍冬藤50g、板蓝根30g、鱼腥草30g(后下),2剂。

2010年8月27日复诊:上方首剂服毕,体温即正常,2剂药毕身体基本安好,惟尚有鼻塞、咳嗽、痰稠等症状,再据脉证处方4剂痊愈。

4. 伤寒少阳证 伤寒少阳证本质是特殊类型的表寒里热相兼证(详前"伤寒少阳病讨论与小柴胡汤应用"一文),表现为寒热往来,口苦,咽干,心烦。少阳证多兼胃不和或胸胁症状,如脘腹痞满、胸胁满、胀、硬痛、纳呆、恶心。甚至兼内滞内积之证,表现为舌苔糙腻、厚腻、胸脘痞痛便秘,方用小柴胡、大柴胡等。温病所谓膜原证,其热较重而外憎寒(甚于通常恶寒),苔厚如积粉,实际上就是少阳证兼阳明湿浊内积重症。需用达原法合小柴胡。

温病伏暑证,即暑湿之邪侵入少阳,也有往来寒热、口渴、心烦的症状,很像伤寒少阳证。但既有明显的苔腻脘痞的湿邪内犯中焦之症，又有明显伏热内出、病机自内而外的特点：多天明早晨时汗出发热较低，午后渐体温增高，入夜则剧，而且胸腹终日热烫，此为伏热居里之铁证。病机以湿遏热伏为重，表里之间寒热气机动荡不如伤寒少阳证清晰。此证需蒿芩清胆汤加减：青蒿、黄芩、半夏、茯苓、通草、冬瓜子、竹茹、陈皮、枳壳、忍冬藤、蚤休、连翘。方中黄芩、忍冬藤、蚤休、连翘务必重用。

例九：赵某，女，29岁。

2010年6月17日首诊：脉诊：左侧浮、虚弦、滑数，右浮滑弦数，均以寸关为甚。尺肤热灼无汗。望诊：舌红，苔薄白腻满舌，因病时较长，精神紧张。主诉：产后40天，往来寒热11天，胸内冷，背寒，躯体热，虽气温达30℃，仍然身着冬衣，胸拥棉絮。夜间则大汗淋漓，口干而不思饮，大便正常，当地医院多次诊治未愈。

病机辨证：邪郁少阳夹滞，寒热相错，气机不调。

处方：柴胡24g、黄芩24g、葛根15g、南沙参30g、法半夏10g、茯苓24g、淡豆豉15g、茵陈蒿15g、姜黄10g、僵蚕10g、蝉蜕10g、金银花30g、炒山楂15g、炒神曲15g、炒麦芽15g、鱼腥草30g（后下）、排风藤30g、西洋参3g，3剂。

2010年6月21日二诊：药毕，内冷减，衣着改春秋装，脉沉细弦稍动数不宁，尺部郁弦，尺肤仍然热灼。

病机辨证：少阳气郁，中虚气寒。

改方：柴胡15g、干姜5g、桂枝5g、葛根15g、赤芍30g、郁金15g、炒川楝子10g、知母15g、制香附10g、合欢皮15g、连翘30g、金银花30g、蝉蜕10g、竹茹15g、川贝母粉6g（冲）、丝瓜络15g、西洋参5g（冲）、夜交藤30g、浮小麦30g，3剂。

此方3剂症大减，又6剂体安返华蓥市。

按：本例寒热往来虽有一定变异，即白天内寒甚，夜则大汗，但脉浮弦，为少阳病无疑。舌苔虽薄，却白腻满舌，为寒热相兼，影响中阳运化所生。患者白天胸内冷、背寒同时躯体则热，无汗，显然有气痹之机。夜则大汗，由气痹通开之变，两手脉象共性为浮、弦、滑、数，是三阳一阴性质、寒热相错之脉。故此证病机眼目在于"寒热相错、气机不调"，首用小柴胡汤出入，祛寒、清热、和中，又用升降散通调气机，二诊因其脉气沉来又数，为少阳气痹，郁热未消，又中焦气寒。借柴胡桂枝干姜汤温开之力宣痹开郁，寒热双解。

5. 表邪食火合邪　除表邪表证外兼见发热高，苔厚燥腻（不论黄白），少津，脉弦滑有力或尺脉郁滑满实，伴腹部阵痛，大便臭秽。如无腹痛而仅脘腹痞满，或无腹症而脉舌如上表现者，均为湿与积滞互结。在嗜好厚重口味的地区相当常见。治当解表化湿、消导通下。

病例如例五外感内热夹滞之证。

6. 表邪与痰火合邪　表邪表证之外兼发热高,咳痰脓黄,痰声重浊,苔黄腻,舌红,脉弦数、弦滑数,以浮位或寸脉、关脉较明显者。治当解表兼重剂清热化痰。

前引例四,首诊与二诊为寒包火表寒里热证;三诊时已转为表邪与痰火合邪证。

7. 肺卫、膀胱合病　指上部见肺卫表里之证(发热、恶风、口鼻干燥、咽痛痒、口不渴或渴、脉浮滑等上感或肺部症状);下部兼膀胱湿热之证(尿频、尿急、尿痛等尿路刺激症状)。通常以银翘合柴苓汤出入,需重用金银花、柴胡、黄芩等药,方有速效。

例十:杨某,女,3岁。

2011年1月8日首诊:

脉诊:脉沉细小弦数。手足不温。望诊:舌红苔薄白腻。代诉:发热1天,体温39.5℃,肤干无汗,鼻塞流脓涕,咽壁充血,尿赤,尿道口发红。家长反映患儿每次逢感发热,常伴尿赤和尿道口发红。

病机辨证:风寒外束,肺胃郁热,湿热下注。

处方:柴胡10g、葛根10g、黄芩10g、蝉蜕3g、姜黄3g、僵蚕5g、忍冬藤30g、蒲公英15g、板蓝根15g、鱼腥草20g(后下)、山豆根3g、车前草10g、滑石10g、青蒿5g,3剂。

2011年1月11日复诊:首剂药毕体温即降至正常,尿道口红也消退,仅余微咳,痰黄。予清肺胃余热,化湿消滞方3剂愈。

按:患儿发热无汗、手足凉、脉气郁沉内束为风寒外袭,鼻流脓涕、咽壁充血、发热重、脉气数为肺胃郁热,下阴症状则属湿热下注,重点在表寒里热,当双解,但需适当兼顾下阴病症。

例十一:涂某,男,53岁。

2013年8月20日首诊:

脉诊:右细左大,寸关偏浮,尺沉,均呈滑浮数,脉体糊,耐重压。望诊:苔薄白腻。诉鼻及咽喉火灼样痛,打喷嚏,又尿频、尿痛、尿灼、乏力1天。

病机辨证:风热外袭,湿热下注。

处方:桑叶10g、白菊10g、连翘30g、牛蒡子15g(打碎)、玄参15g、山豆根10g、桔梗10g、黄芩24g、柴胡24g、滑石15g、猪苓15g、车前草30g、萆草15g、忍冬藤50g、板蓝根30g、广木香10g,7剂。

并嘱速查血、尿常规,当天在某医院查血象,白细胞:14×10^9/L,尿中白细胞(+),院方建议住院输抗生素治疗,患者婉拒。遵首剂中药务必当天夜半前服完的要求,患者如期服完第一剂中药,次日晨欣喜万分,特来院告知诸症顿消。嘱务必中药7剂服尽。

按：本案脉滑、浮、数以寸关浮气明显，系风热外袭之象，右脉细反映存在气机郁束，为邪甚表现，而脉体糊、底力重，又属湿热下注反映，患者当时不自知发热，然其脉象指示必有发热，而且病不轻。所以首诊处方予7剂，虑下焦湿热腻滞难以速尽。

（二）多外因合邪

多种外六淫同时侵犯人体，其证候表现为多种病因的性质，十分常见，既可以多种外因同致表证，也可以多种外因表里同时致病，例一、例二、例八都是多种外因合邪致病之例。又如：

1. 风寒热合邪　指风、寒、热三种外邪同犯机体，共为表证，比较容易与外寒内热即寒包火证混淆，区别在于本证无脏腑功能失调，至多仅见扁桃体红肿或腮腺肿痛等症状。而后者除表证外必出现里热脏腑诸证。脉象上本证寒凝热扬皆见，如细、弦兼滑数，但久久切诊后总感脉势浮扬。寒包火之脉则多出现较重内含的脉力。

例十二：朱某，男，4.5岁。

2012年4月6日首诊：脉诊：细滑数。望诊：苔薄白。代诉：发热1天，体温39.5℃，神志清，双扁桃体Ⅱ度肿大，表面有脓点，WBC：13.9×10^9/L、中性比率：75%。平时大便常干。儿童医院予抗生素治疗，家长婉拒，前来我处就诊。

病机辨证：风热夹寒，三邪闭表，热壅喉咽。

处方：荆芥5g、柴胡10g、黄芩10g、僵蚕5g、牛蒡子10g（打碎）、连翘15g、马勃5g、蒲公英15g、浙贝母5g、忍冬藤30g、紫花地丁10g、板蓝根15g、鱼腥草15g（后下），3剂。

服完首剂热退，3剂尽咽喉恢复正常。

按：脉细为气束之象，因外寒所致。滑数系风热表现，本例为风、寒、热三邪合致表证，阳郁为热，壅滞喉咽，病状不复杂，但比较之下，风热重于寒，故选用荆芥、柴胡偏平之味作为散风寒药，辛温不必太过之意。如表寒重于表热，则恶寒、无汗、脉弦细，需用柴、葛、苏叶甚至柴、桂、麻黄、葛根等味。

2. 风热湿合邪　风、热、湿三邪相合大多呈表有风热证，又兼中焦湿浊阻气，因而表热表证兼中焦脾胃湿阻失和症状，如恶心、脘痞、便溏，属于表里相兼证。但雨季可见到，外有风热湿表证，脉浮濡滑数，发热、身困、肢节酸楚，但无脏腑里证，仅舌苔腻，则属风、热、湿共犯体表和上焦之证。在重庆，风、寒、湿合邪十分少见，但也应当知晓风寒湿同犯之表证的存在，其证候即风寒表证而舌苔腻白，口不渴或有体困头沉之状。风热湿或风寒湿合邪仅仅用辛温或辛凉法解表治疗，其效不佳，必须兼芳香化湿、淡渗利湿，才能热消体安。

例十三：邱某，女，54岁。

2010年6月26日首诊，脉诊：滑数，小弦。望诊：苔薄白腻，舌红。主诉：时值雨季感冒发热、身痛 4 天,抗生素输液治疗 3 天热不退,头昏,口干思饮,气短,大便通。

病机辨证:风热夹湿,卫气同病,肺胃郁热伤气。

处方:青蒿 10g、黄芩 24g、柴胡 15g、葛根 15g、淡豆豉 15g、通草 10g、薏苡仁 30g、杏仁 10g、知母 15g、生石膏 30g、佩兰 10g、芦竹根 15g、淡竹叶 15g、石斛 15g、麦门冬 15g、忍冬藤 70g、鱼腥草 30g(后下)、板蓝根 30g、西洋参 3g,3 剂。

2010 年 6 月 29 日复诊:

药毕热退,咳嗽反重,痰中少量血丝,痰黄稠量少,自汗。脉转细弦。

辨为少阳枢机未顺,痰热蕴肺。

处方予小柴胡汤和清化痰热之剂 4 剂,症状显减,又调治 3 剂感证尽消。

按:本例雨季发热身痛 4 天,脉滑数表明风与阳热并行。脉细因湿邪滞气,故苔腻、头昏、气短。口干思饮为肺胃气热症,本例属风热湿合犯其表,肺胃气热内应之证。设方应卫气兼顾,风、热、湿三邪并治。

3. 风寒暑湿合邪　这是暑天表证较常见的类型,随着生活水平地提高,暑天空调使用普及,其证益多。脉呈细、弦、郁、沉等寒凝气束之象,又兼滑、数,苔腻等暑湿之征,则暑令高温季节的身热、头痛者应从风、寒、暑、湿着眼。

例十四:陈某,女,59 岁。

2009 年 8 月 9 日首诊:脉诊:细数,沉位弦涩。望诊:舌红,苔薄黄。发热身痛,腹泻 1 天。血象白细胞:12.3×10⁹/L,中性比率:89.67%。

病机辨证:风寒暑湿合邪,表闭阳郁,湿热下注。

处方:藿香 10g、佩兰 10g、柴胡 24g、葛根 15g、石斛 15g、厚朴 15g、黄芩 24g、黄连 10g、车前子 15g(包煎)、猪苓 15g、泽泻 15g、陈皮 10g、连翘 30g、忍冬藤 75g、鱼腥草 30g(后下),2 剂。

2 剂毕诸症尽消。

按:本例病发暑天,因空调寒逼致病,脉象细弦涩为寒逼气收之象,脉数因暑热,腹泻为湿热下注大肠,予诸邪并治、表里兼顾法而速愈。

(三)外感兼内伤

当有体质特质或宿疾又新感六淫,可产生外感内伤并见证候。已故江西万友生先生主张寒温相融之外还提倡内外合一,其意之一即外感内伤在证候上往往可以并见。当然还有更深的含义,即外感病中可有内伤病的病机,反之亦然。需融会贯通。

外感兼内伤,表现多样,外邪有六淫不同,内伤有阴阳气血、脏腑、虚实和内六淫之异,难以一一列述,需感证知识和内伤知识的综合融会。

前述表里合邪证,有一部分里邪的产生因内伤而起者,也归属外感兼内伤的范围。故前述表里合邪证之 5:"表邪食火合邪",即属外感兼内伤之一种。下再举一例：

例十五：潘某,男,74 岁。

2009 年 8 月 13 日首诊：诊脉：浮弦劲数。望诊：苔薄黄,局部剥脱,舌红。主诉：发热 3 天,昨夜 38.9℃,今晨 38.7℃,流涕,咳嗽,咽痒痰少,伴口疮,大便数日不行,已输液治疗 2 天不退烧,有高血压多年,因家贫,不规则降压,血压控制不稳定。患复发性口腔溃疡史 20 余年。

病机辨证：暑湿外袭,肝胃郁热内应。

处方：青蒿 10g、佩兰 10g、淡豆豉 15g、炒栀子 10g、淡竹叶 15g、野菊花 10g、芦竹根 30g、桔梗 12g、牛蒡子 15g(打碎)、连翘 30g、黄芩 24g、忍冬藤 75g、板蓝根 30g、鱼腥草 30g(后下)、钩藤 24g(后下)、全瓜蒌 50g(打碎)、玄参 15g,3 剂。

2009 年 8 月 13 日复诊：

药后发热,口疮俱消,尚咳嗽,大便仍干结,予善后 3 剂。

按：发热、咳嗽、咽痒、痰少等上呼吸道感染症状,一年四季均可出现,但在辨证上,因时值暑令,脉气浮数,一定由风暑引起,暑多挟湿,故为外感暑湿之证(风邪一般可不提)。脉浮数之外又见弦劲,有多年高血压病史,当有肝郁气亢宿疾。又多年口疮史,大便不行,舌苔黄,说明胃有郁热。综而论之,为暑湿挟肝胃郁热,是外感内伤相兼证。据此落方,表里兼顾为不二之法。

外感内伤并见的证候除上述举例内外皆实之外,还有外感挟各种内虚。注意点：①辨明外实内虚之标本缓急;②外感有风、寒、暑、火、燥、湿不同,内伤有阴阳、气血、五脏之别,彼此的兼合关系一切皆有可能。以表证兼内虚为例,寒证兼阳虚、温证易阴虚,但风寒之证可以兼阴虚,而温证可以兼气虚、阳虚……不必印定眼目,以主观统客观。一切"观其脉证,知犯何逆,随证治之"。

旧说新病、旧病同见者,先治新病,后治旧病,为标本缓急的一种处理原则。笔者的观点相反,病机是一个整体,有慢性基础病的人又患新感,原有的旧病病机会参与新病病机中,即新感易受到宿疾的影响,置宿疾病机于不顾,无宜于新感之治。只能说新感与宿疾,在病机上处于统一的关系,但又有轻重主次的差别,更重要的是新感病机中有了宿疾病机的参与,其病机因而具有个体的特点,不同于一般的新感病机。

五、清热解毒辨证重用

感证热病多为急性病,投药需果断,疗程一般不宜太长,以免耗损气阴,前辈如岳美中指出："治急性病要有胆有识,治慢性病要有方有守"[1]。对感证热病尤其壮热病例,医者的胆识当主要表现为在辨证的基础上重用清热解毒药,如忍冬藤,1~3 月乳儿用量 15g,3 月 ~1 岁用量 20~30g,10 岁以上儿童和成人可达 30~70g。黄芩儿童起量 10g,成人可用 24~30g。即使风寒之证仍必须在辛温解表之中合用重剂清解。但切忌如20世纪70~90年代不辨证独取清热解毒药的错误,故辨证与重用清热解毒药是两个不可分离的治疗措施。

此外清热解毒药选择应据证而为,不可偏倚几味药用于一切感证。

以发热、头肢体酸楚疼痛、轻度咽喉疼痛、干痒及咳嗽等症状为主当选忍冬藤、黄芩、板蓝根、鱼腥草。

咽充血干痒疼痛较甚者:玄参、天花粉、牛蒡子、僵蚕、板蓝根、大青叶、忍冬藤。

扁桃体红肿化脓:忍冬藤、蒲公英、重楼、僵蚕、连翘、板蓝根、紫花地丁。

有恶心等胃肠道症状:忍冬藤、鱼腥草、黄芩、连翘、板蓝根。

泌尿系统症状:重用柴胡、忍冬藤、黄芩、萹草、红藤。

皮肤发脓疹者:忍冬藤、连翘、蒲公英、黄芩、黄连、紫花地丁、千里光。

三阳、卫气、气营阶段高热病重者,注意投用重剂忍冬藤、重楼。

六、通达气机,救命金针

外邪袭人,气机紊乱,其表现或亢张或抑郁或表里上下左右失衡。亢张者易见,表现为高热、脉浮滑洪数有力。治法当除邪抑阳。抑郁者其脉细、沉、弦、郁束不扬,症见恶寒、战栗而高热。表里上下左右失衡者,其脉左右属性相反。如一侧寸口脉滑盛、另一侧细郁,症状上口鼻气热烫,指端则凉等;或畏寒,但苔黄、大便结、尿赤……后两种气机失常在体弱病重时易出现危证。需在辨证论治之中兼通达扶正。阳明腑结实证,高热或潮热、大便硬结、腹胀满痛,其脉不亢,反沉实而有迟涩气。此证气机内盛内壅而不达于外,如不及时通解,易于昏谵、痉厥。但一旦通下,则热退气畅。感证热病调气机之法,常用如下:

恶寒、无汗、脉郁束者加柴胡、葛根、蝉蜕。

汗出,脉濡滑加桂枝、白芍。

里实气闭加通下。

表里、左右、上下气机不一,脉象如一侧沉、一侧浮,一侧盛、一侧细,寸浮大、关尺沉郁;症状如面额灼烫而指端凉,背恶寒而胸脘烦热等等加升降散。

肺、大肠、盆腔有热邪内郁,甚至蕴脓者加当归、红花、莪术。

胸膈烦闷者加栀子、淡豆豉、郁金。

脉气浮盛、张动明显可加桑叶、钩藤、菊花、黄芩。

气营两燔及营血分证病情较重,投用大剂清气解毒和凉血养阴之外务必不忘凉通,如水牛角、藏红花或红花、丹参、郁金或牛黄丸类等。疫证脉呈细沉细涩者尤其必用。成方犀角地黄汤仅4味药,其中犀、丹、赤芍均有达气通络作用,清营汤中用犀角、丹参,神犀丹中用犀角、豆豉具同义。

例十六:邹某,男,9岁。

2009 年 9 月 5 日首诊:脉诊:细弦滑数。望诊:苔白腻,舌红。代诉:发热 5 天,晨轻夜重,低则 38℃,高则 41℃。儿童医院查血象,WBC:15.8×10^9/L,中性比率:88%,扁桃体红肿,已先后使用 3 种抗生素仍每天高热不退。就诊时适下午 2:00,患儿皮肤烧灼无汗,坐立不安,发热前肢端凉,有时畏寒,口干,饮水则胃难受恶心。询今晨未排大便。

病机辨证:暑湿外袭,表里气机郁闭。

处方:青蒿 10g、佩兰 10g、连翘 30g、忍冬藤 70g、桔梗 10g、牛蒡子 10g(打碎)、淡豆豉 15g、黄芩 15g、蝉蜕 10g、钩藤 10g(后下)、姜黄 6g、僵蚕 10g、鱼腥草 30g(后下)、板蓝根 30g、厚朴 10g、陈皮 10g、川贝母 6g、茯苓 15g、炒山楂 15g、炒建曲 15g、炒麦芽 15g,2 剂。

二剂服毕热退尽,食欲增加,大便通,再予善后 3 剂。

按:暑月发热午后加重,体灼无汗,发热前肢端凉、畏寒,又口干不思饮,饮则胃脘难受,系外感暑湿,内伏于里之伏暑证,其脉不仅滑数,而且细弦,结合症状可知不仅暑湿内重,而且表里气机皆闭,如不尽快控制将趋危。故仿蒿芩清胆汤加减,清暑化湿和中,又合用升降散法(姜黄、僵蚕)畅通表里气闭。

七、幼儿感证热病要疏肝祛风

幼儿肝气易动,故在热病治疗中常配合选用天麻、钩藤、蝉蜕、地龙、僵蚕、全蝎等味。这为历代儿科的常法。笔者体会这确实是必要的方法。

八、脉象分析至关重要

感证热病根据病因性质和患者体内机能状态必定在气机活动上有相应变化,而反映气机变化最灵敏的地方莫过于脉象。准确的脉象分析对正确的辨证提供了保证。脉象分析需注意兼脉、脉位和动态因素。

(一)兼脉分析

患感而发热,其脉必数,数提示阳气兴奋之态,因此也可据为判断郁阳或里热存在的依据,但由于病因和气机表现为多样性,数的兼脉也有多样性。大体上:

1. **风寒外犯**　气机有两个变化:①收引脉道表现为弦、紧、细小。②里阳挟卫气郁张则脉数脉滑。两种气机活动相合,形成滑数而弦紧细小脉,其中浮弦(紧、细)数者病轻:沉弦(紧、细)数者病重。

2. **风热外犯**　气机因两阳合邪,风性张扬,热性亢奋。其脉数中兼浮、滑;兼肺胃热盛者洪数,或数而滑盛。

3. **风暑外犯**　因气机较风热更趋张扬,暑又易伤气。其脉浮滑大数之中见虚气。

4. **湿邪外犯**　其气机既有阳热兴奋，又兼湿邪涩滞。表现为濡滑数，或濡滑数脉在加压下显内在的郁滞（呈类似缓之气）。

5. **外邪犯表兼肺胃郁热内滞**　其气机活动既趋表张动，又在深层郁滞。则浮位脉浮数（弦、滑……），中位、沉位或关脉、尺脉加压下有郁滑、郁满。如气分阳明腑结则阳热内结，气机既有内力强劲又受阻，其脉实而迟。

6. **气营两燔**　临床无单纯营分证，营热之一为气营两燔，其阳邪嚣张至甚，兼有阴伤，但以热盛为主，故脉数之外必滑盛上下，浮中沉位均呈滑盛数脉。

7. **营血两燔营**　营热之二即营血两燔，此时热既甚而有迫血之机，阴液之伤也较气营两燔重，有血稠的趋向。故其脉滑数之中有促急感，久切之下又有郁重内沉之力，不若气营两燔证脉势嚣张亢盛。

8. **血分证**　热邪深入，阴耗血凝，气机内缩。其脉沉、细、涩数。

9. **病邪深入阴分**　热病传变至此，重伤阳气，气机必不振。其脉沉伏细郁，如不伴发热，面色苍晦为脏衰络闭之兆。

10. **外邪挟积滞、痰热**　其脉在中沉位或关尺部总有满浊、郁盛有力之象。

11. **气机不平衡**　其左右脉或寸关尺、浮中沉之间常出现明显的反差。

（二）脉位分析

感证热病，无论脉位如何，凡滑盛有力必具内热。尺部沉位郁滑、郁满重压不绝，需考虑阳明结热或膀胱肝经湿热等中下焦的内热。寸部独浮、独满，有气团浮滑高突者，为上焦受邪，有肺部感染或脓肿等可能。脉气刚急，为邪盛正虚之兆；脉气柔和，病证不凶。

（三）动态分析

脉象需作动态分析。《伤寒论》第四条"伤寒一日，太阳受之，脉若静者为不传，颇欲吐，若躁烦，脉数急者为传也"。这是病证不同时段的比较。如果切脉时久，盛中见虚，元气不足可知，反之久切之后，脉气越益转旺，里邪必重。这两种是切脉过程中前后的比较，都是动态分析的体现。

但务必强调，脉象仅反映病机（主要是气机）的变化，上述分析都是在感证发热的前提下的分析，即使如此，结合兼脉因素和望、闻、问诊信息综合分析判断乃是完全之策。例如脉细而有力，无论脉位浮沉都是气机郁束之象，而导致气机郁束、收引的病因病机有寒凝、火郁、温毒内发等多种，所以见到头痛、鼻流清涕、畏寒则为风寒外束，细弦有力兼中位沉位脉滑盛，苔黄腻，腹壁或口鼻出气热灼者，显然属于里热之证，等等。故不能倚靠脉象分析断"病"，应视脉象变化为热病的气机变化的反映。

小结

1. 中医感证热病技术有良好的应用价值，对历代文献需下大力学习研究，融会贯通。

2. 坚持辨证论治,重用清热解毒药是取得良好疗效的保证。

3. 摒弃门户之见,融合寒温之学,统一外感内伤。为感证热病诊治拓开发展空间。

4. 坚持整体观,重视多病因、多病位、多环节兼证。

5. 表证双解表邪与郁阳,是有效之法。

6. 感证热病,尤其重危病症不忘通调气机。

7. 小儿易动肝气,平肝熄风必不可少。

8. 脉象分析为把握病机的重要诊法。不可轻忽对待,但需四诊合参。

参 考 文 献

[1] 中医研究院. 岳美中论医集[M]. 北京:人民卫生出版社,1978:11.

（据2013年11月21日重庆市中医学术会议演讲稿"感证热病的诊治体会"修改,岳锐整理）

第二章 咳　嗽

咳嗽是极常见的病证，在许多疾病中，尤其肺系疾病总能出现，而且病因病机多样，治疗方法丰富，是历代文献中几乎无人不及的议题。使学习者面对浩如烟海的历代文献资料莫衷一是，难以取舍。

鉴于咳嗽的多样性和多变性，及文献记载的广泛性，欲掌握咳嗽证治的规律，必须学习、积累一定广度或相对系统的知识，因为产生这些知识都有一定的依据，学识的广度是临证全面性的保障。同时注意学习和总结符合当地地域气候、生活习惯、脉证变化特点的临床经验，尤需领悟实际的病机规律，从而既有知识之博可防止经验的局限，又有知识之深之实，能避开博识浅泛、拿捏难定的困局，较有利于从容应对。

一、治咳思路与观点

《景岳全书·咳嗽》提出："咳嗽之要，止惟二证，何为二证？一曰外感，一曰内伤而尽之矣。"这一论点因其提纲挈领的作用和一定的临床指导意义，成为议论咳嗽的基本观点，但在临床上，单纯贯彻这一论点尚不足以保证疗效，因而是入门的基本知识，对于实作和实效而言还有待深入，况且外感咳嗽与内伤咳嗽的区分每有不易，原因之一，外感与内伤之咳常相兼而发，即外感咳嗽中常存在内伤因素，内伤咳嗽每因外感六淫之侵染而激发或加重。原因之二，内伤之咳由外感咳嗽反复发作而来的颇多，致使两者的区界有时很难定夺。即使认定的外感咳嗽，如病位不涉及卫表而深及三焦脏腑之里，则在相当程度上与内伤咳嗽的病机已无本质区别。原因之三，外感咳嗽与内伤咳嗽的脉证在某些患者身上，发生变异，增加了鉴别的难度。

咳嗽的辨证，强调整体思维，在八纲和外感、内伤的大框架中，以辨识虚实、脏腑气变（气化与气机异常）和兼夹错杂为要，其中，病机结构分析尤其重要。

（一）辨明病机，把握全局，分清主次

（清）陈念祖说："《内经》云'五脏六腑皆令人咳，非独肺也'。然肺为气之主，诸气上逆于肺则呛而咳，是咳嗽不止于肺，而亦不离乎肺也"（《医学三字经·咳嗽》）。《内经》与陈念祖所阐述的观点反映了咳嗽病机整体性与局部专一

性的对立统一关系,其中包括了病位、内外六淫、阴阳气血津液盛衰及气变等多种因素,以因果相系形成的关系。正确分析、处理整体与局部的关系,是辨治咳嗽乃至一切其他病证的普遍规律,具有高屋建瓴的指导意义,但对这一规律知晓甚易而实践则难,将此作为牢固的思维习惯需要一个多年临床和再学习强化的过程。如前文"病机结构论"中所述,实践这一规律最可行最可靠的方法,是通过脉证分析揭示隐藏在其中的病机结构,为清晰地、从容地应对各种咳嗽提供保障。在临床上最易犯的错误是注重咳嗽脉证的表象特点而欠深入病机和注重病机的肺部变化而忽略存在的病机整体性。尤以重表象轻病机最易出现,前有多文从不同角度探讨过,此处略述,咳嗽重肺部而放弃整体思维表现有以下两种表现。

1. 忽略各脏腑功能失常对肺的影响　如外感咳嗽极易被视为外邪入肺的肺咳,一味祛除肺部六淫、化痰止咳为通治之法。但无论幼长,有的患者存在元气不足因素,卫阳无力卫外,不仅易感六淫入肺,也致肺中气津互化乏力,或痰液凝而难出,或痰饮壅聚,肺失宣肃,咳嗽乃作。对这种咳嗽在当用处方中配伍南沙参、党参,甚至人参,有增效作用。有的患者素体肝胃火旺,外邪入肺的同时会激发肝胃阳热,形成亢火上逆犯肺、与外淫合邪而致咳,则所治不仅要祛除外淫,尚应清泄肝胃亢火,否则外淫与肝胃亢火继续纠结难解,宜在当用处方中选加栀子、黄芩、青黛、芦根、知母、石斛、石膏等清解肝胃之火才能收到好的效果,等等。

2. 忽略病机链中的次要环节　以外感风热咳嗽为例,约可存在以下病机环节:①风热犯卫入肺;②风热鼓动肺气,化生肺热;③风热、肺热共同伤津化燥;④风热、肺热痹郁肺气,肺气失宣失肃;⑤肺气失宣失肃,肺络不畅;⑥肺失宣肃,气化不利、津凝生痰;⑦痰阻气道,加重肺失宣肃,肺络不畅;⑧肺失宣肃,致胃气不和;⑨胃气失和,影响肺气宣肃,加重咳嗽,延缓痊愈。以上9个病机在具体个例中多寡不一,但都是常见的病机变化。有一种观点,治咳解除原始环节或关键环节即可达到咳止痰化的效果,但笔者的体会,这种单纯的治法疗程长、周折多,疗效欠稳定。如上述风热咳嗽酌情将辛凉祛风除热、清肺化痰、润肺生津、通畅脉络、和胃顺气,有主有次,数法合用,疗效较高而稳定。

总之,与其他病证一样,一切咳嗽必存在一个病机结构系统,通过脉证分析正确辨明实际的结构,分清主次又全面把握,是取得疗效的前提。

(二) 以脉为重,立足病机,辨析虚实

对咳嗽及附带的其他症状特征的分析,在古今文献中描述甚丰,颇多经验之见,对正确辨证有参考价值。如再重视脉象分析病机变化,将大大提高分析判断的正确性。

无论外感或内伤咳嗽,脉象表现虽多样,要之脉气有力、脉气旺盛、脉气亢奋、脉体饱满或紧缩,多属实性的脉气变化,指示相关的病机由邪盛所致,其证为实。反之脉气低落、脉气无力、脉气不充、脉气虚动、脉气失敛,多属虚性的脉气变化,指示相关的病机由阴阳气血津液不足演变而成,其证为虚。更正确的说,脉中气动之浮盛张动、壅实沉缩、不振虚动、虚亏失充分别反映其脉象因气火旺盛、痰浊壅聚、寒凝阳阻或气收、气颓乏力、气虚失摄、能量物质难以充脉等气变所致,与望、问、闻诊资料合参有很高的正确性。

尚须注意脉动的变异性,如外感风热或温热入肺咳嗽其脉多见浮滑数甚至洪数,但有时表现为沉位的弦滑、郁滑、沉满,甚至弦刚失柔,而且必伴剧咳、口渴、痰脓黄黏稠难咯、心烦、苔黄,系患者邪毒盛烈,在火热之性中产生了引缩气机的力量,故其病状多重。湿咳常见濡、滑、缓脉,如湿浊盛重而痹阻气机之力也重,则脉象可表现为郁满有力,等等。同一咳证脉动发生变异系产生脉动的气机活动发生了一定的变化,但无论怎么变异,百变不离其宗,变异了的脉象仍然与这一证候的病机保持一致,从证候与脉象角度看变异脉动,与常规性脉动有区别,称为脉证不符或脉证分离,但从病机和脉象的角度看,两者并无矛盾,所以应抛弃脉诊凭象测病论证的路线,而转变到脉象分析落实在脉气之动,进而掌握病机为基点的脉诊技术上来。

(三)透视气变,治咳求本

透视指在黑箱观察咳证表象脉症变化的基础上,运用思维方法悟及脉症的内部病机变化,气变指人体气化与气机活动的异常,是咳证病机的核心,存在于咳嗽的全过程。

1. 气化异常 涉及环节虽多,总以气津互化反常为基本环节,兼及其他。引起气津互化反常的因素与内外诸邪的属性和脏腑经络的功能紊乱相关。

(1)诸邪对气化的直接影响:如寒邪收引,使肺中气津互化迟钝,津凝成痰,但寒性无阳,所凝之痰不易浓缩,痰多清稀。热邪则反之,所化之痰多黄稠。外湿或内生痰浊入肺,肺中气津互化滞缓且沉凝,其气化失常并非缺少热力而迟钝,属于缓而不彻之态,则所产生新痰量多又浊。燥邪入肺易耗津,肺中气津互化不及,故咳而少痰、无痰。根据咳嗽和痰饮的性状在一定程度上可以对致咳的部分病机作出分析,依据之一即诸邪对气津气化的直接影响。

(2)诸邪转化:如寒化热,热化燥,痰湿蕴热、湿化燥、燥化火以及气郁化火、痰滞化热、积滞化热等等。病邪的转化有彻底与部分转化两种情况,彻底转化使证候属性完全改变,如初为风寒闭肺,后发展为肺热咳嗽。部分转化使证候属性发生错杂,这些情况十分常见,如风寒闭肺,其肺气痹郁,部分寒邪因郁而与肺气之阳痹合转化为肺热,如此证候由初期的风寒闭肺发展成风寒兼肺热之证。

(3)诸邪兼化:两种或两种以上病邪相兼入肺,因相互并存,又因彼此互化,使危害作用增强,称为诸邪的兼化,外感六淫咳嗽最常见到风邪合并其他五淫犯肺,这几乎是一种规律,风与其他之邪并而犯肺,不仅表现为两邪入肺,也多三邪、四邪甚至五邪入肺，如风寒热、风寒湿、风暑湿、风寒暑湿、风热燥、风寒燥等等，对这种数邪兼化的情况在感证热病中易见（详前文），咳嗽同此。至于内邪致咳尤其多见，如肝气郁结，化火犯肺，肺中化燥，和肺气化热，夜间呛咳频频，这一肝火犯肺咳嗽涉及肝气、肝火、肺燥、肺热四邪错杂。

（4）气津异化：指脏腑经络功能紊乱，导致气津化生异常。无论外感咳内伤咳，气津异化见于诸邪对气化的直接影响、诸邪转化及兼化过程中，是普遍的病机存在。例如内外火邪干肺均易生燥，原因是火热消烁，使正常肺中气津的互化不及，则肺中少津而生燥。热邪入肺生脓痰，由肺气失宣失肃，肺中气津互化不畅、凝腐所致。脾中气虚，不升中气，使肺中之气无力生津，津凝也产生痰、湿凝致肺气痹阻，气不化津而兼化为燥等。由此可知脏腑经络功能紊乱其中必产生气化异常。但不同脏腑功能不同，功能异常的特点有一定差别，对气化失常的影响也因而各具一定的规律。如肾阴不足易生相火，相火上逆于肺为少阴缺津之虚火，故其咳多干咳、半声咳、手足心热、脉象细数、舌苔薄少甚至光红光绛。肺火自盛则其气激亢，气逆有力又易伤津炼痰，痹阻肺络，故咳嗽声宏、痰稠或黄、口渴、脉滑大或洪数，有的背部烘热，热则咳作（背为肺脏之廓）。

2. 气机运动异常　一切咳嗽都由内外因素涉肺，导致肺气痹郁、激荡、不振，这三种变化的任何一种都引起肺气失宣失肃，从而咳嗽发生。外感六淫犯肺卫又入肺，则卫阳和肺气痹郁，单纯的卫表痹郁致咳是不存在的，有卫表症状的咳嗽一定在卫表病变的同时外邪又犯肺，故一定是表里同病。外邪犯肺不一定兼犯卫表，没有卫表证的外感咳嗽也很常见。外感咳嗽往往初起仅有上呼吸道症状，不咳或咳不甚而无痰，数天之后咳嗽加重，咳痰也不顺，其病机之中的重要环节是外邪入肺，痹郁肺气，需一定过程之后才进一步导致气津失化而成痰，即先产生气机不畅，后产生气化异常。

气化与气机言而可分，实则互相融合、互为因果。如脾运不良内生痰浊，这是气化异常，痰浊上逆滞于肺络，阻塞气道，肺气失宣失肃，为气机异常，所以发生有痰之咳，而且痰不尽则咳不止，开肺化痰务使痰尽是治咳要法。各种内火里热皆由脏腑功能失调，阳化为火或中下焦痰、积滞、气郁等化火，或阴虚阳气自旺为火等等这是气化失常。火热性炎，上干肺络激荡肺气，使肺失宣肃，产生咳嗽，这是气机上逆迫肺之咳。笔者注意到，凡有内外实邪入肺，很容易在化痰、化燥、化热等气化失常的同时，阻痹肺络，这种肺络痹阻属于气机异常，每每使其他病机的化解不易，而适当加莪术、当归、赤芍、郁金、丝瓜络等通络畅气之味，有助于提高疗效。

悟解咳嗽气变之异有拨冗见真、治病求本、避免表象和经验的局限性。

咳嗽气变异常的特点受地域气候、生活习惯、个体禀赋的影响，故不同地区的医师，经验累积到一定程度，总会形成相对偏专的观点和药法，如重庆已故名老中医熊寥笙先生曾在"咳嗽漫谈"中提出治咳六法,即治分内外、四季、脾肺、时间(时辰)、新久和虚实。这是先生从中医理论认识和经验出发,抓住某些线索与角度来分辨咳嗽的八纲性质、三焦病位及内外六淫、五邪,比较全面,但先生在治法上则以二陈和二冬二母饮(汤)两方为基础加减(详《重庆市老中医经验交流会资料选编第三集》重庆市科技情报研究所、重庆医药卫生科技情报站 1978年出版,第 13~14 页)。可见熊先生治咳已形成自己有特点的用药习惯。惟业者对在地域气候、生活习惯、个体禀赋条件下所形成的观点和用药习惯尚须置于辨证求机(病机)、据机立法的基础上,不致僵化为宜。

(四)重视病邪相兼、病机环节相融、病证错杂的普遍性

论著与教材为了说清内容,总是力求条理清晰、分证明白、脉证典型,但在临床上按图索骥并不容易,笔者年轻时治咳每困惑于此。后从感证热病推及咳嗽,悟及具体的个例,病证病机单纯孤立者少,而错杂者多。可能与重庆地区地处内陆亚热带气候,民风嗜食辛辣麻咸油腻有关,阳旺胃中浊热偏多,少痰无痰之咳一年四季都能遇见,并不拘于秋燥之说,但虽有恶寒之症,而使用杏苏散辛温化燥之法很难见效,必以辛凉润肺、养阴清肺结合辛温之杏仁、苏子、苏叶才有效。更多的少痰、无痰之咳并无恶寒,多口臭干热或喉痹干痒,纯投桑杏汤或清燥救肺汤辛凉润肺,不少患者疗效尚不满意,还须伍入大剂量清肺之味如知母、忍冬藤、黄芩、芦根、金荞麦、板蓝根则起效较速。说明前者之咳为风、寒、热、燥合邪或表有风寒肺中内燥错杂,后者为风、热、燥、火合邪或表受风热、内有燥、火之害。无论外感咳、内伤咳,对病因、病机、病证错杂的重视,是提高临床疗效所必需的意识。

二、临床表现

据临床所见,辨识咳嗽以外、内、寒、热、虚、实为纲,具体以风、里热、痰湿、燥、虚五大类为辨。每一类咳嗽根据所兼夹的因素不同而形成一定的咳证。

(一)风类咳嗽

风类咳嗽指感受外风所引起的咳嗽,即外感肺卫咳嗽。风为六淫之首,凡见到肺卫证之咳嗽必有风邪,临床有以风邪为主因的咳嗽,称之为风咳,但更多的为风邪兼夹一种或多种外邪的咳嗽。

1. 风咳 脉浮缓、浮滑可带小濡,苔薄白不腻,咽痒即咳,痰白而咯吐欠利,可伴鼻塞流清涕。

2. 风邪常见外淫兼夹

(1)兼表热:即风热犯肺,脉象浮滑数,舌苔薄白或薄黄,口干,痰白稠浊或淡黄,咽喉干痒或痛,鼻塞涕黏。

(2)兼表寒:即风寒犯肺,其脉弦滑或浮或沉或细,幼儿可见寸或寸关部细滑、小弦滑。舌苔薄白润,咳嗽痰液清稀或白稠,也有痰少干咳者,口不干不苦,畏寒,指凉,皮肤无汗。

(3)兼燥热:风燥咳嗽,重庆地区很少见到凉燥,而多温燥,易见于阴津虚少火旺之体感风而发。脉舌同风热咳嗽,干咳或痰少如珠,口干鼻燥。

(4)兼外湿:即湿咳,脉象浮滑濡若风咳、或浮滑满,但舌苔白腻白滑,咳嗽痰多白浊,口淡、口腻,无口干苦,头昏沉,胸闷纳呆。

(5)兼少阳里热:其脉浮位或寸部浮细、浮弦、浮滑,中沉位或关尺部弦滑或郁而有力,脉象所示既有风邪或风寒或风热犯表,又兼邪入少阳为里热,是表里相兼之一种,称为少阳肺咳。苔薄白或薄黄,咳而痰少不利,气道内有涩堵样不适,因而时时欲咳,口干苦,胸胁痞满、纳呆或兼头昏心绪不宁。

(6)暑天风挟暑热(风热暑咳)或风挟寒又挟暑咳嗽(风寒暑咳):可比照风热咳嗽和风寒咳嗽认识,但暑性扬泄较重,风挟暑热其脉浮洪,出汗多,口易干。风挟寒又挟暑,其脉弦而浮性重。暑又常兼湿,无论风热暑或风寒暑多苔腻、脘痞、便溏。此外暑热易耗气伤津,其脉浮扬(浮滑、浮洪、浮弦)之中有虚气。

风类咳嗽各相兼证,即风与寒、热、燥、湿、暑的相兼证,彼此的区别,当有典型外六淫肺卫症状时也应结合脉象判断。如肺卫证的六淫特点不典型,脉象分析更是识证、判断六淫性质的重要依据。

(二)里热类咳嗽

脉诊无肺卫证而为里热者是里热类咳嗽。因外邪犯肺转化肺热,或脏腑火热之邪上犯肺络所致,其分类按三焦脏腑功能失调、火热产生之源而定。

1. 肺热咳嗽 脉象盛滑而数,加压下内显ра力,舌苔黄干腻,咳嗽频频甚于风热咳嗽,咳则胸痛,痰吐不利,痰质黄浊。小儿发病易高热喘息。有一种肺热咳嗽病势不危重,咳嗽痰少,伴背热或烘热阵作。

2. 肝火犯肺 脉弦数失柔,咳嗽阵发呈呛咳状,痰出方缓,痰稠少难咯,好发午夜之后,面赤、心烦、失眠。

3. 胃火上逆 脉浮洪或脉关部或关尺部或中位脉郁滑气盛,苔黄干,口干渴,大便不畅,咳则汗出。

4. 湿滞互结化火逆肺 湿与积滞互结于中焦,化火上逆于肺,可致顽咳,痰吐不利,胸脘痞满,口干,脉象在关尺部或尺之沉位郁满有力,舌苔糙腻根部尤厚。多可询及饮食不节内伤史。

5. 三焦郁火 火发自三焦,以寸关尺三部都郁满、郁弦、郁细,数而有力为辨,脉象特征可以分别见于左右手,而不一定两手脉象同一,如一手之寸满数,另一手关尺沉郁满数或弦郁而数,两手相合,显示上、中、下三焦郁火内动的特征,舌苔黄、口干苦或口灼、尿赤、大便不畅。

（三）痰湿类咳嗽

先有表证，表证去而咳嗽加重，病程短，有明显痰湿特征者为外湿犯肺。因肺、脾、肾和心、肝气化不良，气不化津，而为痰、湿、水饮，又因气机升降失调，上壅于肺，所致咳嗽为内伤痰湿类咳嗽。

1. 痰湿咳嗽　脉象缓滑、濡滑，舌苔白腻、白滑满舌，咳而痰白量多质稠浊，胸脘痞满，痰声重浊。

2. 痰饮咳嗽　脉同痰湿咳嗽，有时兼虚，苔白腻或滑腻满舌，也咳而痰多，但呈清稀泡状痰液，咳痰尚易，却咳之不尽，源源不断而出。

3. 痰热咳嗽　脉滑数、滑满，苔黄腻咳而咳痰不利，咳嗽时痰声重浊或痰黄稠，往往口干苦。

4. 劳风咳嗽　脉郁弦或细弦有明显内力，脉气多数，苔黄腻，咳嗽时久不愈，咳痰艰而少，质黏呈弹丸，色带青绿或黄绿，寒热阵作，胸中痞热，呼吸不爽（"劳风"咳嗽之义详本篇之"四"）。

（四）虚类咳嗽

脏腑功能低下，气血津液阴阳生成不足或损耗太过，其中气虚、阳虚可以产生虚气、虚火，阴津不足可产生燥火，阴液不足产生相火，这些虚气、虚火、燥火、相火上逆犯肺，扰动肺络即引起咳嗽，为虚类咳嗽。

1. 气虚咳嗽　不论脉象浮沉大小，必出现虚弱、底气不足、寸部虚浮、虚滑以及虚性气团浮突，为气虚失摄、虚气浮逆于肺之状。其症咳嗽痰稀白但量少难咯，甚至干咳。气虚重者咳嗽无力、气短、神疲、语微。

2. 阳虚咳嗽　脉象沉细无力，舌苔薄白，舌淡，背冷、肢凉、面色灰滞，咽壁苍或暗红而润。

3. 津虚咳嗽　脉象常虚涩，舌苔少津，干咳或痰少，咽干口燥喜饮，咽喉干涩刺激样不适。

4. 阴虚咳嗽　脉细弦略带刚性，或细数，苔薄少，舌红、光红、光绛，干咳，口干咽燥而不思饮，或口渴夜甚，或咳嗽时背部潮热，或手足心皮肤干热燥热。

（五）燥类咳嗽

凡因内外火热之邪伤津化燥或因阴津不足而肺燥所致之咳，概称为燥咳，少数因气虚阳虚而气不化津，也会产生肺燥咳嗽。燥咳大多可融入风类、里热类以及虚类咳嗽之中分析，其特点是咳嗽无痰，或有痰却少而难咯。其中因细菌、病毒感染侵入肺间质，每呈风热或里热燥咳，治疗及时和适当疗程，多可缓解。因粉尘等久吸入肺引起者，治疗很难，可暂时缓解症状。因变态反应性病变引起的肺间质病变，常与内风、内热、痰湿、气虚、阴虚及瘀血相关，治疗也较难，其中因痰湿所致者，是特殊的痰燥病机，其痰应视为痰毒，毒为火性可以化燥，因而名之痰燥。肺部恶性肿瘤与肺间质病变往往呈痰燥之咳（如兼有肺部慢性支气管炎、肺气肿或肿瘤引起局部肺不张、肿瘤周围组织炎症多表现为其他特征咳嗽，尤以痰热咳嗽为多，不作为燥咳看)，其特点干咳少痰，欲咳而不畅，咳声闷瓮不扬，痰中带血，可因气出不畅而胸闷。

三、治疗方法

(一)策略

1. **疏理肺窍，不留邪气** 治咳之法除扶正祛邪外以宣达肺气为要，凡有痰液，疏气化痰为宣达肺气的重要措施，务必祛痰易略，痰尽则咳嗽易愈，不能将强力止咳作为通常的方法。特殊情况，如火逆势盛，按肝气急者，急食酸以缓之之法，配乌梅或诃子反佐。剧咳有产生严重后果者加罂粟壳抑咳，但都是变通方法。

2. **标本兼顾** 治咳的方剂构成，有治本和治标的区别，针对病因和消除病机关系中发挥因果关系之因作用的环节的药味构成为治本，针对症状和病机关系中作为果的环节的药味构成为治标，针对病机关系中关键因素的药味构成也是治本，针对病机关系中次要因素的药味构成则属治标。但作为一张治咳方剂，一般情况下治本结合治标方属完备。

3. **解除病机多样性纠结，综合论治** 咳嗽病因病机较多外感和内伤因素兼合，也多虚实相兼，病机环节不单一，故治法较多兼顾各方，如风类咳嗽，仅仅疏风是不够的，还必须兼顾祛除所兼之邪，如风兼肺热，疏风药本身不清肺热，宜加用栀子、黄芩、知母、生石膏、芦根、金银花等清肺药味。风类咳嗽而兼气虚，风药不能益气，需加南沙参、党参，气虚重者加人参、甘草。风类咳嗽兼阳虚，风药不温阳，要加桂枝、干姜，甚至附子。反过来，内伤虚咳常因外感因素诱发，则益气扶阳、生津、养阴之外尚应加用祛除外六淫的药味。此外，外感风类咳嗽或内伤实咳，属火热上激肺络者，多易燥化伤津，所以对外感热咳予疏风清热的同时需滋生肺胃之津，常加用北沙参、麦门冬、天门冬、天花粉。如内伤热咳则清火之外也应加润肺养阴药，如麦门冬、天门冬、生地黄、熟地黄、阿胶、百合等等。

4. **重视调正气化、气机异常** 例如风咳、风寒咳中有内热兼化，故相应治法之中须结合清肺法。风热、风暑热咳嗽往往兼化有痰热，故相应治法中须加清化痰热法。风燥咳嗽必伤肺津，治风燥咳嗽，辛凉疏风必与清润肺津同用才见效，以上系针对气化失常的治法措施。凡出现咳痰不利或痰多、痰声重浊一定有痰气互结，则治本之外辛开苦降、痰气互治效果较好。外感或内邪致咳易致肺络不畅，在所用治法中配合当归、莪术等通畅肺络，疗效会提高。又如因肝阳、肝气、肝火上逆扰肺而咳，在治法中一定要安排清肝平降法。在咳嗽中因肺失宣肃导致阳明郁热下结，或由阳明郁热上扰肺络而咳，则通泄阳明郁热之法必须使用。

虚气上逆可扰肺而咳,补益元气之外尚应兼肃降逆气如杏仁、苏子、厚朴、白薇、桑叶、代赭石、浮小麦,甚至用乌梅、诃子酸敛浮气会提高疗效,等等,这些是针对气机异常环节的治法考虑。

(二)治咳方剂组成

根据咳嗽的病机结构大要,由源头因素、中间因素和终末因素组成,则方剂构成的大要也由清除这三种阶段病机因素的药味构成。其中外感咳嗽由祛外感六淫、消除中间虚实病机变化和宣肃肺气(消除终末病机)构成。内伤咳嗽之实的治咳方剂由祛内伤实邪、消除中间虚实病机变化和宣肃肺气构成。内伤咳嗽之虚的治咳方剂由扶持脏腑阴阳气血津液、消除中间虚实病机变化和宣肃肺气构成。方剂构成的变化根据病机的源头因素、中间因素和终末因素的不同内容而定。在上述构成的前提下,尚须根据药物之间相济相成与相反相成的规律,及增效减毒的目的选药配伍组方。

(三)药味应用

1. 祛除内外邪气

(1)祛风:①辛平祛风:荆芥、柴胡,适用于风咳或少阳肺咳。②辛温祛风:苏叶、荆芥、细辛、麻黄、生姜,适用于风寒咳嗽。③辛凉祛风:桑叶、薄荷、牛蒡子、蝉蜕、僵蚕,适用于风热、风燥和风兼肺热咳嗽。④芳香化湿祛风:藿香、佩兰、青蒿、豆豉、葛根,适用于风湿咳嗽。

疏风药味一般不宜单味独挑,而以数味合用较好。辛平与辛温、辛平与辛凉、辛平与芳化、辛温与芳化每配伍同用。

(2)祛除风邪的兼合外邪:①温卫除寒:桂枝、生姜、干姜,用于风寒或肺寒咳嗽。②清泄表热:金银花(藤)、连翘、栀子、鱼腥草、板蓝根,适用于风热、风暑咳嗽。③辛、苦、淡味除湿:杏仁、薏苡仁、桔梗、白豆蔻、枳壳、二陈汤、平胃散等,适用于上焦肺脏的湿、痰之咳。④清润除燥:芦根、荷叶、绿豆衣、天花粉,适用于风燥咳嗽。

(3)清火热:①清肺:桑白皮、黄芩、知母、地骨皮、芦根。以桑白皮、黄芩、知母最多用。其中黄芩泛用于外感、内伤的肺热病机,宜重用。知母每用于肺热有伤津化燥的咳嗽,一般宜与麦门冬、天门冬、浙贝母或川贝母合用,即二冬二母汤。桑白皮、地骨皮用于肺热咳嗽时久,背部烘热者。②清胃:知母、生石膏、芦根、瓜蒌。知母、生石膏即白虎汤主药,用于肺热咳嗽但有脉浮大如洪、口渴、汗多、苔不腻属肺胃无形气热所致之咳。瓜蒌不仅清化痰热,也能清胃。但肺胃无形气热致咳嗽是燥咳。或与痰热壅肺合邪,燥咳宜合清润肺燥药,如桑叶、杏仁、麦门冬、天花粉等,成方如清燥救肺汤;兼痰热内蕴宜合清化痰热药,如瓜蒌、浙贝母、黄芩、桔梗、桑白皮、化橘红、金荞麦等。③清肝:青黛、栀子、黄芩。用于肝火犯肺之咳。④清心:栀子、玄参、生地、黄连。心火之咳以心烦、咽喉异物感和灼痒、干痛为特征,应视为咽喉性质的咳嗽伴心绪不宁兼症,故用清心火和养阴润喉之味。⑤清下焦相火:知母、黄柏。

清火诸药有的应用比较专一,如青黛只用于肝火,生石膏只用于肺胃气热。多数药味根据配伍而用,如知母配生石膏用于肺胃气热,知母与黄芩用于肺热,桑白皮与地骨皮用于内伤肺热,桑白皮与黄芩用于肺实热咳。

(4)清燥气:桑叶、荷叶、连翘、丝瓜络、芦根。常与养阴生津以及生石膏合用。

(5)祛湿:干姜、茯苓、薏苡仁、滑石、车前子。常与二陈汤、平胃散、五苓散加减应用。

(6)清热解毒:金银花(藤)、连翘、板蓝根、大青叶、蚤休、蒲公英、金荞麦。适用于有热、火、毒邪的咳嗽。不能单用清热解毒药治咳,必须根据病机结构与相关药味配伍才能发挥好的作用,但有热、火、毒邪之咳不用这类药味,疗效大打折扣,而且疗效不稳定。在变态反应性、恶性肿瘤等痰毒、热毒引起的咳嗽,除上述药味外,还可选用白花蛇舌草、天葵子、黄连、黄柏、栀子、黄芩、半枝莲、猫爪草等药味。

(7)除湿消积:①除湿:苍术、厚朴、藿香、草豆蔻、茵陈蒿、半夏、陈皮。②消积:生山楂、莱菔子。应用于湿滞互结化火化燥之咳,除湿消积必须合用。

(8)化痰逐饮:①温化痰浊:半夏、紫菀。②清化痰热:浙贝母、川贝母、瓜蒌、胆南星、白前、枇杷叶、竹茹。③祛顽痰:海蛤、白芥子、莱菔子、皂角、山慈菇。④化痰开肺:桔梗、前胡。⑤化痰降气:杏仁、苏子。⑥逐饮:葶苈子、茯苓、猪苓、泽泻、岩白菜、甘遂、大戟、芫花。

以上化痰诸种,通常根据病机性质参考古方或经验方提供的配伍经验彼此结合应用,如热痰为临床最多见,清化痰热与化痰开肺的组合因而最多用。而且各种化痰药味因配伍不同而发生作用变化,如化痰开肺与清肺、润肺配伍,就成为清润化痰组合,适用于燥热痰咳。咳甚或久咳不愈而痰声闷浊,痰出稠少为顽痰,祛顽痰之味与清化痰热和化痰开肺配伍会提高疗效。甘遂、大戟、芫花为《伤寒论》逐饮之药,目前临床因西医发展进步和临床力求平稳少事的心理,已极少使用,但阅前人各家验案,真遇到悬饮之咳,并不回避,往往病状一泻而缓。

化痰药味是治咳方中的重要组成,因为痰合他邪,故有痰必除,勿使留寇。但不能脱离病机结构,孤立应用。例如气虚痰咳,气虚则水不化津而为痰,其痰有时咳咯滞涩不利,仅仅使用化痰药味则不能得手,应与党参、南沙参合使用即效。又如痰饮咳嗽,其痰清稀、色白泡多,痰液绵绵不绝,宜遵张机(仲景)小青龙汤法温化温收,以半夏、五味子、细辛、干姜、桂枝、麻黄、白芍、甘草、紫菀、陈皮,并结合当归、人参较为有效。

岩白菜(虎耳草科岩白菜属)有补虚之功,通常用于劳伤咳嗽咯血和淋浊白带。但笔者用于温化痰饮方剂中,对于痰饮咳嗽(慢性支气管炎、肺气肿、痰量清白而多)也有比较明显的收痰效果。

2. 通调气机 前述咳嗽气机失调有肺失宣肃、痰凝气阻、肺络瘀阻、肝胃气逆失降,以及脾失升清等变化,则宣肺、肃肺、通利痰气、通畅肺络以及平肝、降胃、益气升阳以及淡渗利尿以通阳等方法,都是调畅气机的方剂构成。

(1)宣肺:麻黄、桔梗、蝉蜕、前胡、牛蒡子、木蝴蝶。

(2)肃肺:桑白皮、杏仁、苏子、厚朴、白果、白前、旋覆梗(金沸草)。

(3)通利痰气:陈皮、化橘红、枳壳、丝瓜络、郁金、旋覆梗、香附子。系针对痰浊滞肺时必然产生的痰凝气滞病机。

(4)活血通络:莪术、郁金、赤芍、当归。咳嗽中的肺络不畅有时表现为咳嗽时胸膺作痛,但胸膺虽不痛,而见久咳、顽咳、痰稠、痰黄、寸脉细涩表现都有肺络不畅之机,所以处方中设一、二味通络药对方剂的整体作用有益无弊。

(5)清肝平肝:钩藤、天麻、白蒺藜、黄芩、生石决明、炒川楝子。当咳而脉弦亢、性情躁急、头昏胀、失眠,有肝阳上亢、肝气上逆病机时宜用。

(6)降胃:竹茹、枇杷叶、半夏、厚朴、枳实、大黄、瓜蒌、莱菔子、代赭石、旋覆花、大腹皮。咳而脘痞腹胀、噫气、大便不畅,关脉或关尺脉弦滑小满,应适当降胃,使腑通气散为佳。

(7)升清:人参、党参、南沙参、白术、柴胡、羌活、防风、藁本。用于气虚清气失升咳嗽,通常与当归合用,升清作用可加强。

(8)敛气:诃子、五味子、乌梅。在久咳而有肺气失敛病机时加用。其状气短而咳频,痰清而量少、寸部或寸关尺浮位脉脉气虚滑虚浮。

3. 补虚 应用于有阴阳、气血亏损因素的咳嗽。

(1)补气:肺气不足用党参、南沙参。卫气不足用黄芪、桂枝。气虚之甚用人参、甘草。

(2)扶阳:肺阳与中阳不足用干姜、桂枝,肾阳虚用附子、干姜。小剂量附子也可助肺脾之阳。

(3)生津:南沙参、北沙参、麦门冬、天门冬、天花粉、黑芝麻,常与知母、芦根合用于肺胃津燥咳嗽。

(4)养阴:生地黄、熟地黄、天门冬、阿胶、百合。用于肺肾阴虚、肺燥咳嗽。生津养阴类药每每与贝母、知母、海蛤壳合用。

运用补虚药应贯彻气血相生、气阴互化、阴阳共济及相反相成与相济相成的原则。

4. 利咽 桔梗、款冬花、麦门冬、天门冬、玄参、蝉蜕、胖大海、山豆根、金果榄、诃子、青果、木蝴蝶等。咳嗽而咽痒伴干、痛、或主气道内干涩发闷,如头发捻搅样不适,往往痰滞不利,在处方中设若干利咽药味较好。

（四）方剂应用

固定方剂（古方或今方）反映一定的用药经验与规律，可供借鉴，但一定要在辨证论治和方剂组合结构与作用（方理）的指导下，根据患者病机结构应用，通常都会进行一定的加减，使针对性更强。

咳嗽有外感因素者较多，表里、寒热错杂者也多，故常用：

1. **华盖散加减方（自拟方）** 麻黄、杏仁、苏子、桑白皮、桔梗、前胡、牛蒡子、黄芩、甘草。这一加减方兼顾了表里寒热，以此为基础方，根据病机结构和前述药法再进一步加减，是使用频率很高也是容易收效的方剂。

2. **止嗽散（《医学心悟》）** 荆芥、桔梗、紫菀、百部、白前、陈皮、甘草。为风咳所用，咳嗽久而不愈、喉痒即作、痰出不利，脉象缓滑、浮滑。也可加减应用与其他咳嗽。如风寒咳加苏叶、生姜、防风。风热咳加桑叶、薄荷、牛蒡子、芦根、湿咳加苏子、厚朴、苍术。

3. **金沸草散（《南阳活人书》）** 旋覆梗、前胡、荆芥、半夏、茯苓、干姜、细辛、大枣、甘草。适用于咳嗽较久属风寒咳嗽者。只要对证，投之确能痰顺气平，咳自止。

4. **二冬二母汤（《症因脉治》）** 知母、贝母、天门冬、麦门冬。为一剂清润肺燥方剂，可广泛应用于存在肺热痰燥病机的咳嗽中，故咳而咽喉干痒、干咳或痰少难出或痰稠浊难化，不问寒、热、肝火、胃火、燥火都在方剂中组合应用。

5. **桑杏汤（《温病条辨》）** 桑叶、杏仁、豆豉、栀子、贝母、沙参、梨皮或全梨。有清宣凉润之功，用于风燥或肝火犯肺咳嗽之轻证。

6. **清燥救肺汤（《医门法律》）** 桑叶、黑芝麻、麦门冬、阿胶、党参、甘草、杏仁、生石膏、枇杷叶。用于温燥咳嗽重症，作用较桑杏汤强。

7. **咳血方（《丹溪心法》）** 青黛、栀子、瓜蒌、诃子、浮海石。为肝火犯肺咳嗽专方，宜加黄芩、桔梗、款冬花、枇杷叶、二冬二母汤以增疗效，名为"丹溪咳血加减方"。如兼痰血，宜加白茅根、侧柏炭、花蕊石等凉血止血药味。

8. **泻白散（《小儿药证直诀》）** 桑白皮、地骨皮、甘草、粳米。主外邪或内伤的肺热咳嗽，脉细数而咳嗽，午后至傍晚尤重，背部潮热或皮肤烘热。

9. **贝母瓜蒌散（《医学心悟》）** 贝母、瓜蒌、天花粉、茯苓、桔梗、陈皮。为清润化痰方，用于肺经燥咳、气呛、痰少、咳咯不利、咽喉不利。

10. **节斋化痰丸（《金匮翼》）** 瓜蒌、浮海石、芒硝、桔梗、天门冬、香附子、橘红、青黛、黄芩、连翘。是一剂配伍较巧妙的化顽痰方剂，适用于痰热咳嗽和肝火挟痰热咳嗽。

11. **小青龙汤（《伤寒论》）** 半夏、五味子、细辛、干姜、桂枝、麻黄、芍药、甘草。为痰饮寒咳专用方，方剂中半夏、五味子、细辛三味为固定的温化温收药组，干姜、桂枝为温肺祛寒药组，麻黄、桂枝为辛温开肺药组。

12. 柴前梅连煎（来源详后） 柴胡、前胡、乌梅、胡黄连、童尿、猪胆、猪脊髓、韭白。为清散痰热顽结、升降肺气方,用于劳风咳嗽或较重的痰热咳嗽。

以上列述 12 张处方虽远不能涵盖各种咳嗽方剂,但却是学习和实践治疗咳嗽所必须熟悉掌握的方剂,应用时并非固定不变,但其中的配伍构成和方理应予重视。在此基础上扩大方剂储备,笔者则较习惯在基本方剂基础上,结合本文所述各类药法,针对每一病患的病机结构为患者量体裁衣配制处方。

四、劳风咳嗽识

《素问·评热病论》有"劳风法在肺下,其为病也,使人强上冥视,唾出若涕,恶风而振寒,此为劳风之病"一段描述。到底劳风为何种病症? 对临床有何借鉴意义?《内经》之后迄今千百年来从未统一过意见,就《内经》注家而言,约有以下四种解释:

（一）肾劳生风,上及于肺下说

唐·王冰注:"从劳风生,故曰劳风。劳,谓肾劳也。肾脉者,从肾上贯肝膈,入肺中,故肾劳风生,上居肺下也"(《黄帝内经素问》,人民卫生出版社,1963 年版,第 195 页)。王注肾劳为因,风是后发之果,因肾劳而延生了风,风随肾脉上贯肝膈,并入肺中,产生劳风诸症。显然王注据经络学说发挥而来,但肾劳又是什么病症? 强上冥视,唾出若涕等病症为什么只与肾有关? 劳风诸症是肺内之症还是肺下、肝膈之症? 王注"上居肺下也"一句意义不清,王冰之注疑窦仍多。

（二）烦劳伤心说

清·高士宗《黄帝素问直解》注:"肺下,心也,烦劳则伤心,故劳风之病,法在肺下"。心劳之病所以会发生强上冥视等症状,高给予的理由是:"心脉从心系,上挟咽,系目系,病则不能挟咽系目,故其为病也,使人强上冥视,火气内炎,故唾出若涕,风淫经络,故恶风而振寒"(科学技术文献出版社,于天星按本,1980 年版,第 225 页)。可见高的注解也以经络学说为线索,有与王冰一样的牵强性质,而且高注、王注都用经络作解,但结论相异正说明经络联系本来多样,岂能终结于心或肾之脉。就临床而言,烦劳伤心之症与《内经》原文劳风诸症相去甚远,烦劳伤心是心理失调与神经功能紊乱的病症,如失眠、心烦、心慌、焦虑等等。

（三）劳力汗出受风,寒水入肺说

清·张隐菴注曰:"伯(指岐伯)言风动寒水之气,法当在肺下"。并引证《素问·水热穴论》文句,将肺太阴积水之症与肾少阴相系,因肾为水脏,积水之病归于肾,本在肾而末在肺。又注劳风恶风振寒一症时说:"此为勇而劳甚,则肾汗出,肾汗出而逢于风也"(《黄帝内经素问集注》,上海科学技术出版社,1959 年版,第 132 页)。所谓"肾汗"系《内经》"劳力伤肾"一说的沿用,《素问·生气通天论》"因而强力,肾气乃伤"。因劳而汗出谓"肾汗",实即通常之汗出。张隐菴视劳风为因劳力伤体、汗出当风而发之病,这一点颇符合外感病的发病诱因,但将所发之病锁定在寒水入肺,形成肺太阴积水症,则与劳风的病证特点不相符,而且对于各证注解,张的注解也相当牵强,如注"冥视"是"目盲",注"唾出若涕"为"肾之水液,入肺为涕,自入为唾,风动肾水,法在肺下,故唾出若涕"。其注文偏重于理论逻辑空说而少联系临床实际的思考。

(四)因劳受风,风热犯肺说

明·吴崐《内经素问吴注》认为"法在肺下"指四椎、五椎、六椎之间受邪,张介宾《类经》也有"肺下者,在内则胸膈之间,在外则四椎、五椎之间也"一说,指为风邪由此入肺的门户。对劳风症状的解释,吴注:"强上"为"不能俯首也","盖肺受风热熏蒸,为喘为逆,不能俯首,是以强上"。"唾出若涕"因"肺中津液为风热熏灼稠黏,故唾出若鼻中之涕"。劳风之所以恶风振寒,吴注曰:"肺既受伤则脏真之气不足以充皮毛,故恶风而振寒也"。张介宾《类经》对于"强上""唾出若涕"和"恶风而振寒"的解注基本同吴崐,对"冥视"之解,吴、张二人都认为因风热而致羞明(《内经素问吴注》山东科学技术出版社,1984年出版,第144页。《类经》人民卫生出版社,1980年版,上册,第474页。)。总结吴、张之注的内容,第一,明确了病因是由劳而伤风。第二,所伤为风热。第三,风热入体的途径为四椎、五椎、六椎之间(吴注)或四椎、五椎之间,又经胸膈之间入肺(张注)。第四,劳风的症状有喘逆(头昂不能俯首系喘逆而引起)、双目羞明、唾出如涕之黏痰、恶风振寒。显然吴、张之注较王冰和张隐菴之注要贴近临床,说明劳风是外感病,因劳而受风热之邪侵袭属于临床常见情况,称为劳风系劳力伤身,再感风(热)而发病。劳风主症是喘逆,喘逆导致胸闷、换气不畅而昂首不能前俯(强上),另有双目羞明、痰出黏稠、恶风振寒,均与风热所害、津液稠结、体表气机被闭失充有关,在病机上尚说得通,而非牵强的理论推理。至于劳伤身体后,风邪是否从四椎、五椎、六椎之间或四、五椎之间侵袭人体,再经胸膈之间入肺则难以落实,其意义不大。

以上古代《内经》著名的注家四种意见,以吴崐和张介宾的注释最贴近临床,但仍欠详明,至少欠缺论治内容。多年前读已故上海名医、首任上海中医学院(今上海中医药大学)院长程门雪先生《金匮篇解》之"咳嗽病解",关于劳风的论述,令人豁然开朗。程先生在阐述五脏咳的肝咳实证的治疗时,又指出:"且此症每与胆咳呕胆汁苦水者相连,颇类'劳风'之咳象。再当观其兼症,若见痰如弹丸,色带青绿,寒热阵作,胸中痞热,舌苔黄腻,即为劳风,古法柴前梅连煎最妙"。程先生评价此方配伍之妙"非浅学所能及也"(《金匮篇解》是程先生新中国成立前在私立上海中医专门学校的讲稿,经何时希先生整理,人民卫生出版社1986年出版)。

程先生关于劳风咳嗽的阐述避开了理论空谈,而专注于说明临床有这么一种咳嗽症,咳而痰黏少如弹丸,色带青绿(注:化脓性炎性分泌物),寒热阵作(注:外邪与正气相争之甚),胸中痞热(注:即胸中发闷而烦热;为痰热滞肺,宣肃不畅貌),舌苔黄腻(注:痰热之象),再联系《内经》原文:"强上冥视"即咳闷之甚、呼吸不畅而作昂首闭目苦痛貌,这种类型的咳嗽临床确然可见,笔者分析其病机,应为风邪久滞,痰热顽结,胶阻于肺窍肺络,故常法清肺化痰效力不足,改用柴前梅连煎加减则容易收效。程先生的论述与吴崐和张介宾的注释有一点关联,但将劳风的临床特点和方治都作了前人从未有过的明确的阐述。至于为什么程先生将此病症以《内经》劳风命名,笔者的理解是起病有劳力或劳烦不当之因,但这不是要点,要点在于此种咳嗽如久延不愈,风热之毒害和黏痰胶结肺络,严重影响肺的换气功能,因而比较容易因持久缺氧和受毒,导致体衰成劳。亦即劳风的名称主要从此病的转归而言,劳风是容易因风成劳的意思。由此可见劳风咳嗽必是相对难愈久咳之证。

附:柴前梅连煎小考和应用

本方元·萨谦斋《瑞竹堂经验方》名为柴胡梅连散。清·洪缉菴《虚损启微》名为柴胡梅连丸。清·沈金鳌《杂病源流犀烛》称为柴前梅连煎。处方组成都一样,由柴胡、前胡、乌梅、胡黄连、童尿、猪胆汁、猪脊髓、韭白组成,分别称之为散、丸、煎者系剂型的区别,此外柴胡梅连的名称比柴前梅连的名称更古老(元代),但后者方名对主药的反映较全面。此方主治,《瑞竹堂经验方》治"骨蒸劳,久而不愈"。《虚损启微》将此方与秦艽鳖甲散(秦艽、知母、当归、鳖甲、乌梅、青蒿、柴胡、地骨皮)同列为"风劳骨热盗汗"的适用方。冉小峰主编的《历代名医良方注释》收录此方,方名柴胡梅连汤,方源注明为《瑞竹堂经验方》,处方同所注出处,但将"散"改为"汤"是字误。主治病症除"骨蒸劳"之外,尚有"五劳七伤"(科学技术文献出版社,1983年版,第366页),有所扩大。以上文献方剂构成不变,主治应用均限于劳病(痨瘵)范围而略有伸缩。唯独程门雪先生用于治疗劳风咳嗽,即一种比较特殊的痰热咳嗽。

笔者临床应用取柴胡、前胡、乌梅和胡黄连4味,略童尿等4味,胡黄连多改为黄芩、黄连,方中柴胡、前胡为升降肺气可除风邪,乌梅与芩连为酸化苦降相合,能疏化痰热,都是相反相成的配伍。在此基础上加桑白皮、桔梗、瓜蒌、贝母、海蛤、胆南星等药加强化散痰结力量,加胆南星取代猪胆汁之苦寒以降泄胆火,兼化痰热,加麦门冬、天门冬、玄参、天花粉等润肺生津以润化痰结,又重用柴胡、黄芩,并合重剂金荞麦、忍冬藤,以突出清热解毒的作用,此外劳风之证肺络被胶质痰热壅闭,宜配伍通络药味如赤芍、当归、莪术、郁金等较好,如此组方有清除肺中久郁之风,疏化肺中顽结之热痰,通畅肺络之功效。以此治疗劳风久咳,效果较满意。有一点需注意,劳风咳嗽应用本方并非待到虚劳出现方用,而应赶在劳风痰热咳嗽尚未发展到虚劳阶段时即及时加减本方治疗。真到了虚劳证现,则仅使用本方是不足以治愈的。根据方理笔者使用本方广及新、久由风、痰、热滞郁于肺之证：咳声闷而不扬、咳作频频、咳痰稠少而难，胸闷心烦，舌苔不论黄白均紧贴舌面，脉象滑数又在寸或寸关尺全部呈郁、弦、或寸部气团郁状等反映肺中气机滞郁之病机者。

补充：在书稿编审期间，接触一杨姓女患者，年41岁，首诊在2017年1月12日，主诉咳嗽一月，喉痒即作，痰色黄或白，鼻塞，动则喘累，诊其脉双手脉气均上倾（寸浮，关尺渐次下沉），寸部虽浮却郁而小满，右寸已形成气团，关尺为细郁，舌苔薄白腻，舌红暗，唇红。病机分析为风邪宿肺、痰热内应，投以柴芩为主的祛风、清化痰热之剂6剂后咳减，此后一月中多次来诊，总是服药后虽减但不尽，又反复加重。2017年2月23日又诊，患者诉常潮热阵作，汗出时时，痰少黄多白少，喉痒、咳嗽，咳声不畅，喉中有痰凝之感，但咳咯不利，仍走动之后胸闷喘累，胸片无结核、占位或炎性影，双手脉沉细而寸部略见浮滑。细思其病程自初发至今2月余反复加重，治疗上减而不尽，喉痒、鼻塞、寸脉浮郁满或浮滑，指明风邪久滞肺中，痰黄而少，咳痰难为痰热胶结肺窍明证，咳声不扬和动则喘累胸闷又是肺换气功能受阻的表现，病机仍是首诊分析：风邪宿肺、痰热内应，但此种痰热为胶结之痰，肺络也有明显的痹阻。年届41岁，潮热汗出为肾虚冲任失调之状，病位涉及肺肾，显然属于劳风久咳。采用柴前连梅与二仙汤加减重用其剂作为当前之治。此例今后仍将续治，预期可以收效。补列于此作为劳风咳嗽和柴前连梅煎用法的例证。

第三章　失眠症

　　失眠症临床极多，轻重不一，不是一个独立的病证，因而病机多样。中医文献中和市场上有一些安神定志的专方专药，笔者以往常受失眠之苦，屡寻特效中药制剂试之，但鲜能只对症不对证而可高效、反复应用都有效的。所以如此，其一，失眠是系列病机演变的最终结果，对症治疗是治标不治本之法，而且安神中药和制剂在力量上均远逊于西药镇静助眠药，对症治疗非中医药的长处。其二，同为失眠，不同个体或同一个体在不同时间，其病机未必相同，如此服药属于药不对证。因而体会到还是应该针对每个个体当时的实际情况，制定一个比较正确的能针对病机的治疗方案，则效多失少。多年来治疗失眠症已习惯于不专主安神定志中药，但临床疗效反较之前提高。

　　能造成失眠的直接病机不外以下三种：①脑神因缺失物质能量支持而失宁，如气、血、阴、阳之虚，这即脑神因虚失养之失眠。②颅脑脉络因壅塞而必须的物质能量输入减少，如痰壅、湿蒙、气郁、血瘀以及寒凝气痹等，这是脑神因实（壅塞）而失养之失眠。③因阳性的气机活动升逆刺激，使脑神亢动而失宁，如心火、肝火、肝阳、胆热、胃热、阴虚或气虚所产生的虚火，以及中焦湿滞互结产生阴火等等，都由火（热）邪上逆扰神所致。但这三种病机是造成失眠的终末病机环节，在这三种环节之前，还可能存在前中期的多寡和复杂程度不一的环节，彼此形成因果链，上述三种病机环节只是最后的结果。或问既然存在导致失眠的终末病机环节，可否只针这三种环节定法设方治疗？答案是可以一为，尤其适用于形成终末病机的前、中期病机环节作用已不明显时，较有效。否则仍然属于治标不治本的方法，因而疗效不稳定，也不能持久取效。

　　病机链的存在与变化使失眠症证情复杂多变，是单一方法难以始终可以取得高效、久效的原因之一。另一原因是由于以上三种终末病机环节较少单独存在，往往相互之间构成一定的兼合关系，而且相兼的组合关系十分多样，有平行关系，也有因果关系。例如气虚可因清气失升和虚气失持上逆导致失眠，但也常与血虚或肝肾阴虚、或肝郁气滞、或痰瘀阻络、或痰火上扰等等兼合成两重、三重、四重的病机协同或因果关系，共同导致失眠。如果病机兼合而治法单一，则无法分别准确应对，疗效自然不稳定或疗效不理想。上述三种终末的病机环节的前、中期病机环节,也常呈现多脏腑、多环节病变,这也是需要仔细分析、准确应对的方面。总之失眠症如同其他病证一样,有整体性、动态性和个体性的变化关系,临床宜静心平气,客观分析、判断,忌先入为主、主观思维。

针对单一的不同的引起失眠的直接病机环节,用药之法如下:

1. 虚而失养

(1)气虚:其脉,①细弱而气浮,或形成虚性寸部气团,但经不起重按,底气不足;②或关部较寸尺更虚弱甚至沉陷;③关尺气软而寸部特虚细。第一种脉象为气虚致虚气上逆扰神;第二种是中气特虚,不能振脉;第三种为气虚,清气失升。舌苔多薄白,舌色正或淡,津不干。药用参芪加当归,选配天麻、白菊、白薇、延胡索、蝉蜕、桑叶等降浮气。清气因中虚失升者尚应酌加羌活、葛根、柴胡、丹参、天麻、川芎、当归。

(2)气血两虚:脉象细弱有内空不充感,上法加桂圆肉、熟地黄、玉竹、枸杞子、大枣、甘草等。方剂参考归脾汤。

(3)气阴两虚:沉细偏弱又兼小弦小数,此因气弱则下沉少力,阴虚则阳不和之故;或脉幅高而虚空少力,底气不足,系气阴不足又有虚气张动的反映;苔少、舌红绛但多津不干。宜生脉散加味。其中补气药脉弱为主用人参,脉细为主加黄芪。

(4)阴虚:病位在肝肾为主,脉以沉细不充为主,多兼小弦小数,脉气稍带刚性(不柔)。舌红少津、口干、咽燥、潮热。《景岳全书》左归丸法出入,常用龟甲、地黄、首乌、黑豆、淡菜、女贞子。如脉沉细弦数,脉气刚性较明显,心烦不安者为肝阴不足(必兼肝气不宁)。以一贯煎、大剂量白芍治疗。脉象沉细弦数、脉气刚、易怒心烦、失眠又兼头目昏胀,是阴虚火旺,可用牡丹皮、栀子、知母、黄柏合增液汤。心烦易怒、口干苦甚者应加龙胆草、黄芩。

(5)肾精亏损:久患失眠,症情顽固,头目昏糊,思维迟钝,其脉尺部沉细甚,应考虑失眠致脑神久张,伤及肾精,在当用方剂中加鹿茸粉(冲服)、紫河车粉(冲服)、枸杞子、玉竹、黄精、熟地黄。

2. 实邪痹阻颅络

(1)痰热上壅:其脉滑或满而数,显示内质盛浊而具火性,舌苔黄腻,温胆汤加礞石较常用。

(2)痰湿上壅:其脉也滑、或满,但不数而反兼程度不等濡象或缓象,舌苔白腻,说明痰湿内盛但无火性。宜平胃二陈合方加减,还常加石菖蒲或益智仁或白附子。

(3)气郁:脉弦郁不扬或细弦有内力,这是典型的气郁、舒展不够的脉象。宜四逆散、柴胡疏肝散等出入。

(4)气滞血瘀:其脉弦郁发坚,或兼迟涩,弦郁示气滞,脉气坚或迟涩为瘀滞之象。舌色瘀暗,血府逐瘀汤加减比较有效。

（5）寒凝气痹：较少见,其脉细、弦、迟等凝滞特征。肢端不暖,面色晦涩或白,可用《金匮要略》黄芪桂枝五物汤加少量附片或川乌头。如兼苔腻浊、腻滑而厚者,是寒痰所为,尚应加用制白附子、制南星、厚朴、草果、羌活、葛根。

（6）湿滞互结：（详"关于湿滞互结证的观点和诊治经验"一文）湿滞互结病机可导致机体脉络痹滞,因而可引起颅络不畅而失眠。也可以化火上激脑神,这一失眠机制归于气火上激类。两者都必须用柴平加减方,除湿、消导、安神兼顾。化火者尚须清降火邪（详下）。

3. 气火上激　火热上逆者必脉浮、脉滑盛、脉数,因火热之本性升腾、扩张、有力、加速。但火热之甚者有时反在本性之外产生收引之力,因而脉象转变为弦数、弦滑、劲数,甚至沉郁数而弦甚,具明显郁刚气,但必有力。应予清降、清泄火热之法。

（1）心火上炎：表现为寸部浮而动数,舌尖红,心烦,口干。主用三黄（黄芩、黄连、黄柏）、莲子心加川木通、茯苓、泽泻下泄。

（2）肝火上逆：其脉弦数而刚急,面赤、苔黄、心烦易怒,习用龙胆草、黄芩、栀子,兼大便不畅加芦荟。

（3）肝阳上亢：脉象亢劲,耐重压、常在寸部形成有力气团。宜夏枯草、野菊花、三黄、生石决明、钩藤、天麻类。

（4）胆热上扰：以脉弦数、口苦、胁满为辨,宜柴胡、青蒿、黄芩、竹茹、枳实、茯苓、炒川楝子、郁金等药味。

（5）胃热上扰：胃热之气最张动,易伤津,又易扰神,故脉滑大、洪大、口干渴,汗多,心烦。知母、生石膏、芦根、淡竹叶与三黄同用。如阳明大肠郁热,大便不畅或干结,舌苔干黄腻,根部厚,尺或关尺的沉位脉满实有力,宜以泻下药。苔不厚改用当归贝母苦参丸。

（6）气虚、阴虚、湿滞互结等原因产生虚气、相火和实火上逆：无论虚火、实火,凡上逆,其脉必然带浮性,因而在以上种种脉象表现基础上,出现寸部气团、气点浮突,或寸脉浮大,或寸脉在中沉位有显著浮势或动数之象,或寸关尺三部见到浮势脉气,脉势易呈上倾或前台阶形都说明有气火上逆的脉气活动。治疗应立足于病机的整体性,但针对气火上逆这一点的用药,习以砂仁、黄柏、白薇、浮小麦、龙骨、牡蛎引降（剂量大一点）。

以上主要为针对失眠症终末环节的药法,临证需根据病例实际病机环节的构成选择应用。须注意：

（1）病机因素少者,用药宜专。病机因素多的宜区别主次、多法复合应用,即（清）喻昌所谓"杂合之病须用杂合之药治之"。但关键病机,即在病机结构中作用强烈的环节或因果关系中作为因的主导作用明显者须重点（不是唯一）

处置。

（2）失眠症病机结构中的前、中期病机环节、涉及不同脏腑、寒热虚实、气血阴阳以及六淫，当这些环节对于失眠症还发挥病机作用时，宜辨明而综合处治。

（3）为求疗效巩固，患者失眠好转后，应根据其整体的失调情况，继续调治以求巩固。

（4）同一病例在不同时期失眠，病机同则治法同，病机异则治法异，病机大同小异则治法也大同小异，病机小同大异治法宜小同大异，不可犯经验主义错误。

（2015 年春初稿，2015 年秋修改，为重庆市中医界继续教育讲座演讲稿）

第四章 高血压病

一、中医疗法的价值

高血压病分原发性和继发性两种，前者远多于后者，属于高发病率、高致死率、高致残率的疾病。当前发病年龄提前趋势严重。由于近30年来出现较多不同药理作用类型的降压药，对高血压病的控制能力已得到很大的提高，绝大多数患者选择西药方法治疗。在这样的形势下，仍然有不少高血压病患者求助中医药服务，其原因有以下5种：

1. 部分病例不耐西药的不良反应。

2. 有的个体对降压西药的反应迟钝，或久病而服用多种降压药，但血压控制已不理想。

3. 已产生继发症或并发症，单纯的降压西药治疗对整体病况的改善有限。

4. 患者服用降压药后，血压虽被控制，但临床症状如头昏、头痛、失眠、耳鸣、心搏亢进、肢体浮肿等等并不减轻。

5. 患者虽经医学建议，但拒绝西药降压治疗。

多年的临床工作体会：正确的中医辨证论治，对求治患者的降压作用，在起效时间上多迟于西药，仅小部分患者，降压作用较迅速。中药的疗效与高血压病的分期似乎无太密切的关联，即有的1期患者，起效较缓，降压并不理想，而3期患者也有疗效比较满意的。但中医药治疗比较普遍的好处是，许多患者的自觉症状显著缓解。如能坚持多年治疗，并严格按医学要求限盐限脂肪饮食，则降压和改善体况的作用可以较长时间得到维持。对于并发症的防治也有良好的苗头，有的患者，在诊治初期发生过并发症，经治后不仅并发症得到痊愈或减轻，而且经2~3年的中药调治后，随访5年以上至10余年，体况均较稳定。虽然经治病例样本小，但可以思考，正确的辨证论治方法，对高血压病可能有整体性的、持久的改善和稳定作用。此外，由于多数来诊病例都是既服降压西药，又接受中医药调治，其中部分病例正确的中药方剂可提高降压西药的疗效。如某女性患者，多次单服氨氯地平，其血压不降反升，经笔者加用中药后，血压可正常，但试以单纯中药治疗则其血压又升而不降，氨氯地平与所投中医方药之间在该患者身上呈明显的协同关系。总之,在高血压病防治工作中,中医药对于消除降压西药的不良反应,协同降压西药以提高疗效,中医药单用或结合降压西药防治并发症,改善患者长期的体况和消除自觉症状等方面可以发挥一定的作用。对于不愿意接受西药治疗和已使多种降压西药而无效、或无法耐受降压西药的患者,也不失为一种可以选择的医疗服务。

二、病机和脉证

血压升高无论由生理应激或病理变化所致,都是阳气张力升高的一种表现,故疾病中无论何种病机,凡导致阳气亢张者,就有可能引起血压升高。但临床所见,绝大多数高血压病患者,在病机结构中,肝郁阳亢为最普遍的病机环节,与其他病机结合,形成临床表现有所不同的高血压病证。就肝脏病机而言,气郁与阳亢都是容易出现的变化,在具体病例身上,两者程度各不相同,有的以肝郁为主,有的两者并重,有的阳亢甚于肝郁。在高血压病中,肝郁阳亢的普遍性,对于理解由各种诱因,如基因、不良饮食习惯(高盐高脂)、高张力生活和工作、高寒缺氧环境等,引发高血压变化的作用点有启示,即最终都会落在肝郁阳亢这一环节上,可以认为肝郁阳亢是高血压病血压异常的核心环节。有的病例兼有肝火,肝火与肝阳在临床表现上有一定区别,但在病机上就肝气之强盛亢劲这一点而言,两者是一致的,只是肝火的活动对血络和情志的作用更强烈。

肝郁阳亢的脉证:

1. 脉象　弦、郁、劲、亢、数。这5种脉象中具备3种以上,而且关尺或单独尺部在重压之下脉力较强而不绝,则有高血压病的可能性较大。脉象特征只提示相应病机的存在,不能成为血压增高的判断依据。有些患者经降压西药的治疗后,血压控制良好,但脉象特征不变,尤其尺脉仍重压不绝,反映病机是比血压高低的表象更深层的变化,应予足够重视,治疗上务必改善脉象是图。一般而言肝郁重者兼沉细或郁细;肝郁、阳亢并重者,脉既弦甚,又滑数或滑亢;阳亢甚者,其脉以亢盛滑数为主,兼弦或郁。

2. 症状　心绪烦闷,易激动,动作快速,语言有力,行事认真不厌劳累,思繁心重,头昏目眩,头痛,易失眠多梦,心搏亢进,时而耳鸣,面赤。

有肝火者,其脉刚数明显,心躁易怒尤甚,头昏胀作痛,易目赤或鼻衄、结膜下出血、眼底出血以及其他血证。

3. 相兼病机脉证　肝郁阳亢病机并不孤立发挥作用,必兼合其他病机,如:

(1)心火旺亢:心火、肝火两火相兼,其火更旺,因而在弦、劲、亢、数脉象中,数促明显,此外舌红甚或舌尖红,心悸尿赤,也是两火相兼的表现。

(2)胃热气盛:类似于热病阳明气蒸的病机,但非外感,而是内伤病机。肝郁阳亢与胃热气亢并见,系其人肝胃因郁又火旺的反映,故简称为肝胃郁亢。肝胃之阳火过盛,其病机活动都具有明显的上张特点,故脉象弦滑亢数(肝气郁亢)而且滑大盛数(胃热气盛),自觉症状除上述肝郁阳亢诸症之外,多兼口渴、大汗淋漓。

(3)痰瘀阻络:肝郁阳亢可致痰凝气滞,进一步引发脉络瘀阻,也有痰凝之生由于饮食不节、脾肾失调、津、气、血气化失常所致,则痰凝与肝郁阳亢相并为病。痰瘀阻络其脉必弦而坚厚不柔、脉之内质满涩不灵,头昏沉不爽,听力下降,视物昏花(眼底血管病变致黄斑或玻璃体变化),头发稀疏、过早秃顶,有高脂血症、高尿酸血症、糖尿病、脂肪肝、肾功损伤等病史。

(4)湿浊壅盛:湿浊壅盛因先天或后天因素气化失常所生,与肝郁阳亢相加,其脉象在弦象中必现关尺的中沉位脉满浊有力,也有在寸关脉浮中沉位任一部位出现郁满,甚至有郁满象的气团形成。其人舌苔多腻浊难化,或白或黄或污暗。多有高脂血症、高尿酸血症、糖尿病、脂肪肝、肾功损伤等病史。

(5)肝肾阴虚:阴虚则不涵阳,易致肝肾阴阳关系相失,则肝气易郁而肝阳易亢;但也可以由肝郁阳亢日久而损耗肝肾阴血;这两种病机叠加则形成虚实相兼的变化。故脉象除上述肝郁阳亢的特征之外,脉必沉细,尤以尺部沉细数但不柔和为识辨要点。此外,腰膝酸软,夜间潮热、汗出,皮肤爪甲不同程度枯夭,口干、舌红或绛。

(6)冲任失调:冲任失调因天癸和肾气衰弱,导致任脉失任,则冲脉气冲,激发肝气、肝火、肝阳上逆。此种病机多发生在更年期,也见于老年患者,更年期前患者则偶有。症状为潮热自下而上冲、汗出阵阵、兼心绪冲动性不安、烦躁,多月经紊乱、腰酸腿软。脉象弦、滑、数兼尺部带虚,脉气上倾(寸、关、尺由浮位渐下沉)。

(7)脾肾气(阳)虚:脾肾气虚阳虚本身产生的结果是气机运动乏力,但当患者在脾肾气(阳)虚弱之前,先有肝郁阳亢之机,脾肾气阳不足又因虚不摄气,导致虚气浮动,则脾肾浮动之虚气与肝的郁亢之阳合而并张,也会发生高血压病。而且与想象的相反,这种类型的病机与证型多较其他高血压病的病机证型顽固,血压较高。临床所见气虚、阳虚的高血压病,就其病机本质而言乃虚实病机相兼,其证为虚实错杂之证。没有上述虚的病机,就不能解释患者乏力、神疲、面色欠华、畏寒、肢凉、舌淡、脉象沉弱、虚弱、沉细等表现。没有虚气的升动和肝气的郁亢,就无法理解何以血压很高,何以脉象在虚象之中,于关或尺脉的中位或沉位的某一部位或某一层次(如中之下位、沉之中位……),有一局限的郁滑之象;或虽弱象之脉,重压其关尺部(多在尺部)却有绵力不绝的特点;或在弱象中,久按之下,其关尺部脉力反弹,较初按时脉力趋向加重。这种与气虚阳衰不一致的脉气活动,反映的正是该种证型的病机有虚中兼实的方面。

(8)气阴两虚:高血压病肝郁阳亢的病机久则耗气伤阴,几乎是必然的转归,故肝郁阳亢又兼气阴两虚,大多发生在久病和高年患者,其脉兼有两种病机的表现,即弦、滑、亢、数,关尺或尺部耐重压,但又带虚象(高大的脉幅,其脉气有程度不等的空虚感),患者除血压增高、头昏晕、目胀等常见症状外,多兼心累,不能久行或上坡、上楼,下肢易浮肿,心功能不同程度受损。

在上述各种病机中,肝郁阳亢、痰瘀阻络型最为常见。但在具体病例中,并非仅仅肝郁阳亢与其他病机组合成 2 种病机环节的结构。临床所见也常见 2 种以上的环节共处一身,故临床诊断务必据客观病情分析而定。

脉象在病机和证型分析中意义重大。但是切不可据脉断病,以炫己能。临床分析脉象的目的是确定病机,肝郁阳亢呈现弦、郁、劲、亢、数之脉象,并不一定血压增高,此种病机所致病证不止高血压一种,而有表象的多样性,如失眠、月经不调、甲亢、精神异常等等。

三、方药应用

治法以疏肝、清肝潜阳为基础治法结合相兼病机病证加味成方。

(一)基础治法

1. **疏泄肝气**　常用方:四逆散。常用药味:柴胡 10g、白芍 15~30g、郁金 10g、白蒺藜 10g、炒枳壳 10g。

2. **清肝潜阳**　常用方:天麻钩藤饮、黄连解毒汤。常用药味:钩藤 15g、天麻 15g、黄芩 24g、栀子 10g、黄连 10g、黄柏 15~30g、野菊花 10g、桑叶 10g、夏枯草 30g、石决明 30g。

以上药味根据肝郁和肝阳肝火的程度,酌情选用。

脉气郁弦甚而不疏开者为气郁之甚,重用白芍 30~50g,并合怀牛膝、川芎、当归同用。脉亢滑有力者主用夏枯草、野菊花和芩、连、柏三黄。脉弦滑者主用钩藤、天麻、石决明、黄芩,其中黄芩不问证型凡血压高者皆须重用 24g 以上。

(二)按兼证加味法

1. **肝郁阳亢、痰瘀阻络**　此种病机和相关证型是高血压病之最常见者。凡脉弦而又坚劲有力,寸部之浮、中位或尺部之沉位弦满(前者有风痰上壅,后者为郁阳痰瘀深藏的本象),均为此型。习加胆南星 5~10g、半夏 10g、制白附子(先煎)5~10g、白芥子 10g、桃仁 15g、红花 10g、地龙 15g、怀牛膝 15g。此型运用血府逐瘀汤加减较多。如脉象的外质(壁质)坚而不柔,可仿《金匮要略》大黄䗪虫丸药法,加入制大黄、土鳖虫、赤芍、桃仁等药味。

2. **肝郁阳亢、痰浊壅盛**　加胃苓汤、制大黄。方中茯苓、猪苓、泽泻皆须重用,并可加瞿麦、萹蓄、车前子等助力。大黄可小剂量(3~6g)久用。如血压较高而关尺脉沉位壅满明显,舌苔厚腻者,可短期较大剂量泻下。

3. **肝郁、心肝火旺**　在清肝潜阳,主用黄芩、黄连、黄柏或龙胆草、栀子的基础上,酌加生地黄 30g、川木通 10g、竹叶 10g、玄参 15g、莲子芯 10g、连翘 15g 等味。

4. 肝胃郁亢 以知母 15g、生石膏 30~50g 以及芩连柏三黄、夏枯草、野菊花、钩藤、天麻、生石决明肝胃合治。如大便不畅或干结者,选加芦荟、草决明或大黄等。

5. 肝肾阴虚、肝郁阳亢 酌加地黄 30g、黑豆 30g、制首乌 30g、淡菜 15g、龟甲 15g。

6. 冲任失调、肝郁阳亢 宜二仙汤与丹栀逍遥散加减:仙灵脾 15g、巴戟天 15g、当归 10~15g、牡丹皮 10g、炒栀子 10g、知母 15g、黄柏 15g、柴胡 10g、天麻 15g、白菊 10g、生石决明 30g。

7. 气阳不足,肝郁阳亢 气虚者,宜补中益气汤合封髓丹加减:生晒参 5g(或党参 30g)、黄芪 30g、当归 10g、砂仁 15g(后下)、黄柏 30g、钩藤 10g(后下)、天麻 15g。阳虚者,四逆汤合封髓丹:制附片 3~9g(先煎)、干姜 5~10g、砂仁 15g、黄柏 30g、钩藤 10g、天麻 15g。

8. 气阴两虚、肝郁阳亢 加生脉饮、丹参。心阳虚甚者用桂枝、干姜,心功能衰竭较重者重用人参(生晒参 10~15 克)、麦门冬 30~100 克。

四、典型病例

例一:邓某,女,73 岁。

2013 年 12 月 31 日首诊:脉诊:两寸关在浮中沉位、尺部在中沉位,均呈亢、弦、滑、大、缓、有力,但又带虚气,关部亢势最甚,而且寸关之间现小满。望诊:舌苔薄黄腻。测 BP:164/92mmHg。主诉:患者有 20 多年高血压病史,继发高血压性心脏病 4 年,又患糖尿病 10 余年。分别以胰岛素和多种降压药联用控制病情,但血压控制较差。自 2012 年 4 月以来多次因病情加重,收缩压较高(>160/80~70mmHg)来诊,经中药调治,自觉症状(头昏、两太阳穴胀痛、面部潮热)消失,血压降至 130~120/70mmHg。14 天前血压又过高,夜间尤其增高,心烦、失眠、大汗淋漓、面赤、尿少、有时胸闷。在某医科大学附属医院住院,药物治疗难以控制,诊断为交感神经亢强,建议作交感神经阻断术,被患者拒绝,又一次来诊。

病机辨证:肝胃气郁,阳亢,气阴不足,虚、实二气外浮上逆实多虚少。

处方:知母 15g、生石膏 30g、黄芩 24g、黄连 10g、黄柏 30g、钩藤(后下)15g、天麻 15g、黄芪 30g、当归 15g、浮小麦 30g、生石决明 30g。

此方服后血压降至 136/84mmHg,自觉症状显著缓解,尿量增多,脉势亢象减轻。又加减 35 剂,患者身体大安稳定。后因笔者病休停诊,未能续诊,至 2015 年 5 月 30 日又来诊:

诊脉:脉气上倾(脉位寸居浮、关居中、尺居沉呈上高下低倾斜),虚弦亢滑。

望诊:苔薄白,舌暗。

述去年中药治疗后10个月内体安无大碍,单服降压药血压即基本稳定正常。至年底即8个月前又大幅升高,在某医科大学附属医院安置肾动脉支架,并续服降压药,血压控制在150/70mmHg左右,收缩压再无骤升至180mmHg以上的情况。但近1个月潮热、汗出如前,伴夜咳、夜尿频、脘痞。测血压142/64mmHg。

病机辨证:虚气外浮,挟肝胃郁阳上逆。

处方:生晒参5g、黄芪30g、炒白术10g、茯苓15g、当归15g、黄芩24g、黄连10g、黄柏30g、砂仁15g(后下)、浮小麦30g、糯稻根15g、生石决明30g,7剂。

药后汗出减少,脘痞消失,但潮热未息,脉象也未改变。原方加赤小豆30g、茵陈蒿30g,又7剂,诸症尽消。

按:本案多年以来血压控制不佳,收缩压易骤升至180~200mmHg以上,潮热、大汗、心烦、失眠、面赤或胸闷脘痞为主要症状,脉象弦亢滑有力之中又带虚气,系一派气郁阳亢、久则伤耗气阴表现。2013年12月31日接诊时,其脉亢象在寸关较显,脉气缓大带虚,故定位为肝胃气郁阳亢兼气阴不足。处方以白虎、三黄、钩藤、天麻清降肝胃之阳为主,兼芪、归益气养血。2015年5月30日之诊,其脉弦亢滑之中虚象突出,判断为虚气外浮为主兼肝胃郁阳上逆,以参、芪、术、苓、当归益气养血为主,兼三黄、封髓丹清降肝胃。前后两次诊治均根据病机论治疗效十分突出,但重点各有不同,2013年12月31日诊治重在肝胃气郁阳亢,2015年所诊重在虚气外浮。但由于脉证之中郁阳亢劲与血压升高和其他诸症关系密切,故清降郁阳在此案中无论为主为辅,都需配伍有力。但是如果不顾兼证而将其分离出来单打独斗,则效果就会令人失望。

例二:唐某,女,74岁。

患高血压病10余年,既往服硝苯地平控释片(拜新同),后因久服无效,遂拒服一切降压药。患者通常自觉症状不明显,故对身体安危不甚关注。自2014年4月1日始因有不适来本人处求中医治疗,至今已14个月,其间方药变动有4次:

第一次:2014年11月1日—2014年11月25日

初诊脉象:两寸气团浮突,关尺沉细弦滑数,有虚气。BP:180/90mmHg。主诉:目糊、腰痛、下肢麻木、乏力、手颤。

病机辨证:肝肾阴虚,风痰上盛。

处方:制首乌30g、熟地黄15g、杜仲15g、续断15g、寄生15g、怀牛膝15g、天麻15g、钩藤10g(后下)、白菊10g、石斛15g、枸杞子15g、丹参30g、胆南星10g、制白附子10g(先煎)、荷叶10g,14剂。

2014年11月25日二诊时,其脉变为上盛下郁,即脉气上倾,寸部仍有气团,关尺细弦甚。

病机辨证:气虚络瘀,风痰上逆。

处方:黄芪 30g、当归 15g、川芎 15g、地龙 15g、桃仁 15g、红花 10g、天麻 15g、钩藤 10g(后下)、白菊 10g、黄芩 24g、怀牛膝 15g、制白附子 10g(先煎)、僵蚕 10g、黑豆 30g、制首乌 30g,14 剂。

经以上二诊,患者肝风内动诸症尽消。但血压控制仍不理想。

第二次:2014 年 12 月 30 日

脉仍上倾,即寸脉浮大、关脉居中、尺脉沉细,均滑数,右脉带虚,左弦有力。BP:172/98mmHg。望诊:苔薄白,舌红暗。主诉:无头昏、麻木等症,惟入睡难。

病机辨证:气阴不足,风阳上亢。

处方:生晒参 2g、黄芪 30g、钩藤 15g(后下)、天麻 15g、夏枯草 30g、黄芩 24g、黄连 10g、黄柏 15g、水牛角 30g、地龙 15g、僵蚕 10g、金银花 15g、炒槐花 15g、生石决 30g、五味子 10g、龟甲 15g(先煎),7 剂。

此方药后血压降至 146/70mmHg,加减至 2015 年 2 月 10 日第九诊,血压均较平和,其间曾因外感改方调治半个月,血压仍稳定。

第三次:2015 年 2 月 17 日

右脉明显上倾,寸脉浮大而且滑满小坚成团,关尺沉细弦。左脉居中沉位滑满有力带小亢气。主诉:头昏,寐不宁,间歇性咳嗽。BP:182/86mmHg。

病机辨证:肝郁阳亢,风邪滞肺。

处方:夏枯草 30g、野菊花 10g、黄芩 24g、黄连 10g、黄柏 15g、钩藤 15g(后下)、天麻 15g、怀牛膝 15g、石决明 30g、百部 15g、麦门冬 15g、地龙 15g、桔梗 10g、青黛 10g(包)、款冬花 15g,4 剂。

药后症减,BP:146/80mmHg,但大便不畅且黏滞难冲,上方加消导之味 6 剂。

第四次:2015 年 3 月 7 日

脉诊:双手脉沉细滑,以尺尤细甚,寸关稍滑大。主诉:无明显症状。经多次建议,从 2 月底(10 天前)恢复每天 1 片拜新同。即测血压,波动仍较大,180~150/90~80mmHg。

病机辨证:脾肾两虚,虚气亢劲。

处方:仙灵脾 15g、巴戟天 15g、生晒参 3g、黄芪 30g、砂仁 15g(后下)、黄柏 30g、桑叶 15g、石决明 30g、五味子 10g、山茱萸肉 15g、熟地黄 15g、龙骨 30g、牡蛎 30g、代赭石 15g,6 剂。

此后加减共 3 诊,18 剂,每次测血压均 180~170/82~60mmHg。

2015 年 3 月 28 日始加地龙 15g、桃仁 15g、赤芍 15g 或去地龙加益母草 15g,血压即降至 140/80~70mmHg 左右。从 2015 年 4 月 21 日始赤芍用至 50g 至 2015 年 6 月,体况良好,血压平稳。

按:本例是一 3 级极高危病例,以收缩压升高为主。患者不愿接受西医降压治疗，每次劝其作深入检查和完善西医治疗，都笑答："我就找你看病"，为其服务实属既无奈又不情之请。在本人诊治至今 14 个月中，因脉证变化而有 4 次大的方药变动，第一次因肝风内动，脉气上盛下虚，分别投养阴息风化痰和益气通络化痰，自觉症状缓解，但血压并不降低。第二次根据收缩压过高和脉气上张下束，左脉弦滑有力，右脉滑数带虚，在养气阴之外兼平肝熄风重用三黄之类，血压得到控制。第三次收缩压又高达 182mmHg，脉象虽然仍然上盛下束，但上下皆实，症状有头昏、失眠等肝郁阳亢象，又有咳嗽等风象，此风与肝相关，故以夏枯草、野菊花、三黄、钩藤、天麻等清泄肝阳，又清肝宁肺止咳。药后症减，血压下降。第四次方药变动因脉象尺细明显，整体三部九候表现为明显的郁束（沉细）带阳动之象（滑、寸关稍大）。血压又波动不宁，以二仙、参、芪、封髓丹及滋肾之味，从脾肾两虚、虚气不宁入手，但效果不太理想。后意识到脉气的郁束和尺脉之细与气郁致瘀有关，加入活血化瘀药桃仁、赤芍类，血压即降，其中后期治疗赤芍用至 50g，为笔者仿重庆已故名医唐阳春先生治高血压习投活血化瘀的经验而发挥应用。本例资料反映了中医辨证论治的技术特点，对于病久、血压升高顽固的病例，必须法随证转，证因机变，如果用一种固定的方案治疗本病，虽然容易掌握和评价，但很难取得满意的结果。

（根据 2012 年赵颜俐整理稿改写）

第五章 变态反应性皮肤病

变态反应性皮肤疾病常见有各种皮炎、湿疹、荨麻疹、丘疹性荨麻疹（丘荨）、血管神经性水肿、结节性红斑、药疹等多种疾病（以下简称变应性皮肤病）。笔者从医47年来，近10余年所接诊的病例数远过于前30年，已成为常见病种。临床疗效大多有效，但欲求长期不复发，非正确的久治不可。此外，在恶性肿瘤患者中，约有20%的人同时患有皮肤丘疹、红斑、湿疹、皮肌炎等病变，其中部分在较长期的医治后皮损逐渐被控制不再发作，体况也可长期稳定；更多的则皮损反反复复，最终因肿瘤的复发、转移、恶化而病故。似乎肿瘤抗原与皮肤病存在某种相关性。

本文将皮炎、丘疹性荨麻疹、风团性荨麻疹、湿疹、药疹、结节红斑等几种病症合编一节，系彼此之间在病机分析和治疗方法上有较多的统一性。有关证治规律就大的方面而言，八纲是基本原则，但八纲之中又以虚实、表里为要。其中虚实和表里指病邪的性质、来源和病位深浅。

本类皮肤病变，外在表现为大小不一的丘疹、红斑、水疱、风团、结节、红肿、水肿等变化，大都有瘙痒，究其实邪不外风、热（火）、燥、湿、痰、寒六种，或者说这六种病邪是皮肤损害最直接相关的因素。但变应性皮肤病的皮肤损害特点，如色泽深浅不一的红疹、红斑，或快速出现的风团、水肿，或色红的硬结、肌肤肿胀，水疱或脂液流淫溃烂以及程度不一的瘙痒等等，应视为毒邪。即使湿、寒之邪也不例外，都带有火毒之性。其中风邪是一定存在的毒邪，毒与火热之性相融，因而风毒实际上即风热之毒，此外风毒（风热之毒）与燥、湿、痰、寒结合为风燥、风湿、风痰、风寒之毒，所以引起变应性皮肤病的多种病邪都含有风和火热之毒性，在治疗上祛风和清热解毒是最普遍应用的治法。此外湿毒与皮肤损害的某些变化相关，如疹、斑、结节的隆突、风团、水肿、水疱、脂液流淫等皆属常见表现，所以湿毒也是变应性皮肤病较常见的毒邪，因而祛除湿毒也是常用之法。

引起皮损的诸毒从何而来？从中医的观点并参考西医的认识而言，有外侵之毒和内生之毒两大类，外侵之毒在概念上是存在于人体之外而自外犯人之毒，临床判断依据有二，①皮损与表证相系。②皮损与外源性变应原（接触物、饮食物、注射物、吸入物等）存在密切相关。如患者临床表现除皮损之外并无表证和外源性变应原,而有脏腑三焦功能失调的内证,如不治内证,其皮损不会好转,则所生之毒视为内生之毒的判断可确然成立。但是从临床实际而言,内外之毒的辨识有时没有那么清晰,即使做了外源性变应原的测定,阳性结果有时不能解释皮损发生的原因,对阳性因素的躲避有时并不能防止病变的发作。所以当不可分之时,只管辨识引起皮损之毒为何毒,而不必死究其内生、外侵之别。好在内生之毒与外侵之毒,在治疗的药法上并无明显区别(有一点,但多与经验有关,两者用药的区别不严格)。

变应性皮肤病的病机病证分析最重要在于诸毒和内伤的种种病机分析与辨识,而以上诸毒以及内伤种种病机的分析辨识并不太难。首先,对于诸毒的分辨,风热毒是一切变应性皮肤疾病必须存在的毒邪,无论瘙痒或不痒。此外在脉象上,浮、滑、缓或气团都是存在风热毒的依据。皮损红甚、焮肿、灼热以及皮损易受热而发者为热(火)毒较重,其脉数、或有力、或郁滑、或郁而刚坚失柔。皮损漫肿、水肿、水疱、脂液流淫则为有湿毒。疹斑发硬、结节、皮损局限却难以消散为痰毒之征。湿毒、痰毒之脉象多为滑满、缓滑、缓满、满浊、以及脉气不均而有团粒感等。如气团而兼满滑,则此种气团即是痰湿之毒的聚集表现。皮损淡红,或受寒凉刺激即发,脉象细弦、弦、郁弦都是寒毒的表现。舌象在一定程度上有助辨识毒邪性质,如苔腻滑为痰、湿毒的特征,苔黄干、粗糙、舌红为热(火)毒的特征,苔薄白、舌淡红为寒毒的舌象。但由于舌象容易受到饮食因素的影响,在辨识毒邪的意义上,不如脉象可靠。

内伤病机即脏腑阴阳气血盛衰和气化、气机异常的变化过程,有关分析判断与内科和其他临床各科各证的分辨并无不同。例如,头昏胀、失眠、脉沉弦有力、耐重压为肝火、肝阳之征。口臭、纳呆、口干苦、胸脘痞灼、关尺脉沉郁弦满有力是阳明积热之征。口干而不思饮、五心烦热、舌光绛、脉细数、细弦为阴虚火旺之征。头昏、乏力、身软乏力、脉虚弱是气虚之征。畏寒、肢冷、神疲思寐、脉细数是阳虚之征。胸腹体躯刺痛、灼痛、胸闷、脉弦涩、结代、舌暗红为瘀血之征,等等,这里无需赘述。

由于单一病机者少,而错杂的多,外受诸毒很容易兼合内伤变化,而内生之毒邪必定存在生毒的内伤虚实病机,所以在病机分析中应作综合性的资料收集、分析和判断。

西医认为变应性皮肤病是人体免疫系统病变的一种外在的表现,这个观点与中医药治疗这类疾病的经验不谋而合。中医药治疗变应性皮肤病,仅仅依靠外治法,或仅仅应用祛风、清热等针对皮损的祛毒内治法,疗效不够稳定或不能获得较远期的疗效。这类疾病反复发作,难以根治的病性,使中医药的治疗有必要转向内治为主,而内治应当祛毒与纠正脏腑三焦功能失常,恢复气化、气机功能正常相结合,着眼于远期疗效为主要目的。对于难治性病例笔者常思考在病机认识上和治法上还需要补充、完善些什么，有待努力。根据以上认识，对变应性皮肤病的病机侧重于对内伤机制的探讨。

一、内生诸毒的发生机制

①心、肺、肝、胃等脏腑因多种病机过程而阳气亢盛，过则亢动为心火、肺火、肝火（包括肝阳）、胃火等内盛易动的火热之邪。②肺、肝、胆、胃、大肠等脏腑因各种虚、实病机过程而致气机痹郁，郁甚化火称之为阴火、郁火。如肺痹郁热、肝郁化火、胆郁化火、胃肠积热等。③肺、脾、肾功能不全，三焦痹滞，致津液气化与输布失常，蕴化为痰、为湿。④因各种病机过程，发生血脉瘀阻，血瘀生热，化为血热。⑤因各种病机过程，致阴津不足，化生燥火，如肺经燥火、胃肠燥火、肾阴不足燥火。⑥因各种病机过程而发生气虚阳弱，气或阳无力控摄气机，则气动虚张，形成浮火。如气虚无力，气机失动而痹郁或阳虚生寒，寒凝则气郁，这两种因虚致郁都可产生与上述"②"相似的郁火。

二、内生诸毒危害皮肤机制

①内生盛火、郁火、燥火、以及阴虚、气虚、阳弱所生的虚浮之火，在火甚时可化风，风火相煽，窜犯皮肤血络。②内生湿、痰，因蕴滞而化热，成为湿热（湿火）、痰火，湿热、痰火之甚则化风，风挟湿热、痰火外窜皮肤血络。③内生血热，甚而化风，风挟血热，循经窜犯皮肤血络。以上内生的盛火、郁火、燥火、湿（痰）之火、血热以及阴虚之火，气虚、阳虚的虚浮之火都在一定条件下化生内风，受内风鼓荡窜犯皮肤血络，皮肤血络因而受激鼓胀，并继发局部的血热痹滞，发生红疹、红斑。或与水湿痰邪并蓄为害，形成肿胀、水疱、流液、结节。或皮络热燥、皮肤失润，而导致皮损粗糙、发红起屑。由此形成种种不同表现的皮肤损害。

外侵诸毒引发皮肤损害的机制与内毒相似，即诸种外毒侵入皮肤血络、痹郁气机，有局部化热化火的过程，又受风热、风火激发皮肤血络鼓胀、渗出。外侵诸毒没有内伤发生机制，但往往与内伤错杂形成表里合病。从治疗的角度而言，当外侵诸毒与内伤病机错杂时，其治疗与内伤诸毒之治是一样的，即祛毒需结合纠正内伤病机而施。如单纯的外侵诸毒，或存在相关表证，或有确凿的外源性的变应原依据，在治疗上消除症状重在祛毒，但巩固疗效仍需结合脏腑三焦的内治。

三、治法规律

变应性皮肤病的治疗思路以祛除诸种毒邪和纠正脏腑三焦、气血阴阳津液和气化气机的失调为主要内容。

（一）组方结构

如同一切疾病的证治一样，变应性皮肤病的处方必须针对相关的病机结构，

则根据上述的病机特点,处方的主要药味成分有以下三种:

1. 祛除邪毒之药(简称为 A) ①祛风毒药(A1)。②祛热毒、火毒药(A2)。③祛痰毒药(A3)。④祛湿毒药(A4)。⑤祛寒毒药(A5)。⑥祛燥毒药(A6)。

2. 解毒药(简称 B) 仅有以上祛除诸邪毒之药,还不具备强大的祛毒作用,A 类药必须配合 B 类药,才能真正有效地祛除诸毒。

3. 纠正内伤病机药 指纠正内伤诸种虚实病机,恢复脏腑三焦功能正常,平衡阴阳气血津液充足平衡,调整气化气机活动正常的药(简称为 C)。

治疗变态反应性皮肤病的处方结构公式应当是:

$$A(A1+A2、A3、A4、A5、A6)+B+C$$

公式中 A 和 B 乃方方必备的成分,C 则视为是否存在相关的病机变化,或是否应结合体内调治的考虑而定。

(二)药物选择

1. 祛风药(A1)

(1)通用祛风药:荆芥、防风、白蒺藜、蝉蜕、蛇蜕。

(2)兼祛风热的药:桑叶、浮萍、牛蒡子、苍耳子、豨莶草。适用于热、火较重的风毒(风热)。其中豨莶草在风湿毒或风毒与肝亢并见时也为适用之味。

(3)兼祛风湿的药:秦艽、藿香、佩兰、木贼、青蒿。

(4)兼祛风燥的药:桑叶、白菊。

(5)兼祛风寒的药:麻黄、桂枝、北细辛、苏叶、生姜。

(6)虫类祛风药:蝉蜕、蛇蜕、僵蚕、蜂房、蜈蚣、刺猬皮、乌梢蛇。

2. 清热(火)药(A2)

(1)苦寒清气火药:其中通用清热(火)药:黄芩、黄连、黄柏、栀子、苦参、大青叶。

(2)清肺胃气分盛热药:知母、生石膏、芦根、淡竹叶。

(3)清阳明积热药:制大黄、芦荟、苦参、浙贝母、瓜蒌。

(4)清肝火药:龙胆草(合黄芩、栀子则增效)、野菊花、夏枯草。

(5)凉血药:丹皮、生地黄、赤芍、紫草、水牛角、炒槐花。

3. 化痰药(A3) 半夏、制白附子、制天南星、浙贝母、瓜蒌、海蛤、乌梅、桔梗。其中乌梅本为酸敛之味,但也有化痰散结之功,因而对于丘疹、风团、结节类皮肤损害,可发挥收敛皮肤血络之热与散血络痰湿聚集的双重作用。浙贝母、瓜蒌兼有清泄阳明郁热之用。

4. 除湿药(A4) 苍术、厚朴、地肤子、白鲜皮、土茯苓、薏苡仁、赤小豆、茵陈蒿。此外,茯苓、猪苓、泽泻、车前草、冬瓜子、通草等淡渗药和石菖蒲、白豆蔻等芳香化湿药也在应用之列。

5. 祛寒毒药(A5) 桂枝、乌头。

6. 润燥药（A6）　北沙参、天花粉、生地黄、玄参、黑芝麻、制何首乌。其中北沙参重用（30g）对于皮肤损害属燥热的效果较好。

7. 祛瘀毒　桃仁、红花、红景天、鬼箭羽、赤芍、当归。

8. 解毒药（B）　金银花、忍冬藤、连翘、蒲公英、千里光、紫花地丁、天葵子、漏芦、大青叶。

除以上8类祛除毒邪药味之外，有时因病证顽重，会用到木鳖子（葫芦科）需要碾除油脂，因其油有毒，剂量成人1~3g，儿童忌用。白薇清热凉血，适用于虚热之证，对于耐受力好的患者，在阴阳气血虚而生热毒的病机条件下，为一味适用药味，但白薇含强心苷，部分患者对白薇有恶心、心慌等不良反应，需从小剂量开始较妥。甘草通解诸药毒，也通解诸邪毒，笔者时而用之。

以上皆为针对内外邪毒的选药法，针对内伤病机的用药同内科以及其他各科，本文略述。

（三）参考方剂

（1）芪鲜饮（笔者经验方）：黄芪、白鲜皮。为笔者治疗免疫异常性疾病以及恶性肿瘤等病症惯用之方，扶正肃毒，可用于气虚兼风湿之毒的变应性皮肤病。因黄芪益气之外又有肃毒之功，也常泛用于各种变应性皮肤病，剂量宜重（50~100g）。

（2）消风散（《医宗金鉴》）：荆芥、防风、蝉蜕、牛蒡子、苍术、苦参、知母、生石膏、生地、当归、胡麻仁、川木通、甘草。适用于风湿毒、风热毒、风燥毒的皮损。消风散在《太平惠民和剂局方》以及《张氏医通》各有同名方，药味有所区别，本文略述。

（3）麻黄蝉蜕汤（《冉氏经验方》）：麻黄、蝉蜕、槐花米、黄柏、乌梅、板蓝根、甘草、生大黄。为治疗荨麻疹经验方，笔者扩大应用于风毒之证。

（4）麻黄连翘赤小豆汤（《伤寒论》）：麻黄、连翘、赤小豆。适用于风毒犯表、表里有湿浊之证。变应性皮肤病多风、热、湿毒，以此方加味应用者甚多。应用指标是诸毒内盛、表气闭滞，脉象浮细弦或中位郁弦，而中、沉位脉见滑盛之力，呈现表郁里盛的特点，取此方外解表邪、里清诸毒的方理。当脉象不弦不郁而浮，麻黄可改为荆芥、防风、浮萍等。

（5）乌头汤（《金匮要略方论》）：麻黄、芍药、黄芪、甘草、乌头。适用于风寒皮损，需加解毒药，取效迅速。乌头宜小剂量短期使用。

（6）凉血解毒汤（笔者经验方）：水牛角、生地黄、赤芍、牡丹皮、紫草、桃仁、红花、防风、大青叶、金银花、白茅根、炒槐花。适用于瘀热血热之毒的皮损。

（7）皮肤病血毒丸：方略，为北京已故名医施今墨先生制定的经验方，现有中成药市售，治疗风疮血热瘙痒有一定疗效，笔者多作为善后之用。

第六章 湿滞互结证

一、湿滞互结证释义

湿滞互结证是广见于各科疾病中的一种中医证候。因其特殊性,故辨证和施治不能与它证混淆,而据法辨证施治临床疗效良好,但此证在临床上每每被误断、误治,故总结探讨如下:

(一)"湿滞互结证"证名渊源

1. 重要工具书缺载"湿滞互结证" 湿滞互结证作为独立的病证临床虽然常见,但在 1979 年人民卫生出版社出版的《简明中医辞典》中未收录这一词条。2003 年黄自立编《中医古籍医论荟萃》(汕头大学出版社),洋洋 263.4 万字,也没有"湿滞互结证"的文献内容。因前者权威,后者广博,足以反映这一证候在名称上就不为中医学界所熟知。

2. 龚志贤"积食停饮咳嗽"发人先机 龚志贤先生(1907—1984)为已故全国名老中医,学验俱丰,崇尚实效,善于创造性运用仲景之学和地区性时方经验,毕生所得反映在《龚志贤临床经验集》一书中(人民卫生出版社,1979 年,以下简称《经验集》)。在《经验集》"内伤咳嗽"一节中,列有"积食停饮咳嗽"一证,对于证候的解释,首问"饮食积滞为什么会发生咳嗽呢",继而阐发此证的两种发生机制,其一,外感风寒、内伤饮食,无形外邪与有形食积相合。不过在阐述中用《内经》"形寒饮冷则伤肺"为据,其中饮冷等同内伤饮食,所以所谓"内伤饮食"所产生的后果似乎偏指湿饮。其二,因脾胃虚弱、饮食不节致停积为患,水道阻滞,妨碍呼吸而咳。在这一发病机制中,没有外感风寒,纯粹是脾胃食伤积滞成饮,饮邪犯肺的内伤机制。其次在该书感冒一节中尚阐述"积食感冒"一证,其病因病机为"外感寒湿,内伤饮食……饮食积滞中州",其治则规定为"消化胃脘积食,清解胸中结(积)水。[1]所以"积食感冒"与"积食停饮咳嗽"的病机,中焦都存在积食和水湿饮的因素,治则也基本相同。可见《经验集》所载"积食停饮咳嗽"和"积食感冒"两个病证同多而异少,是可以统一认识的。

要点之一,病因重视饮食失化、形成积食的重要性,故两个病证名称均首冠"积食"二字。虽然也有外感因素的考虑,但强调的是积食的内伤性质。

要点之二,积食与水饮(水湿)关系密切。《经验集》关于积食与水饮的病机关系,既有因积生饮,也有积食即饮的不同描述,还没有涉及湿与积食的合邪关系。但龚老先生 1975 年在《重庆市老中医经验交流会资料汇编》(内刊)上,发表主治宿食,主治积食便溏、积食便秘、积食咳嗽及积食感冒三方,题名冠为"治积食方"。内容实即《经验集》上述二证内容的初期意见。其中"去食物积滞及与食物凝聚之水湿,不须着重解表,里和则表自解"三句治法意见,耐人寻味。文中积滞与水湿已隐隐的有合邪的意思。再联系有关病证的方治,均将消导和中与芳化苦温除湿合冶于一方之中,应该认为龚老先生对于上述诸症的病机认识起码有初步的湿滞互结的想法,但公开发表的《经验集》对此表达较隐晦。

要点之三,"积食停饮咳嗽"和"积食感冒"都因中焦积食、痰湿水饮滋生,又兼其他病位的各种变化,形成中焦病变的专一性和他部病变的多样性两者并重的关系。

要点之四,龚老先生将以积食为因的感冒和咳嗽单列为证,说明已认识到积食、水饮之邪在感证、咳证中有特殊意义。

小结:龚志贤先生认识到在感冒(外感风寒)和咳嗽中存在与积食相关的病证,积滞与水湿是重要因素,虽然在理论阐述和应用范围上尚较模糊和局限,但本文对湿滞互结证的认识源于龚老先生的体会和经验。

(二)"湿滞互结证"的定义

湿滞互结证指由于各种原因导致湿邪和积滞产生,并互结于中焦,使中焦气机活动痹室,化生郁火(郁热),郁火上炎、外发、下迫或化风、化毒、犯血,从而产生多样临床表现的证候。

1. "湿滞互结证"之"湿滞"是湿与积滞两邪之称 "湿滞"一词很容易被理解为湿性凝滞(将"滞"作属性词),也容易发挥为湿邪阴凝、痹滞气机之义(此滞作动词解)。"湿滞互结证"之"湿滞"是 2 个名词,分别指定为湿邪与积滞两邪,而不仅仅指"湿"邪。

湿:包括外湿和内湿,外湿由外感而得,内湿因内伤致脾胃失化而生。痰浊、水饮在中医辨证中与湿浊有一定区别,但湿、痰、饮三者性状近似,当痰浊、水饮与积滞互结时,可视为湿滞互结证的类同证。

滞:即因脾胃不化水谷所产生的饮食停积之积食(积滞),与湿、痰、饮都属于有形或有质之邪。

2. 湿滞互结证取关键病机为命名根据 湿滞互结证的病机是一个结构系统,系统中各个病机环节的作用有标本、主次之分。湿滞互结于中焦导致中焦气郁化火是整个病机结构中的关键环节(详后)。辨证与治疗都应抓住这关键的病变,因此将这一病证命名为"湿滞互结证"。

3. 提出"湿滞互结证"的必要性

（1）湿滞互结证为多发病证：重庆地处三峡上游、四川盆地东南，号称雾都，湿气较重，居民好食辛辣酒浆，膏粱厚味，乃长期普遍的生活模式，使重庆地区湿滞互结证成为多见病证。推而论之，自改革开放以来，民众生活日渐西化，兼全球气候变暖，则估计在全国许多地区此证的发生应不会少见。

（2）湿滞互结证临床表现多样易于误诊：湿滞互结证见于临床各科病证中，举凡发热、咳嗽、失眠、头痛、皮肤疮疹、口疮、二便失常、月经不调、高血压、高脂血症、高血糖、高尿酸血症等等都可以出现湿滞互结一证。由于临床表现有各种特点，表现多样，而目前关于此证辨证论治规律的知识普及不够，因而易于误诊。需要专题讨论，以广影响。

（3）湿滞互结证在病因病机和证候表现上有特殊性可供识辨：湿滞互结证虽然有多样的临床表现和广泛的病种分布。但其病机一定存在中焦湿滞互结这一核心因素，表现有相应的脉、舌、症特点，在治疗上如果针对湿滞互结这一要点，则疗效大多良好，反之可能久治而不愈。因此湿滞互结证是一个可与其他证候在认识上、治疗上相互区别的证候。

二、湿滞互结证的病因病机

湿滞互结证的形成是一个多因素相互作用的过程，主要分为两个阶段，第一阶段是湿滞的形成；第二阶段是湿滞互结，并进一步演化为其他病机环节，从而产生此证的临床表现。

湿滞互结证的病机结构如图 3 所示：

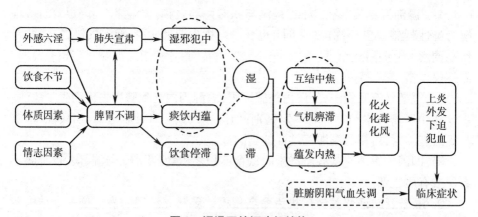

图 3　湿滞互结证病机结构

说明：①湿滞互结之"湿"，有时变化为痰饮，两者近似。②湿滞互结证病机位置以中焦为核心，可波及全身。③湿滞互结证病因以"湿"和"积滞"为主，病机以"气机痹滞"为主，然后化生热、火、风、毒，可继发气机紊乱，升降出入失常，而产生远距离病症。④湿滞互结证在证候上是实证，但可兼合脏腑阴阳气血或实或虚的病机因素，由此形成复杂的主证及兼证。

（一）形成湿滞之邪

湿分内外,外湿为外感之邪,中医认为雨雾之节、水泽之乡、高湿之境为易感外湿的环境条件,验之临床,有一定道理,在重庆五、六月两季乃至夏令多雨年份患外湿甚多。但病原体的特性也有关系。外湿与内湿的区别点:外湿有多湿环境和外感的病史,以及由外而内、由上至下的传变规律。外湿袭人,一般先入肺脏,肺气因而失宣不肃,但湿邪所犯,极易传中,必成中焦湿浊。从而上中二焦受外湿氤氲浸淫。

内湿的生成多由脾胃运化失常。系素来饮食不节,嗜饮浆酒,过啖膏粱厚味,脾胃功能超负荷运作,因此受伤,则水谷失化,内湿因而生成。它如情志抑郁或经久亢张致肝气失畅或肝气化火,肝气失畅则脾胃之气失伸,运化受抑。肝气化火可横逆脾胃,灼劫胃津,由此脾胃升降失调,饮食之物失化失运失降,蕴生内湿。还有因久病或素体肺、心、肾气虚,脾阳不健,则必难以磨运水谷,是易生内湿之体,等等。

积滞的形成,有两个条件,其一饮食不节,其二脾胃运化不健,这两个条件不必俱全,有其中之一或二者俱全即可导致饮食水谷不化,气机停滞,饮食物居中腐败,形成积滞之邪。湿滞互结证之积滞,所以成为重要的内伤病因,与其不同程度的腐害有很大关系。需注意成积的原因之一,由内外多种原因导致脾胃运化不健,则脾胃不健也会是外感、内伤的结果,再续发积滞生成。

（二）湿与滞互结中焦

湿滞易于互结,缘由有三:

其一,湿邪黏腻重着,其性滞。积滞属停积之邪,其性也滞,两滞相叠,融为一体,其滞胶着难解。

其二,湿与滞同位相成,并聚中焦,则合而为邪,势所必然。

其三,湿与滞容易互化。无论湿邪来自内外,一旦犯中,脾胃功能必然迟钝,运化无力,则易于成积。积滞停蓄中焦,既不运化,又不降泄,在腐化过程中湿浊自生,则积滞与湿互结。

湿喜归脾,积自中生,湿滞互结的病位在中焦,是此证的关键病位。

（三）痰（饮）滞互结中焦

痰（饮）滞互结与湿滞互结证在病因方面,其中的积滞两者相同,而湿、痰、饮之间则有同有异,三者都属于水液不常之称。文献中出现这三个名称系在发生或形质表现方面有一定的区别。

湿邪氤氲,有质无形,故外湿侵袭,头身肢体广泛困滞、发热绵绵、脾胃滞钝、纳呆脘痞、大便溏稀、小便赤浊。内湿之状,发热、疲惫、头重、脘痞、便溏、尿赤、肌肤脂液流溢、关节肿胀等等。湿邪之生主要原因或自外受,或因肺脾肾功能失调,中焦脾胃失运所致。湿邪之治法,要在燥、化,合以渗利。

痰饮属于津液病变,《明医杂著》言:"人之一身,气血清顺,则津液流通,何痰之有,惟夫气血浊逆,则津液不清,熏蒸成聚而变为痰焉"(卷一·化痰丸论)。[2]《三因极一病证方论·卷之十三·痰饮叙论》也说:"人之痰饮病者,由荣卫不清,气血败浊,凝结而成也"。[3]痰饮与湿在成因上前者是气血中的津液,因郁而变浊,聚为痰饮;后者受外感而入,或内伤水谷不化形成。

临床表现痰饮多出现有质有形的病理产物。其中积液清稀,需渗利或攻下排除者,通常认为饮邪。如肢体水肿、体腔积液、胃肠蓄水、肺管大量稀痰等等,都是饮邪致病。《金匮要略》将"心下坚筑,短气、恶水不欲饮","背冷如掌大"之证,无明显的痰饮形质可辨,仍视为水在心下或心下留饮,等等,则系根据经验判定,学者意会即可。病理产物有形有质而坚硬、稠黏,如咳、吐浊液黏痰,结生癥积包块等。需用辛通调气、软化消坚、化稠为稀的方法治疗,其病视为痰邪所致。痰病涉及范围广,病状多端,甚至怪异,而治疗上以他法则罔效,祛痰化浊或可成功。如(明)孙文胤《丹台玉案·卷之三·痰症门》:"痰本脾胃津液周流运用,血气由之如道路然,不可无者。但内外感伤则津液壅逆稠浊,故名为痰。或吐咯上出,或凝滞胸胁,或聚积胃肠,或流注四肢,或在皮里膜外,或在胁下,或随气升降,遍身上下无处不到,其为病也种种不一……皆须先去败痰,然后调理"。[4]

湿、痰、饮三者的上述区别是大概的,临床上由于三邪皆属水液,阴凝之邪,性质近同,邪之发生除外感之湿外,内湿与痰、饮都与肺、脾、肾、三焦水调不正,脾胃水谷失化相关,如肺气不宣、脾不升清、肾阳失煦、肝郁失舒、心阳失炎运血无力等等,从而血气津液升降出入周转痹滞,化生内湿和痰饮,彼此错杂和转化,常常有之。所用治法如芳化、苦燥、温通、淡渗、攻下、软坚、稀化及扶正等,往往综合运用,界限不严。如二陈汤可化痰,又能燥湿。平胃散则燥湿也可用于痰饮证。中阳不振,则理中汤运湿、化痰皆宜。

值得注意的是,饮病以《金匮要略》为宗。痰病在明清医家论述颇多,当时医家作书,痰门为常见内容。如(明)徐用诚《玉机微义》(收于《四库全书》)、(明)楼英《医学纲目》、(清)何梦瑶《医碥》等等许多医著均大段论述痰病。湿病的文献阐述,与清代和民国关于温病和感证的探讨、临床经验积累密切相关。所以饮、痰、湿三邪所致之病,是不同时代的不同注意点,三者的关系因新的实践而被区别,也因新的总结而被融合。况且痰饮虽属津液之病,其生成除上述气血久郁而浊变外,明、清医家也认为多与脾胃不调、饮食内伤有关。如《明医杂著·卷之二·痰饮》言:"痰者,脾胃之津液,或为饮食所伤,或因七情六淫所扰,故气壅痰聚"。[5]如此水液与积滞合邪之证,除湿滞互结证外,还有痰(饮)滞互结证,彼此的病因病机、临床表现、治法要点总有一定区别,但又有相当的类同和交叉。所以可以将痰(饮)滞互结作为湿滞互结证的类同证,较为方便。

（四）湿滞互结与湿阻中焦和积滞不化

湿滞互结证与单纯湿浊中阻或伤食不同证,区别在于后两者病机变化局限于中焦脾胃,尚无复杂的病机演变,无郁火上炎、外发、下迫、化风、化毒等变化,因而病情相对轻浅,病证局限于脾胃运化失常,治法上较为单纯,仅以辛苦或芳化合以淡渗即可治疗湿浊中阻,以消导化积适当清热和胃即可解除中焦积滞。而湿滞互结证的病机结构呈动态复杂化,病机环节多,既有中焦湿与积滞并邪,呈胶滞性质,又有全身其他部位受郁火之害,病情较延滞,甚至顽固难愈,治法需复合,然而化湿、消积和疏通气机为必须之法,清火、除热、消风、解毒、凉血等法又宜适当配合。

（五）中焦气痹,病机之要

湿、滞因两邪属性滞郁,故互结中焦,必定引起中焦的气机痹滞不利,表现在脘痞、饮食后痞满加重、腹痛、腹胀、噫气、矢气、纳呆、大便不调等症状,这些症状或多或少成为湿滞互结证常见之症。即使临床不出现这些症状,也应当理解湿、滞互结形成后一定会有中焦的气痹,然后才会发生后续的病机变化。因此湿滞互结中焦,导致中焦气机痹滞,是此证的关键环节。从临床实践观察,除湿消滞,疏解两邪对气机的痹滞,是取得疗效的着眼点。

（六）因郁化火

湿滞互结于中焦是湿滞互结证的形成条件,而种种继发性的病变,则因湿滞互结于中焦后痹滞气机,化生火热相关。

《素问·调经论》"有所劳倦,形气衰少,谷气不盛,上焦不行,下脘不通,胃气热,热气熏胸中,故内热"。劳倦食少之所以产生内热,关键在于"上焦不行,下脘不通"。即肺失宣肃,脾胃不作升降,气机因而闭郁于内,不能畅行全身,则虽然劳倦、食少已伤元气,内气被郁仍会化热。《素问·调经论》发明的这一病机是(元)李杲(东垣)创《脾胃论》的重要文献依据。也是阐明湿滞互结证蕴发火热的文献依据。

湿与积滞同性相结,性质滞郁,则导致中焦气机痹钝不行,气壅于中,即为《调经论》"有者为实"的病机变化,由此郁而化热化火,邪火由此生成。这种邪火的性质,第一是里火,即火邪内生。第二是郁火,其火源自气郁,火成之后也有气机内郁之象。

（七）火、风、毒上炎、外发、下迫、犯血

湿滞互结发生的郁火有局部危害与远距离危害两种形势。局部危害指中焦郁火自灼,如胃脘灼痛、嘈杂、泛酸、嗳腐、大便臭秽、脘腹部灼热等症状。

郁火远距离危害指邪火表现在中焦以外的部位,所以如此,与郁火属性相关,郁火的属性有其相反的两面,其一性郁,其二火性张扬。因郁火仍属火热之邪,故在气郁的基础上,火性发扬和上炎也是其发病规律。如郁火上扰心胸则心烦懊恢,上扰脑神则失眠,上炎口舌则发口疮,上炎颧面则面红颧赤或面部发

斑红艳,如郁火外发肢体,则可产生红肿热痛,郁火亢盛可见发热,郁火下迫则腹泻、尿急频数、尿痛、尿赤,或妇女月经过多、崩漏等等。

在一定条件下火易化风,风火更易上扬,有头目痛胀、神志癫狂、性躁气动、易发怒、头面风团瘰疬、肢体丘疹瘙痒或脂液流溢、小儿夜啼夜惊、肢体搐动等等。

郁火所化,最重在毒,癌肿、发疮发痈、肢体关节肿痛痹滞、高热等凡病性不治、病势顽重、病势急、病色红、病害剧痛腐蚀等都应视为毒邪,由郁火化生的毒邪,临床所见不在少数。

郁火所犯在组织层面上表里气血都有可能,如郁火入血可形成血热之症,其性质主要为内伤的血热,与外感热入营血不同。病状多见血热扰动血分,如多个部位的血证或紫癜、发斑发疹,但伤阴和扰神过程不如外感热入营血迅速。

以上湿滞互结因郁而继发郁火,火势上炎、外发、下迫、化风、化毒、犯血等后续病机,是此证临床表现多样性的病机基础。

(八)湿滞互结证的兼证

湿滞互结证虽有其特殊性的病因病机规律,但人体是一个整体大系统,疾病的发生有时存在复杂性。临床所见在湿滞互结证形成过程中,有时可以有其他脏腑气血阴阳失调所形成的病证,与其兼合出现,相互影响。如湿滞互结证兼肝郁阳亢、脾胃阳虚、痰瘀阻络、肝肾不足、冲任不调等因素,这样在临床表现和整体的病机结构上形成更为复杂的局面,兼证是使湿滞互结证复杂化或临床表现多样化的又一基础,增加了辨证施治的难点。

三、湿滞互结证临床表现

湿滞互结证的临床表现有主证和兼证之分,主证是湿滞互结证自身病机所产生的临床表现,是此证必须具备的证候。兼证则是湿滞互结证之外,患者其他病证与其并病,不是湿滞互结证必须具备的临床表现。湿滞互结证主证又分为反映湿滞互结于中焦和与湿滞互结因果相关的后续病变两大类表现。分别是该证中焦病机和所衍生的其他部位病变的临床现象,两者是同一临床证候系统中的组成部分。

(一)主证临床表现

1. **中焦病象** 中焦病象主证的病机按邪正虚实理论归于邪气盛实,按有无虚实理论则是气痹壅滞、有者为实。这是湿滞互结证的主要病机环节。其临床表现:

(1)脉象:弦、沉、郁、滑、满、涩、细。往往在弦、郁、细等郁束脉的基础上以兼脉形式出现,如弦满、弦滑、弦涩、弦细、郁滑、郁满、郁涩、细滑、细涩、细满或弦满郁、弦滑细、沉弦滑甚至沉弦细滑、沉弦郁满、弦郁细满等。脉位多出现在关尺和中位、沉位。脉力多较重,但也有脉力并非显著有力,而是以略滑、略满的形式出现,故当脉象沉细、郁细、及轻微弦郁时需仔细注意关尺和中沉位的脉象表现,只要兼略滑、略满,或重压下脉的余力不消,就有湿滞互结证的可能。

湿滞互结证易郁火中生,故其脉在上述脉象基础上多兼数,但脉力较重及前台阶式的脉势也是郁火的一种表现。

化风之脉在上述脉象基础上见诸浮势(脉气上张而不及浮位)和寸部气点气团。

化毒之脉则多兼刚坚不柔,或郁促如喘息样脉气不宁之象。

总之,湿滞互结证的主脉以关、尺部和中、沉位脉气郁束内壅为特点,是中焦湿滞互结、气机郁滞的病机在脉象上的反映。化火、化毒、化风等脉另有相兼之阳性脉象。

(2)舌苔:无论舌苔厚薄和多寡,必见腻象,而且大多腻而粗糙少津,称之为糙腻苔。腻与糙有时全舌一致,也有在腻的基础上部分兼糙象。糙腻苔或满舌皆是,或分布于舌体的中后部。舌苔之腻缘由湿浊中阻,舌苔变糙,因湿滞互结之后,中焦之邪的形质发生变化,故糙腻苔尤其舌体中后部的糙腻苔是有质无形之湿与有形有质的积滞合邪于中焦的病机在舌苔上的反映。其次,湿滞互结易化火,火易灼津,舌苔因而少津,这是形成糙象的因素之一。当痰饮与滞合邪,则其苔的糙象被腻象掩盖而不太明显,但这种腻苔必然舌体中后部明显厚于其他部位,反映痰饮中阻之外还有积滞于胃肠的变化。

湿滞互结证之糙腻苔的苔色或白或淡黄或黄,除非濒危病例,罕见灰、黑苔色(嗜烟者例外),痰(饮)滞互结证的腻苔,苔色如湿滞互结证,但往往偏暗晦,甚至污秽,提示中焦有伤食腐化的病变。

小结,湿滞互结证舌苔以糙腻尤其是舌体中后部糙腻增厚为特征,少数表现为舌体中后部增厚的腻苔。

(3)脾胃中焦功能失调症状:湿滞互结证因关键病机在中焦,脾胃(包括肠道)的受纳、运化和传导功能失常,气机升降不调,因而常见胃脘痞满、脘腹胀痛、纳呆、口臭、嗳气、反酸、大便溏黏、或溏泻、或不畅、矢气频频、气味臭秽等等症状。这些症状常有湿浊中阻和伤食证混合的特征。

以上脉象、舌象和脾胃中焦功能失调症状在大多数情况下三象合一,可以充分证实存在湿滞互结于中焦的病变。根据临床观察,也有少数患者脾胃中焦功能失调症状不明显,但脉象和舌象上述变化必定出现,结合脾胃中焦以外部位的火症、风症、毒症、血症等症状,也可以判断湿滞互结证的形成。所以判断湿滞互结证,脉象和舌象的重要性较大。上述脉象虽是湿滞互结证必备的表现,但并非为湿滞互结证所专有,其他病证,如果产生气机壅滞中焦,如里热、痰火内郁也有可能见到相似的脉象,因此判断是否为湿滞互结证,上述脉象与舌象并见是必须的条件,如再结合脾胃中焦功能失调症象以及化火、化风、化毒、犯血、伤津等症状,则毋庸置疑诊断的正确性。

2. 中焦之外部位的临床表现 中焦之外部位的临床表现不能指示湿滞互结中焦的病变,却是湿滞互结产生后,病机变化以因果链方式向其他部位扩散的结果。

(1) 化火

1) 中焦局部火郁症:系湿滞互结于中焦,气机郁滞,化生的里火在中焦的局部火灼症状,如胃脘灼烧,腹壁灼热,大便热灼、溏黏、臭秽,肛周红糜疼痛。

2) 郁火上炎:火性上炎,郁火虽由中生,却具升腾之性,上犯头面心胸、头皮、耳郭则生疮红肿,面部痘疹,懊恼,心烦易怒,失眠,潮热上冲,咳嗽,气喘,胸闷作痛等。

3) 郁火外发:即火动于体表,可见肢体关节红、肿、热、痛,泄汗阵作,发热,手足心热烫等。

4) 郁火下迫:尿频、尿急、尿痛,尿液臭浊,月经过多、崩漏、月经先期,经涩而暗,带下浊赤,下腹或阴器红肿发疮等。

(2) 郁火化风:头目昏胀、胀痛、耳鸣,皮肤风团骤发,丘疹累累,瘙痒,皮损脂水流淫及关节肿痛等。

(3) 郁火犯血:各种血证,红斑,紫癜。

(4) 郁火伤津:口干舌燥,双目干涩,大便干结,尿液涩少,肌肤粗糙干涩,毛发枯折,舌苔糙干少津,舌红绛。

(5) 郁火化毒:与毒素入体、微生物侵袭、免疫异常、恶性肿瘤等相关的疮疹、溃烂、剧痛、肌肤焮红肿痛、结节肿痛、恶痒等症有病势剧烈、顽瘤、进展迅速、后果严重、脉象数急或发坚失柔等为火毒之象。

湿滞互结证中焦以外部位的症象十分多样,因而是误诊的主要原因。这一类症象与上述相关的脉、舌苔和脾胃中焦功能失调症象合一成为湿滞互结证完整的临床表现,各自反映该证病机系统的不同环节。中焦以外部位的症象虽非湿滞互结证所专有,但如果缺乏相关的病变,则只是通常的湿浊中阻或伤食证,或病机发育不完整,处于早期的湿滞互结证。

(二)痰(饮)滞互结证的临床表现

痰(饮)滞互结证与湿滞互结证一样表现为中焦和中焦以外部位的症象两类,症象大多相同。在咳喘痰稠量多,头目昏沉,失眠,口眼歪斜,肌肤浅深感觉异常,中风、昏仆等情况下,有痰浊与积滞互结合邪的脉舌特征,则一般应考虑痰滞互结证。如咳喘或呕吐痰涎清稀量多,或胸闷悬饮,或肠鸣辘辘、腹泻稀液量多,或胸脘痞满、悸动或坚痛不可触,或面目四肢阴囊甚至胸背腹水肿等等,又有水湿与积滞互结的脉舌特征,为饮滞互结的表现。由于湿滞互结或痰(饮)滞互结的中焦以外症象多样性及两者病机上的近似、错杂、相互包含,故临床表现的区分原则是,典型可别者,诊断与治法相异,难以区别者,诊断与治法可相通。

（三）兼证临床表现

兼证既是促成湿滞互结中焦病机的病证,又是患者其他相对独立的脏腑阴阳气血失调与湿滞互结证形成并病关系的病证。外感病中外感寒湿、湿热、暑湿产生湿滞互结证的机会较多。脾气虚证,在饮食不节条件下也是造成湿滞互结证的原因之一,则感证和脾虚可成为湿滞互结证的兼证。又如肝气郁亢之体,一旦形成湿滞互结证,其肝郁阳亢的病机往往参与其间,则湿滞互结主证之外可兼有脉象刚弦亢劲、头目昏胀、心烦气躁等症状,其中头目昏胀、心烦气躁等症状与脉象刚弦亢劲同见,就不能纯以湿滞互结化火、化风上逆去理解,其中必兼肝郁气火上亢的因素。如果所表现之症在情绪激动或夜间加重,也可以判断肝郁气亢的存在。鉴于兼证之多,余例从略。

脉象分析对主证和兼证的识别有较大价值。如左右脉,其一侧表现主证特点、另一侧表现兼证特点,这是主证与兼证脉象相兼的表现形式。又如一侧或两侧关尺部中沉位脉象呈主证特征,而寸脉或浮位具兼证特点,也是主证兼证两证相兼之脉,等等。

四、湿滞互结证的治疗

主法:化湿消导,疏泄痹室,清散郁火。

主方:柴平加减方:柴胡15g、黄芩15g、苍术15g、厚朴15g、陈皮10g、法半夏10g、茯苓15g、茵陈蒿30g、藿香10g、郁金10g、石菖蒲10g、枇杷叶10g、莱菔子30g、山楂、炒神曲、炒麦芽各15g(备注:此为成人剂量,小儿酌减)。

按:柴平加减方由柴平汤变化而来。考柴平汤又名柴平散、柴平煎,见于(宋)骆龙吉原著,经(明)刘浴德、朱练增订的《内经拾遗方论》(又名《增补内经拾遗方论》)。由柴胡、黄芩、人参、半夏、甘草、陈皮、苍术、厚朴、生姜、红枣组成,主治湿疟,手足沉重,寒多热少,一身尽痛者。此外(明)施沛《祖剂·卷之四》记载有"柴平散"一方,注明即平胃散合小柴胡汤,主治同上。可见古方柴平汤的主治乃取平胃散化湿与小柴胡汤表里寒热双解之功,属于外感方。与本文柴平加减方的应用不同,但两者在方理上有相关之处。山楂生用或炒用视积滞轻重而定。

（一）方解

湿滞互结证郁火症象多样多变,本方以柴胡黄芩为主药,苦辛合化、清散兼施,立清泄郁火大法,系针对本证病机气痹化火这一点。郁火之生则因中焦湿邪与积滞(食积)相互胶结,因而既以苍术厚朴的平胃散法与半夏茯苓二陈汤法及藿香茵陈蒿,分别从苦燥、苦降、芳化三个途径化湿和中,又以莱菔子、炒山楂、炒神曲、炒麦芽消积,共同消除引发郁火的原因。湿滞互结于中焦,其气必郁滞不畅,上述清泄、苦燥、苦降、芳化之味本已具备通调气机的作用,再辅以郁金、菖蒲、枇杷叶三味辛苦通调中焦气机以增宣通之能。本方共配置六组药物(柴胡黄芩、苍术厚朴、半夏茯苓、藿香茵陈蒿、莱菔子炒山楂、炒神曲、炒麦芽及郁金菖蒲枇杷叶),均针对湿滞之因,中焦之位,气机之闭,火郁之性,协调发挥化湿消导、疏泄痹室、清散郁火的功用。

(二)主方加减

1. 发热,尤其发热甚者,柴胡、黄芩各 24~30g,另加葛根 30g、银花藤 50g;发热又口干苦甚,去藿香,加青蒿 10g、淡竹叶 15g、芦竹根 15g;脉洪加知母 15g、石膏 50g;脉细加生地 30g、玄参 15g。

2. 舌苔糙干重者,去半夏、苍术,加石斛、天花粉、浙贝、杏仁、桔梗、蚕沙、冬瓜子,或玄参、生地、火麻仁、大黄。

3. 舌苔腻厚或辨证为痰滞互结证者,加草豆蔻或草果、槟榔、猪苓、通草、滑石、车前子等;饮滞互结证者尚需加强淡渗下水之味,如五皮饮、葶苈子、商陆。

4. 郁火加减

(1)火郁中焦:防风、葛根、川芎、当归、黄连、知母、鱼腥草。

(2)郁火上炎,有两种加味清火方法:

加清上之味:桑叶、栀子、菊花、连翘、蔓荆子、黄芩、黄连、黄柏、大黄。

加降火之味:砂仁、黄柏(此二味意取之封髓丹)、苦参。

(3)郁火外发　①郁火外发肌肤:酌选金银花、牡丹皮、紫草、黄柏、千里光、牛蒡子、豨莶草。②郁火外发肢节:酌选银花藤、知母、桑枝、秦艽、肿节风、丝瓜络。

(4)郁火下迫:酌选龙胆草、栀子、黄柏、漏芦、荆芥。

(5)郁火犯血:水牛角、丹皮、大青叶、生地黄、玄参、生或炒槐花、白茅根。

(6)郁火化风:荆芥、防风、僵蚕、蜈蚣、地龙、石决明。

(7)郁火化毒:①火毒:天葵子、连翘、蒲公英、金银花或黄芩、黄连、黄柏、蜂房、蜈蚣、僵蚕、紫草、白花蛇舌草。②湿火毒:制白附子、制南星或薏苡仁、赤小豆、白鲜皮、土茯苓。

(三)兼证加减

主证所生郁火可影响他脏功能或本有他脏功能紊乱,而与主证相并,形成兼证。以治疗主证为重点,适当兼顾兼证,待主证解,方可将治疗重点转移于他脏病机之治。

肺失宣降:杏仁、贝母、桔梗、苏子。

心火旺:黄连、生地、川木通、珍珠母。

肝火旺:龙胆草、栀子、黄芩、青黛。

肝阳亢:夏枯草、生石决、黄芩、钩藤、天麻、野菊花。

肺胃津伤:石斛、天花粉、天门冬、麦门冬、玄参、生地黄、南沙参、北沙参。

肾阴不足:生地黄、熟地黄、玄参、女贞子、五味子。

脾阴不足:南沙参、党参、茯苓、山药、玉竹、麦门冬。

脾气不足:人参、南沙参、党参、白术。

脾阳不足:干姜、桂枝。

肾阳不足:附片、干姜、肉桂。注:扶阳壮火之味一般宜小剂量使用。

脑神失宁:酸枣仁、延胡索、蝉蜕、丹参,等等。

五、验案举隅

病例一:范某,女,50岁。

2013年9月19日首诊:诊脉沉郁弦而满浊,左关尤为满盛,脉气缓。舌象体大而满,苔黄厚腻,以舌根堆积为甚。主诉:清晨腹部胀满不适,日中稍有缓解,偶尔自觉咽喉如有物梗塞感。纳食欠佳,大便欠畅,近日舌右侧出现小溃疡。起因于日前家人祝寿,进食较多膏粱厚味之品。素有"慢性胃炎"病史。

病机辨证:湿滞互结证。

处方:柴胡10g、苍术15g、厚朴15g、黄芩15g、藿香10g、防风10g、茵陈蒿30g、石菖蒲10g、玄参10g、鱼腥草30g(后下)、排风藤15g、桔梗10g、蚕沙10g(包煎)、莱菔子30g、制大黄6g。服药6剂而诸症大减。

按:脉舌分析:脉沉郁弦为气机郁束,满浊示痰浊内盛,左关满盛、舌根堆积苔腻提示病位在中焦,湿滞互结中焦。观其症,症状晨重而午轻,显然脾运受日中阳气之隆盛而稍健,也属脾运失健之象,咽梗、口疮、大便欠畅则为郁火上下相迫所致,脉症合参为一典型湿滞互结证。治以柴平加减方,柴胡、苍术、厚朴燥湿健脾疏邪;藿香、茵陈蒿、石菖蒲芳香化湿;"风能胜湿",故加防风、排风藤;桔梗上宣肺气,通利气道;鱼腥草既能清肺化痰又可化浊除湿;大黄通腑泄浊,给邪以出路;玄参养阴而不腻。特别需要指出的是莱菔子一药,其消食化积、降气化痰,并有除胀之力,于食积气滞、脘腹胀满者,疗效颇佳。

病例二:某男,26岁。

2010年10月16日首诊:脉象浮弦滑小数。舌红,苔白腻满舌。主诉:咳嗽二周,伴胸痛、口干苦饮水不解、心中烦热。已经输抗生素类药物10天不解。因1年前患肺炎,故心情紧张虑肺炎再发。大便、饮食正常。

病机辨证:湿滞互结。

处方:柴胡24g、黄芩24g、藿香10g、茵陈蒿30g、苍术15g、厚朴15g、法半夏10g、化橘红10g、茯苓15g、竹茹15g、蚕沙15g(包)、石菖蒲15g、莪术15g、鱼腥草30g(后下)、忍冬藤50g、炒山楂15g、炒神曲15g、炒麦芽15g,6剂。

此方服后诸症基本消失,于2010年10月23日复诊原方加减,并减少剂量又 6 剂痊愈。

按:本例除咳嗽外,胸痛、口干苦饮水不解、烦热为上焦郁热之象。脉浮弦滑小数为阳热郁邪,结合舌苔,则其郁力来自中焦湿滞互结。舌苔不燥,为湿较重。脉舌症合参,上焦诸症均源自中焦湿滞互结化生的郁火。故予柴平加减方出入。虽处方无一味化痰止咳药,而且已经抗生素治疗 10 天无效,仍获得满意疗效。

病例三:赵某,女,60 岁。

2011 年 4 月 27 日首诊:诊脉:右寸关部弦满劲,具浮亢小数气。关部尤其满亢形成一气团。左关同右,程度较轻。左寸稍细而以郁弦滑满为主。两尺均沉郁弦劲。舌苔白厚腻满舌。舌红暗,布瘀斑。诉:干咳 1 月,好发夜半后 3 点左右,伴头昏、目糊。患高血压病 5 年,服药控制良好。

病机辨证:湿滞互结,肝郁化火。

处方:青黛 15g(包)、炒栀子 10g、柴胡 24g、黄芩 24g、茵陈蒿 30g、藿香 10g、浙贝母 15g、川贝母粉 6g(冲)、苍术 15g、化橘红 10g、瓜蒌皮 30g、诃子 10g、海蛤壳 30g、杏仁 12g、竹茹 15g、枇杷叶 10g、炒山楂 15g、炒神曲 15g、炒麦芽 15g、莱菔子 30g、鱼腥草 30g(后下),6 剂。

此方药后,咳嗽即止,头昏也减。于 2011 年 5 月 13 日再次来诊调治高血压病头昏。

按:本例脉象弦劲亢数,尺部兼沉郁,为肝郁气火旺的表现,关部满亢成团,反映中焦存在有形实邪,结合舌苔象,可断为湿滞互结。湿滞互结必生郁火,与肝亢之郁火共同上逆犯肺,则形成咳嗽。夜半后好发咳嗽,经常头昏、目糊,更说明湿滞互结相兼了肝火之证。故治法即化湿消滞又两清郁火与肝火,疗效显著。

病例四:赵某,女,61 岁。

2011 年 10 月 10 日首诊:

诊脉:细而郁弦。望诊:舌苔白腻满舌。诉:手足心和全身发热、乏力 6 年余。

病机辨证:中虚失运,湿滞互结。

处方:西洋参 3g、炒白术 15g、炒苍术 10g、黄芪 30g、当归 15g、炒山楂 15g、炒神曲 15g、炒麦芽 15g、豆豉 15g、葛根 15g、柴胡 10g、法半夏 10g、茵陈蒿 30g、藿香 10g、知母 15g、黄连 10g、石菖蒲 10g、郁金 10g,6 剂。

药后症减,而且脉来转细、虚弦,但右关仍沉郁,舌苔未化。2011 年 10 月 17 日复诊时原方加青蒿 10g,7 剂。病消。

按:本例病症不复杂,脉郁来,舌苔腻而满舌,自感热自内蒸为内生的郁火,郁火之脉郁来,兼苔腻则为湿滞互结证。脉细,又是中虚之象。此证湿滞互结由中虚失运所致,但中虚与湿滞又形成兼证。

病例五:李某,女,2.2 岁。

2013 年 3 月 10 日首诊:脉诊:脉沉滑数。望诊:舌红,苔淡黄厚腻。诉:患儿较同龄孩童个子偏小,家长经常喂食各种高蛋白类食物。此次因饱餐后外出玩耍,热则减衣,旋即发热,现已 12 小时,热未退,遂来诊。刻下见:面赤发热,鼻塞流涕,呕吐酸腐,大便顺,初硬后溏。查体见:扁桃体Ⅱ度肿大,未见脓点。

此乃风寒外袭,肺胃湿滞互结之证。

处方:紫苏叶 3g、杏仁 4g、桔梗 5g、柴胡 10g、黄芩 10g、厚朴 5g、炒枳壳 3g、姜半夏 3g、葛根 10g、忍冬藤 30g、蒲公英 10g、紫花地丁 10g、连翘 10g、鱼腥草 15g(后下)、板蓝根 10g、炒山楂 5g、炒神曲 5g、炒麦芽 5g。3 剂热退,泻下恶臭大便,后调理脾胃而安。

按:本案脉沉而滑数为气火亢郁之象,病由小儿脾胃不健,过食则无以运化,积食于内,复感风寒之邪,内伤外感合而发病,症见高热不退。面赤发热,鼻塞流涕,乃风寒兼肺胃合邪,呕吐酸腐为中焦积食腐败不运,舌苔淡黄腻为中焦湿滞互结化热。以柴平加减方化湿消积,疏导气机,取杏苏散意发散风寒,宣肺化痰,银花藤、蒲公英、紫花地丁、板蓝根清解肺胃,连翘、鱼腥草、银花藤、均有良好的清热解毒作用,既能透热达表,又能清里热,鱼腥草、炒山楂、炒神曲、炒麦芽消食和胃。

病例六:贺某,男,63 岁。

2013 年 5 月 22 日首诊:诊脉:两手脉中位。两寸虚弦小涩,寸前端分别见气团(左)和气点(右)。两关尺弦劲满数。测 BP:122/80mmHg。望诊:舌苔鲜黄、厚糙腻,根部尤厚,舌红甚。诉:畏寒、头昏痛数十年之久,易感冒,咳嗽咳痰,每 1~2 日一发。常腹泻、尿频。嗜烟,好油腻重味。

病机辨证:中阳不足,湿滞互结。

处方:柴胡 10g、桂枝 10g、干姜 10g、炒白术 10g、炒苍术 10g、藿香 10g、厚朴 15g、陈皮 10g、茯苓 15g、法半夏 10g、炒枳壳 10g、蝉蜕 10g、生山楂 15g、石菖蒲 10g、黄芩 15g、黄连 10g、鱼腥草 30g(后下),7 剂。

药后又略事加减 14 剂,头痛减轻,恶寒依旧。

2013 年 6 月 14 日三诊,原方加制白附子 10g(先煎)、防风 10g,14 剂。服毕头痛消、恶寒显减。

2013 年 7 月 3 日加桃仁 10g、三七粉 3g(冲),又 14 剂。病愈。

按:本例恶寒、头昏痛病程较长,其脉象特征为上虚(寸)下实(关尺),关尺脉弦、劲、满、数而血压正常,这是气郁阳亢之脉,但不一定在肝之位,结合鲜黄糙腻苔和红甚的舌色,应为湿滞互结于中焦,气郁化火之象。患者气机内郁内壅,不达于表,故寸脉虚弦小涩为上焦失宣失畅之象,因而恶寒、头昏痛。治疗借用柴平加减方与柴胡桂枝干姜汤出入,既化湿消滞、清泄郁火,又温阳畅气,共调治 49 剂,终获愈。

病例七：胡某，男，47岁。

2015年7月8日来首诊：脉诊：脉气上倾，细弦郁劲数，尺部耐重压。望诊：苔黄腻满舌。BP：101/87mmHg。诉：全身丘疹密布1月余，以前胸上腹部为主，瘙痒，部分丘疹带水疱。无既往史。

病机辨证：湿滞互结，化火化风。

处方：柴胡10g、黄芩24g、藿香10g、茵陈蒿30g、苍术15g、黄柏15g、土茯苓15g、生山楂15g、蚕沙15g（包）、蛇蜕5g、浮萍15g、金银花30g、板蓝根30g、莱菔子30g、防风15g，6剂。

2015年7月25日二诊：脉沉细滑，独寸部浮，且有气结之势。苔薄黄腻。言上方服完皮疹显减。原方又6剂。

药毕皮疹消退。嘱从根治计议，即使病隐未发，仍需坚持治疗半年以上至1年为好。可由每日1剂逐步过渡为1周2剂。

按：本例为痒疹初患病例。皮疹密布，瘙痒难忍，部分细疹见水疱，通常从风、热、湿入血辨证。但患者苔黄腻满舌，脉细弦郁而劲数，尺部虽沉细，却重压不绝，均指示湿滞互结，郁火内发的存在，因而呈现沉束有力脉象，郁火化风外泛皮肤，故脉气上倾，呈尺沉寸浮之状。治法需兼顾湿、滞、郁火与风。

病例八：唐某，女，47岁。

2015年2月14日首诊：脉诊：沉细小弦，关尺重压不绝，两寸有气点小坚，郁而不扬。望诊：舌苔黄糙厚腻，中心呈酱黄色，舌红。诉：喉部异物感、咽壁灼热、声嘶1月。伴脘腹压痛、失眠、咳嗽而不畅。

病机辨证：湿滞互结。

处方：柴胡15g、黄芩15g、藿香10g、茵陈蒿30g、苍术15g、厚朴15g、广木香10g、石菖蒲10g、蚕沙15g（包）、桔梗10g、射干10g、山豆根6g、玄参15g、芦竹根15g、茯苓15g、板蓝根30g、忍冬藤30g、炒山楂15g、炒神曲15g、炒麦芽15g，3剂。

1周后因脘腹部胀满来诊，言上方3剂毕诸症均消。药效十分显著。

按：患者病症除脘腹痛之外，余症咽喉异物感、咽灼、声嘶、咳嗽、失眠均集中在上焦，症状属性都是火逆于上之症。脉象寸部存小坚的气点，说明确有火逆于上，而且又火郁于上。脉气郁束，关尺耐重压，为阳郁气盛于下的表现，结合舌象，病机在中焦，由湿滞互结、郁而化火上炎上壅所致。用方以柴平加减方合利咽诸味，为因果标本兼顾之法，但重点在中焦湿、滞和郁火。方中芦竹根系重庆所产有芦竹根而无芦苇根，其功用同芦苇根，清润肺胃。

参 考 文 献

［1］龚志贤．龚志贤临床经验集［M］．北京：人民卫生出版社，1984：77-78.

［2］王伦.明医杂著［M］.南京:江苏科学技术出版社,1985:40.

［3］陈言.三因极一病证方论［M］.北京:人民卫生出版社,1957:174.

［4］孙文胤.丹台玉案［M］.上海:上海科学技术出版社,1984:33-44.

［5］王伦.明医杂著［M］.南京:江苏科学技术出版社,1985:74.

（据2015年5月陈中沛整理稿修改）

附录 1：诊余散论

万友生先生热病学术思想探讨

万老（1917—2003）毕生致力于研究中医热病学术，在完成《伤寒知要》和《寒温统一论》的基础上，又于 1990 年出版《热病学》一书（重庆出版社），构建寒温内外统一的热病理论体系。并于 1986~1990 年主持国家级课题"应用寒温统一热病理论治疗急症的临床研究"。在新中国成立以来中医热病理论新发展和新的经验积累进程中，独树一帜，作出了令人瞩目的贡献。

1987~1990 年笔者受万老和重庆出版社的委托，负责《热病学》编修工作，其间与万老书信频往，并曾面晤交换意见，对万老的学术思想得到了直接的指导和切磋，产生以下认识和体会。

一、《热病学》是长期批判继承、实践创新的结晶

《热病学》书名为"学"，阐述的是一个融寒、温、内、外各种热病理论为一炉的热病理论体系，但在书稿编修过程中，曾有人发难，说《热病学》覆盖面很广，但内容既不全也不新。

不错，《热病学》的确没有将历史上讨论过、阐述过的所有热病内容都包括其中，例如第一章表寒虚实证治，第二章表热虚实证治，就没有单列燥证、湿证、暑证，方治也无大羌活汤、人参败毒散及新中国成立以来新总结的热病经验方。此非万老不能列，而是不必列。《热病学》与同期黄星垣主编的《中医急症大成》（1987 年，中医古籍出版社）和陈佑邦主编的《中医急诊医学》（1995 年，福建科学技术出版社）不同，这两部中医急症专著主要是针对古今中医急症文献内容作全面的梳理与总结，但万老《热病学》并非关于热病的百科全书，而是阐述万老数十年间形成的关于热病的学术观点与经验。《热病学》也与早些年出版的《寒温统一论》不同，后者是对寒温统一进行更深入详尽的讨论，因而内容与文字量多于《热病学》（《寒温统一论》23.7 万字，《热病学》13.5 万字）。例如《寒温统一论》在表寒虚实证治之末附有人参败毒散、参苏饮、香苏散等 9 张古代时方的方治。而《热病学》则是万老对寒、温、内、外统一的热病学术全面的总结之

作，其中所阐述的内容，无论来自前人之见或万老个人的心得体会，都是构成万老的热病学术的核心部分。因此《热病学》涵盖面广于《寒温统一论》，但内容则扼要、集中。万老在书中表达的学术观点既有理论的局部也有理论的总体，这总体的学术观点就是不应按门户派别或据病种割裂伤寒六经、温病三焦卫气营血以及内伤脏腑经络辨证，无论对外感热病还是内伤热病，都要执寒、温、内、外统一的认识，这样才能客观的应对寒、温、内、外证候既区别但在疾病过程中又可交错的临床实际。在这种学术观点指导下构筑一个寒、温、内、外统一的热病理论体系，是时代的需要，并经得住实践的检验，这本身就是一项创新。

《热病学》一书当然继承了历代学术的精华。在万老给我的书信中，曾提到：北宋朱肱《活人书》就具有寒、温、内、外统一的学术思想，故当时万老表示，虽平生厌于文献整理校勘工作，但对点校《活人书》一事则十分高兴，并写有一篇1.6万字的《校后记》。之前，1988年万老以"尚论寒温，昌明绝学"为题，在《江西中医学院学报》创刊号上深入地讨论了喻嘉言冶寒、温、湿、暑、热证治于一炉的学术思想，毫无疑问，朱、喻的学术观点对万老形成寒、温、内、外统一的热病学术思想，有着重要的影响。况且在《热病学》一书中大量阐述了历代的热病学术的进展，其间结合了万老个人的心得体会。不可想象一部著作的内容全是个人独家创新而不需要对前人他人知识的继承。但万老高于常人之处即在于继承而不机械照搬照抄，对前辈先贤的知识取舍都经过实践的筛选和追求超越的努力，使更适合当今的临床实践情况。所以读万老大作初阅似平平，细研则多有新意，其思其见高人一著。《热病学》是最终反映万老热病学术的论著，但其完成不是一时心血来潮的结果，而是经过较长期的发展，历经三个阶段才完成的，即先后经过20世纪50~60年代研究《伤寒杂病论》、著述《伤寒知要》，1988年撰写《寒温统一论》，1990年写成融寒、温、内外为一体的《热病学》[1]。其间写作并讲授了大量的论文和书稿作为准备，这表明万老著书不是刻意为后人留下传名之作，而首先是临床实践与教学遇到了问题，需要对既有的中医热病知识批判继承，发扬提高，所以万老的学术思想是始终立足于临床实践和推陈出新这两个基点上。《热病学》不以堆砌历代各家热病学说与经验为目的，是万老历经数十年批判继承、实践创新的结晶。

万老曾说："凡事必先知其不足，然后才能有所发现，有所发明，有所创造，有所前进。"[2]这应是全国中医药同仁共同的座右铭。

《热病学》就其内容和文字量而言，我认为仍然是一个理论框架。《热病学》初稿原名《热病学纲要》，后根据出版社的意见，以及万老在之前的相关讲稿中已沿用过"热病学"名称的实际影响，删"纲要"二字，书名《热病学》。其宗旨在于反映万老关于热病学整个知识体系的概貌，力求简明扼要，所以学习万老的热病学术，需结合《伤寒知要》《寒温统一论》等著作，才能较全面的继承其学术特长。而且《热病学》并没有终结中医热病理论的发展，我们应当秉承万老不知满足、勤于实践、勇于创新的精神,对中医热病学术不断作出新的发展。

二、以证统病,寒化热化为学术主线,八纲为辨证总纲是万老热病学术思想的精髓

《热病学》除前言、概论之外共五章,从这五章的命名:"表寒虚实证治""表热虚实证治""半表半里虚实证治""里热虚实证治""里寒虚实证治",不难看出整体理论框架。是先以表、半表半里和里定位,继分寒热,再分虚实,然后再阐述具体的证候证治。每个证候又以"证候""病机""治法""方药""析疑""案例"为内容的书写体例。

其次,全书的证候术语,沿用六经、三焦、卫气营血之称,内伤里热则用气、食、痰、瘀之实与阴、阳、气、血之虚概括,但全书不以伤寒、风温、春温、虚劳、黄疸等病名为纲。

以上两点说明《热病学》是以证统病,辨证论治则以八纲为总纲。原因在于中医固然不是不辨病,但是中医理论的核心和主要特点在辨证论治。辨证论治这条学术路线可以产生同病同证则同治,异病同证也同治,异病异证当异治,同病异证也异治的结果,中医对待疾病的认识,相对西医而言,思维更宽广,外感病的某个阶段出现了脏腑证候就可按脏腑证治法论治,内伤热病在一定条件呈现了六经证候或卫气营血证候也应当以六经或卫气营血理论辨证论治。1980年有人曾分析2391例内科热病病例,其中无论毒感、菌感、和续发感染都有以温病卫气营血、六经三阳及脏腑证治的情况,只是出现比例多寡不一。[3]如果以病统证,即先辨病再分证型,由于临床病证的复杂性,辨病分证方案的繁多,无法统一,难于推广执行,至于只辨病不辨证的技术路线更常以偏概全,中医的优势得不到发扬。以证统病是面对临床复杂现象可以执简驭繁的有效方法。实际上绝大多数有成就的老专家、老中医都有高超的辨证论治技术,因而才能举一反三,融会贯通地应对复杂的临床现象。以证统病是中医师个人临床功力的重点(当然不是唯一)。但能发挥以证统病的理论,则除八纲之外再无其他理论可取,八纲反映了一切证候的共性,故八纲辨证是最具渗透性质的证治理论。《热病学》概论之四即明言"八纲是热病辨证论治的总纲"。

特别指出,万老的热病学术思想认为不论内外何种致病因素,热病一经产生,其基本病机转化规律不外寒化、热化两途。理解这个观点对掌握万老的热病学术思想十分重要。由于虚实变化为热病临床所普遍重视,而近几十年来对热病的寒化、热化则常被忽略,具体表现为重热轻寒,滥用清热解毒养阴于各种热病,尤其滥用于感染性热病。如前述对2391例内科热病的分析,由于其中应用温病卫气营血辨证者占79.29%,而以六经三焦辨证者为7.11%,以脏腑辨证者占13.60%,结论是温病卫气营血理论是内科热病主要的证治理论,并由此主导

了以温病卫气营血理论指导内科热病诊治和以清热解毒法贯穿热病全过程的主要学术方向。其结果，一方面突出热毒之因和清热解毒之法因而易于掌握推广，有时也可获得较好疗效。但另一方面简化了中医对热病的证治技术，其总体疗效不能普遍重复，有时还犯以寒治寒的错误。这种错误的思想根源在于用西医观点来改造中医理论和技术，主观地期望将清热解毒方药相当于西医的抗生素类药品，在与西医的学术竞争中不是扬长避短，而是扬短避长。所以万老在《热病学》中对此是作了批判的。寒化热化为热病转化基本规律的观点还是万老解答某些理论难题的思维路线。例如关于伤寒论六经厥阴病其病理位置、临床特点、病机和合理的治疗方案是什么？《伤寒论》指为乌梅丸方证则显然是不合理的，后世注家也均没有给予正确的答案，成为中医学术上一大千古疑案。万老多次阐述了伤寒六经厥阴病证候的真相，将这一证候视为厥阴寒化危证，与温病后期发生的厥阴热化阴竭动风之证对看，断定厥阴寒化危证出现在少阴证之后，是比少阴寒化更严重的阳微欲绝、寒化动风的病机所致，临床特征除厥逆、脉微、神昏之外，还有面青、烦躁、痉厥等症状，推荐通脉四逆汤与吴茱萸汤合方主治。通脉四逆与吴茱萸汤合方是否可以治疗厥阴寒化证，有待临床验证。但关于厥阴寒化的论证相当有力，成为万老的一大学术贡献。为解答这个疑案，论证范围十分广泛，但基本思路正是寒化热化的观点，所以 1982 年发表的关于厥阴病的专题论文题名就是"欲识厥阴病，寒温合看明"。[4]

关于热病是否应当包括不发热的里寒证，这曾经引起争论，我注意到，《热病学》上、中、下焦的寒实证以及太阴、少阴、厥阴的虚寒证，没有包含在《应用寒温统一热病理论治疗发热的临床研究》的课题资料"中医外感发热辨证论治纲要"中，但万老在著述《热病学》以及在其他文章中坚持将里寒虚实证治包含在内，我的理解这也是寒化、热化为热病基本规律的观点的体现。在温病学中，将顺传或逆传产生的里热虚实证治作为固有的内容，谁都不会有异议，即使其中的里热虚实证不一定有发热，但它是发热过程的一种转归。反观《伤寒论》，六经辨证本来就有直中或循经传变的里寒虚实各证，这与温病里热虚实证是相对的。临床上也有可能里寒虚实诸证作为发热病证之初、之中和之末的一个插曲而存在，笔者就曾遇到一例起病之初凛凛恶寒、口痉肢拘、手足厥逆、脉微但不发热的患者，经应用温阳通经治疗（大量姜糖汤）后，里寒虚证消失，转为发热，再予一支柴胡注射液热退而愈。就是说里寒虚实各证相对于里热虚实各证，出现概率较少，但出现的机会是有的，从寒化热化的规律讲，业医者应于掌握，才能临证不致误断误治。这可能是万老坚持在热病理论中置入里寒虚实证的初衷。

三、平实的语言光辉的精神与思维

万老一生写下了大量的著述，是学习中医热病和其他领域学术的重要文献。

但初读万老的大作会有一定困难,这不仅仅是因为万老的热病学术涵盖面广,其学术思想与他人不尽相同的缘故,主要是万老惯于对某一内容阐述时,往往广证博引,力求详尽周密,条分缕析,使不熟悉文献、知识面不广的读者如入云雾之中不知所云。

在编修《热病学》时,为了照顾一般读者的阅读习惯和能力,并避免与《伤寒知要》《寒温统一论》等重复,征得万老同意,由笔者对全书的文字风格与内容作了一些调整。但现在回顾当初阅读万老稿件以及阅读《伤寒知要》《寒温统一论》等著作时,感到在学习万老的学术主张和经验之外,当需注意学习其治学精神和临床思维习惯。

万老在所有著述中都对所讨论的问题,凡有文献内容必名称概念、源流沿革、同异、成就与不足等等,以及相关内容的横向竖向对立统一的关系,均一丝不苟地进行探讨,不清则不休。而且在对内容脉络的梳理、引证、分析、鉴别之中展现了万老的思维方式和对内容的思维结构的形成过程。这些文字表面上赘繁乏味,但确是万老学力的真功夫所在。

中医人才培养比较西医而言较难而慢,其中的一个原因是中医的临床思维具有学科特点,名老中医的能力往往通过其独到的思维方式展示,这就是中医高级人才的培养需要大量深入地阅读古代医学著作和跟随名师临证实践的原因。

借此机会呼吁年青的学人,力戒浮躁之风,摒弃花拳绣腿或投机式的发展追求,而学习万老脚踏文献与临证之实,勤奋治学,临床上勤践勤察,理论文献上勤研勤思,一步一个脚印,力求提高,从而真正有益于中医药事业的发展。

四、丰富的临床经验是构筑热病理论的基础

万老作为江西和全国著名中医学术专家,其声望不仅仅依靠讲学和著述产生,在江西万老的临证水平为大家所公认,他的著述也不是干瘪的教条,而是包含有丰富临床经验内容。例如说:"外感和内伤是既可分而又难分的……很难说外感病中无内伤,内伤病中无外感,仲景合而论之,实具卓见。"[5]这一段话看似平淡,似乎仅仅是对《伤寒论》内容的一种评价,实际上也是万老多年临床会诊中的深切体会,言之供业界参考,信之者自然会在临床工作中受益。

太阳表寒虚证的主证,《伤寒论》原文有"恶风汗出脉缓"的指征,万老指出太阳表寒虚证。"在辨证上主要抓住体质素虚易感和脉象浮缓虚弱这两点(并以后者为主)。至于汗的有无,只能供作参考,不足凭以为断。"[6]虽然许叔微《伤寒九十论》有三例太阳表寒虚证的脉象特点皆为虚弱,这三个病案被万老引为太阳表寒虚证的脉象的文献依据,说明万老的感悟有许氏案例的启发,但许氏并未明确总结出太阳表寒虚证的辨证要点在于脉之虚弱。所以万老是古往今来

正确诠释桂枝汤中风证的第一人,这个诠释不仅是对文献的领悟,更是对临床经验的总结。《伤寒论》太阳中风就是太阳表寒虚证,其脉证除恶风寒等表寒外证之外,脉缓即脉虚,是卫阳不足的表现,这才是辨证要点,有汗无汗只是卫阳被遏或卫阳开泄的不同。证之临床,笔者体会到即使像重庆暑天高温气候下,只要患者畏寒、脉虚弱有表证者仍可大胆予桂枝汤施治。万老还联系玉屏风散,指出桂枝汤与玉屏风散的区别只是虚实多寡不一,实多虚少用桂枝汤,虚多实少用玉屏风散,虚实兼多用桂枝汤玉屏风合方。

又如《热病学》关于"少阳病辨证不细用药不专案",该案例已发热 15 日,在午后热甚前有一明显的恶寒过程,脉浮弦数、重按无力,万老断为少阳病,投小柴胡汤加味,其中柴胡剂量达 30g,三剂体温下降,再剂体温正常。特别指出"本方临床应用机会甚多,凡见往来寒热或胸胁苦满等症而病属少阳者,用之常获良效。"[7]笔者体会,凡上感、肺部感染、急性胆囊炎、急性肾盂肾炎或尿路感染等病症,在这些病症的脏腑症状如咳嗽、腹痛、尿频急、小便涩痛等之外,有先寒后热或寒热交替或口苦腻、纳呆、脘痞、脉弦等症象之一、二,可给予小柴胡加减治疗,但柴胡、黄芩、忍冬藤、败酱草等需重剂投入疗效较好。等等。

在万老著作中,只要细心阅读,多思领悟,可以学到许多宝贵的经验,可供临证师法、并举一反三予以推广,从这个角度讲万老的著作内容丰富多彩、思路开阔,说明万老的学术既有理论的建树,又有实践经验的丰腴。

参 考 文 献

[1] 邱德文,沙凤桐.中国名老中医药专家学术经验集[M].贵阳:贵州科学技术出版社,1994:80-81.

[2] 邱德文,沙凤桐.中国名老中医药专家学术经验集[M].贵阳:贵州科学技术出版社,1994:80.

[3] 郑新,等.卫气营血在内科热病的辨证论治规律探讨:附 2391 例分析报告[J].重庆医药,1980,(6):8.

[4] 万友生.欲识厥阴病,寒温合看明[J].福建中医药:1982(5):3-8.

[5] 王鱼门.万友生医论选[M].南昌:江西省卫生厅,1996:105.

[6] 万友生.伤寒知要[M].南昌:江西人民出版社,1982:133-134.

[7] 万友生.热病学[M].重庆:重庆出版社,1990:49.

[据中华中医药学会主办"万友生教授学术思想研讨会(2006·南昌)"演讲稿略事修改。时年万老诞辰 90 周年纪念]

络病理论指导婴幼儿重症黄疸的治疗

病例一：陈某，男，89 天龄，1987 年 8 月 1 日初诊。

主诉：全身黄疸两个多月。

发病史：患儿出生于 1987 年 5 月 6 日，出生后 20 多天出现尿黄，满月不久巩膜发黄，之后迅速全身皮肤黄染。病后 20 天左右某儿童医院查 HbsAg（-）、肝功除总胆红素和直接胆红素显著增高外，GPT（ALT）和 ZTT、TTT 三项都在正常范围。B 超肝左叶 4.5cm×4.3cm，肋下 5.1cm，右叶最斜径 8.4cm，结构回声未见异常，肝被膜光滑完整。胆囊胆总管正常显示，肝内胆管不扩张，脾 5.3cm×3.0cm。给予 VB_1、VC、中药治疗 10 余天未见好转，遂于 1987 年 7 月 28 日以"乳儿肝炎综合征"被解放军某医院收治。住院体检：全身黄染，心肺（-），腹软，肝肋下 6.5cm，剑下 7cm，脾肋下 3cm，均质硬。乙肝全套、胆固醇都正常，黄疸指数 40 单位，GPT、TTT、ZTT 正常，AKP24.3 单位，HB8.1gm，RBC270 万 %。拟诊为"肝内胆管发育不全"。住院 4 天即告治疗乏术，预后欠佳，建议出院改中药试治。

现在症：全身黄染如鲜橘色，腹部隆膨，腹壁静脉轻度曲张，肝肋下 7.3cm，右肝叶最下限在脐以下，肝左叶最下限与脾均平脐，都质硬。能饮乳，每日排解大便，大便色黄，脉浮滑有力，指纹淡紫红色，苔白腻。哭声亮，对外界刺激有反应。

病机辨证：肝胆湿热，瘀滞肝络。

治法：清泄、化瘀、消癥。

处方：制大黄 1g、茵陈蒿 10g、栀子 3g、郁金 3g、泽兰 5g、赤芍 5g、谷芽 5g、炮穿山甲珠 1.5g，3 剂。

1987 年 8 月 4 日复诊：药后大便次数增加（6~7 次 / 日），便色正常，苔呈薄白，脉已无洪象，仍感滑，指纹转青红色，皮肤、巩膜无新的疸色出现。

处方：原方加炙鳖甲 5g、土鳖虫 1.5g、当归 3g，5 剂。

1987 年 8 月 8 日三诊：大便 4~7 次 / 日，苔舌正常，脉滑，肝最下限已回缩至肋下 5.5cm 处，脾在肋下 3.5cm 处，质地仍硬。饮乳增加，每次 50~100ml，每日进食 4~5 次。

处方：制大黄 1g、茵陈蒿 10g、山栀子 3g、莪术 2g、炙鳖甲 5g、当归 3g、赤芍 5g、桂枝 1g、土鳖虫 1g、炒谷芽 5g，3 剂。

以后基本治法均守清泄解毒，祛瘀软坚，共治疗 8 个月。所用清泄解毒药品有大黄、茵陈蒿、白花蛇舌草、栀子、金钱草、猪苓等，前三味药最多用。祛瘀软坚药如鳖甲、炮穿山甲、莪术、郁金、三棱、桃仁、牡蛎、丹参、泽兰、土鳖虫、海藻、赤芍、当归，以鳖甲、穿山甲珠为主，次则莪术、郁金。并辅以温通调气药 1~2 味，如小量的桂枝、香附、大腹皮、小青皮等。在治疗初期曾一度出现面和腹部成片毛囊丘疹，治疗过程中又多次外感、伤食。均一一作相应处理而愈。

结果：服药仅数天，黄疸即停止加深，治疗 3 个月黄疸基本消退，腹壁静脉曲张消失，脾脏回缩至肋下 1cm，肝右叶最下端回缩至脐上 1.5cm 处，质地转为中等硬度，治疗半年脾脏已不能触及，肝在肋下 4cm。1988 年 4 月 27 日某医科大学附属儿科医院 B 超复查：胆、脾声象图正常；肝声象提示肝内胆管轻度扩张，余未见异常。患儿随访至今，生长发育正常。今已大学毕业参加工作。

按：本例乳儿以严重黄疸和肝脾肿大为临床特征，经多次肝功、乙肝全套和 B 超检查，已除外病毒性肝炎和肝外胆道疾病，由于肝功除胆红素增高外，余皆正常，故巨细胞病毒感染所致肝炎的可能基本上排除，因此本例为肝内胆管发育不全的可能性不能排除。中医属于胎黄、阳黄、癥积，病机由肝胆湿热，瘀滞肝络所致。虽病情严重，发展迅速，但正气尚未衰败，经守用大黄、茵陈蒿、鳖甲、穿山甲珠、莪术、郁金、栀子、白花蛇舌草等清泄湿热，消癥透络方药取得良效。本例治前肝脾明显肿大，腹壁静脉曲张，治疗中，新疸停止出现、旧疸由鲜转滞时，指纹也相应转为深滞，而且在诸症改善、肝脾回缩恢复过程中，肝脏的回缩比脾脏缓慢得多，这些现象都表明肝脏瘀滞，病邪入络，符合叶桂（天士）"络病"特征。故治疗一开始就注意清泄之中结合消癥透络，有时还佐以小量辛散温通之品，着意于透剔络邪。

病例二：方某，男，2 个月。1990 年 7 月 26 日首诊。

发病史：患儿出生三天后出现黄疸，20 多天仍不退，被某院收治，当时全身黄染，双肺（−），肝肋下 3cm，剑下 2.5cm，SB327.864μmol/L，BRD187.75μmol/L，血清抗 CMV-IgM（酶免疫法）1:400（+），GPT、GOT 明显增高，血清 A/G、总蛋白均降低，乙肝两对半正常，B 超所见正常。诊断为巨细胞包涵体病（CMV 感染），经抗感染、退黄、支持疗法等中西医治疗一个多月，仅黄疸稍退，其他情况不见好转，遂于 7 月 5 日出院，在家调治 20 天，病情仍无改善。

刻诊：全身皮肤及巩膜黄染，疸色不鲜，肝肋下 3cm，质硬边钝，脾肋下 1cm，脉滑数，指纹紫滞，舌暗红，苔薄而粗糙，腹部微隆膨，腹壁微有青筋显露，精神萎靡，食欲尚可，但哺牛乳不消化，以母乳和米羹为主食，大便稀，睡眠不安，患病 2 个月来生长发育迟缓，体重 3.3kg，身高 54cm，均等同出生时测量数据。

病机辨证：湿热毒邪瘀结肝络。

治法：清热解毒、剔络消癥，辅以健脾。

处方：炮穿山甲珠 5g、鸡内金 5g、茵陈蒿 5g、炙鳖甲 5g、黄连 0.5g、川桂枝 0.5g、山药 10g、水线草 10g、炒白术 3g、炒枳实 3g、莪术 3g，每日 1 剂。

此方增损共使用 7 周，病症基本消失后改用散剂：紫河车一具、炮穿山甲珠

15g、山药 15g、炙鳖甲 15g、桃仁 10g、郁金 10g。共焙干研极细，每次以婴儿奶勺一勺调服，日三次，服完停药。经以上治疗，一个月内黄疸基本退净，体重增加0.65kg，治疗两个月，体重达 5.5kg，身高 60cm，肝肋下 1.5cm，质转软，食眠俱佳，大便正常，唯后遗核黄疸智障。

注：水线草为茜草科耳草属伞房花耳草 *Oldenlandia corymbosa* L. 的全草。当时为白花蛇舌草代用品。

按：本例 CMV 感染证据明确，病情险重难治。中医辨证为湿热毒邪瘀结肝络，以清热解毒除湿和透剔络瘀化癥散结为治法，治疗 2 个月竟获向愈。但求治已迟，严重的黄疸所致脑功能障碍已很难挽回，是为幸中之不幸。

清代名医叶桂（天士）倡络病理论，其说散见于诸医案中，未曾专述。大意是病邪久羁，由经入络、由气入血，邪与气血混处相结，痹阻络脉，或致络中营虚而不畅，也可因外伤和痨疾损络引起。络病有寒热、虚实、偏气偏血之分，顽固、长期的刺痛、胀、痞、麻、有形或无形结滞、肢体畸变等是络病的主要临床表现。参芪术附、归桂地芍类补虚，及表里解散、香蔻劫散类攻伐，皆不中络病病机，故主张辛通润缓之剂宣郁开结，或虫蚁搜剔、追拔混处血络中之邪的治法，而忌刚燥、沉凝、腻滞之弊。

20 世纪 60 年代以来中医界对络病理论的讨论和应用发挥甚多，是一个引起持久地关注的内容。笔者对内儿科肝脏疾病，运用络病理论指导治疗，获效多例。深感这是一种有临床应用价值的论说。对络病理论的认识：

（一）血络瘀痹是络病的本质

叶氏一再强调："其初在经在气，其久入络入血。"并认为邪与气血混处相结，致络脉痹阻，或络脉受损营虚而不畅是络病的病机规律。说明络病成因为：①久病；②邪结血络或伤络致瘀。一般而言，"①"是"②"的条件。证之临床，这确是许多络病的形成模式，如胃病日久，可形成络瘀胃痛。但不少病患，如类风湿性关节炎以及本文涉及的二例病案之症，往往在起病时就存在邪入血络、络瘀不畅的机转，系相关的病邪与机体之间固有的病机关系所然，从而使病症迁延难愈，日趋严重。虽然有时其络病的临床特征有一个由隐到显的表现过程，但显然在这种情况下"②"应是"①"的原因。"久病"不论在发病学意义上为因抑或为果，都是辨证中的重要因素，但非络病的本质和辨证的关键因素，任何疾病只要具备了"②"的性质，不论新久都应视为络病，不必拘于"久（病）"字，况且"久（病）"是一相对概念，难作时日上的确定性区分。倘例二能在早期按络病论治，则有可能痊愈而避免后遗核黄疸。

（二）毒邪犯肝易致络病

以上二案都具有明显的湿热和瘀结病象，在笔者所经治过的瘀结肝络的病例中，症状如发黄、尿赤、腹大如箕、两胁症块坚硬、腹壁青筋显露、面部红络密布、身臂蜘蛛痣、手掌殷红，舌苔黄腻或腻浊等，均反映了"湿热混处血络中"的病机性质。但邪有缓剧，凡致疾病深重顽固者，应视为邪毒，如湿热之毒、痰毒等。毒邪犯肝，易结滞于肝病，因肝藏血，"络主血"。另一方面肝主疏泄，毒邪犯肝，往往肝失疏泄而致瘀，如此邪瘀胶结，可形成有络病特征的重症肝病。

（三）宜驱邪扶正与治络兼施

湿热毒邪或痰毒所致肝病，清热解毒、除湿化痰为必用之法，清热解毒药选白花蛇舌草（或水线草）、败酱草、半枝莲、肿节风、山豆根，以及芩、连、柏、栀之类，除湿药用茵陈蒿、金钱草、薏苡仁、土茯苓等，化痰药如半夏、天南星、贝母、白附子、黄药子、淡昆藻等，此外可据患者阴阳气血之虚选用适当扶正药。事实证明以上治法对络病性肝病，效果仍欠佳，系病邪伏踞于血络，病处深层细微之地，需借治络通法才能攻邪扶正。叶氏治络有辛香、辛温、辛润、清宣络热、温润通络和虫蚁搜剔六法，可兼融运用。本类肝病因有癥积和其他络瘀气滞病变，当参叶氏疟母与肝络痛胀治例，即搜剔消癥兼辛香润通之法，药如鳖甲、穿山甲、僵蚕、蜈蚣、桂枝、桃仁、赤芍、当归、郁金、莪术、泽兰等味。然单以通络治疗，则药缓而欠全面，同样不能取得满意疗效，以清热解毒、除湿化痰、剔络消癥等治法治为一炉，有正虚者辅以扶正，较为上策。

本法宜力求早施，治疗过迟，机体损伤过重，甚至胃气已亡，多药而无效。以上二例所以能取效，胃气未亡是基本条件，有的病例，来诊时已奄奄一息，水谷不进，则为胃败不治。

[据"婴儿重症黄疸治验 1 例"（刊于《江西中医药》1990 年 5 期）和"重症肝病从络论治的体会"（刊于《四川中医》1993 年第 1 期）2 文改写]

脓疱性银屑病的危象治验一例启示

1998 年 2 月 16 日接治一冷姓患者，男，11 岁。高热 39~40℃，伴全身大面积红斑，广布脓疱，皮损范围之广，几乎体无完肤，仅腰围尚可见到正常皮肤，皮损之处灼热疼痛，不可碰触，致身体活动均需小心翼翼，缓缓而动。面容痛苦，满月脸，体若日本相扑运动员。其脉浮亢弦数，舌苔薄而略黄、花剥样，舌质红，体肤触之烫手。

询病史，家长言患儿自小即有散发红丘疹或小红斑病史，长期以为湿疹。4个月前突然加重，出现大面积红斑，在重庆医学院（现重庆医科大学）一院住院治疗近 2 个月得到控制。但出院仅 1 周，即复发，症状益重，并持续高热，再次入院，诊断为脓疱性银屑病，一直使用抗生素和大剂量强的松或地塞米松，致患儿面容体形剧变，治疗也已 2 个月，但高热不退，皮损不消，院方已发 3 次病危通知。

本人从未遇到并治疗过如此严重的皮肤病危症，心有所虑，要求病家不提要求，患者家长答只求死马当活马医，万一不治，绝不怪罪。于是根据脉证辨病机为：热毒壅盛、气血两燔。

处方：金银花 30g、连翘 15g、生石膏 30g、牡丹皮 15g、生地黄 15g、黄芩 10g、黄连 10g、黄柏 15g、水牛角 15g、知母 15g、蒲公英 30g、板蓝根 30g，3 剂。

3 日后复诊，患儿父母喜告：服上方至第二剂后，体温即降至 38℃左右，三剂药服毕，体温已正常，惟全身脓疱和红斑样变化尚无减轻。根据治疗经过，抗生素与强的松类激素对病情无益，而用中药已初显效果，建议出院继续来本人处中医治疗。院方即同意办理出院并医嘱继续中医治疗，仍原剂量口服强的松，一周后递减至停。

二诊辨证与处方守初诊方稍事出入。此后 3 个多月间以清热解毒、气血两清为主法，病势渐趋好转，皮肤损害渐渐减轻，其间曾有多次反复，但方剂中曾用黄芪、白鲜皮，则病状显著受控，从此改方以黄芪（15~30g）、白鲜皮（10~15g）为君药，配伍蒲公英、胡黄连、漏芦、金银花、牡丹皮、地骨皮、白薇、水牛角、僵蚕、蜈蚣等解毒药，增损投用半年之久，全身脓疱消失，大面积红斑、变为小块寻常型银屑病皮损。再改以疏风、凉血、活血、解毒法施治，银屑样皮损范围变小、变少，经治又半年余，皮损虽不扰人，但始终不消尽，患儿也因病轻不觉痛苦，久药已生厌烦，拒绝再服中药。

遂随访至 2014 年，银屑样皮损时而有发，程度轻，但始终不能根绝，其他体况均安。

按：本例脓疱样银屑病危象，笔者行医数十年，仅见此一例，经上述治疗，久发之高热速退，大面积皮损渐渐减轻，并转变为良性的寻常型银屑病皮损，因仅为个例，不敢轻言所判断和施用方法具普遍性。但如此重险之例能挽回，不使热毒久羁发展为阴竭阳脱之变，其中有启示如下：

第一，本例病证为内伤毒热、气血两燔证，所用之方即《疡科心得集》银花解毒汤出入，与外感疮毒、气血两燔的证象，病机和治法基本一致，可见外感与内伤的界限在发病学上有毒自外侵和内毒自生之别，但起病之后的病机应内外统一，不必划定门户之界，如果没有这一认识，就不敢借用外科疮疡脓毒施治之法，也就不会产生上述的显效。所以外感寒、温、毒各种辨证施治经验，当在内伤病证中出现相同证情与病机时，可以统一运用，反之亦然。

第二，本例毒热系内生郁火之甚者，抗生素久施无效，而上述中药则有效，说明上述中药的作用在于纠正体内阴阳失调（本例为极端的失调），通过这一病例反思，在外感毒热病证中运用中药，其药力所在必有纠正阴阳失调一途。从这个角度可以理解包括清热解毒类方药在内的中医药治疗，直接的抑杀病原物作用多不如西药各种抗生素有力，但临床疗效则多很可观，本人比较喜欢诊治外感类疾病,因在工作环境所及的病证范围内,疗效比较有把握,而且起效迅速,但如把相关中药当作抗生素,不辨证施用,则往往失望,将这个事实与本例的施治经过合思,有利于对中医药观察疾病的角度和方药机制的理解。

第三,本例脉象浮亢弦数,为一派阳火亢盛活跃之象,其中有大剂量激素的副作用,但浮亢数中见弦象,这弦象较突出,不合激素的强亢之性,应视为毒盛之象。本人经验凡毒邪脉象,往往在张亢劲数之中出现弦,甚至细坚之象。系毒甚则惯于收气,形成脉象既强又收的混合状态。

第四,在清除脓疱、皮损的治疗过程中,发现黄芪、白鲜皮对该病例有效,尤其黄芪的作用显著,偶尔因药房黄芪临时脱货,改以黄芪注射液口服配合煎剂,也收到疗效。此后至今,笔者对黄芪在扶气之外,尚有解毒作用的体会,始于本例。

注:银花解毒汤(高秉钧《疡科心得集》方):金银花、连翘、紫花地丁、黄连、牡丹皮、犀角(水牛角代)、赤茯苓、夏枯草。

以心律不齐痼疾为例谈慢性疾病的治疗策略

病例一:车某,男,36岁。先因急性心肌炎在重庆某军医大学附属医院住院治疗,之后遗留频发心律不齐,心悸心累,稍动即作,不能正常生活和工作,先后住院或门诊医治达1年余,症状无丝毫减轻,院方告知没有确切有效的医治方法,患者情绪由此悲观。抱着一试的心理来本人处求助中医疗法。诊其脉频频结代而弦细滑,苔根黄腻。从湿浊化热、痹阻心络论治,以二妙散、水牛角、赤芍、苦参、郁金、薏苡仁、酸枣仁、栀子、丹参、胆南星、半夏、枳壳等加减治疗,有时加党参、黄芪、五味子。服中药3个月以上尚无明显的效果,给予鼓励和劝说,试服至半年后再作是否继续治疗的决定。半年后患者自感心悸心累有所减轻,因而坚定信心,并为求得明显的疗效,坚持治疗达3年,心悸心累在中医治疗2年时基本消失,遂嘱每剂药服2天,服药至第3年症状完全消失。体能和心脏功能恢复到病前状态。后笔者受邀与患者多次攀爬高山,患者从无心律不齐的发作,随访至今10余年,体安无恙。

病例二:张某,男,52岁,心律不齐反复发作4年,呈逐年加重倾向,每年约发作5~6次,每次历时20天至1.5个月,每发则半小时至2小时不等,在爬楼或急速走路等动作易诱发,但曾多次作心电图检查均未见异常,后在一次发作中急查心电图显示为频发性多源性室性早搏。心内科专家诊断意见不一致,先予能量合剂和维生素C等静脉滴注治疗三周,但无效果。后中医辨证论治,据脉象弦、滑、结,体劳则易发作的特点,处自拟心络血瘀汤出入:黄芪30g、莪术15g、红花10g、三七粉3g(冲)、薤白15g、丹参30g,守方服药1个月心律不齐明显减少,坚服此方治疗共 14 个月,期间有时药味略作加减,心律不齐完全消失。此后随访 8 年,患者无症状发作。

病例三:黄某,51 岁,某街道办干部,因久患心悸心累,心电图报告为右心房纤颤来诊。初诊时因患者无法动作,用担架抬进诊室。切其脉沉细数少力而频结,舌红少苔,言语则气短急、口干、颧赤。诊为气阴两虚、脉络虚痹,处方:生晒参 5g、五味子 10g、麦门冬 15g、丹参 30g、莪术 15g、茯苓 15g、桂枝 5g、炙甘草 10g、阿胶 10g(烊化)。服药 1 周复诊患者已不需担架,可在搀扶下缓缓步行,但言服药后口干甚而且心烦。此系补益骤进、体虚不受、虚气上逆之象,原方加山茱萸肉 10g、龙骨 30g、牡蛎 30g 再 1 周,患者较能适应。之后处方去阿胶,加生地黄、赤芍、远志等治疗 2 个月,可自行来诊。7 个月后因泌尿系统感染和厌药,停药 1 个半月,心律不齐又作,但程度较治疗前轻。从此坚持继续治疗,共服中药达 1 年多方停。其丈夫因声带癌术后和甲亢,长期来诊,通过其丈夫随访 10 年以上,患者身体基本稳定,心律不齐有时小发,因厌煎汤,故自服复方丹参片而不想再服中药,体况不妨碍一般轻体力家务。

以上三个心律不齐病例都是多年病患,病情较重,西医久治不愈,都经过辨证论治长达 1 年至 3 年的治疗,而获得治愈或长期减轻缓解的效果。在证型上,车某为急性心肌炎后遗症,证属湿浊化热、瘀滞心络,故以二妙散和犀角地黄汤为基础方,犀角改水牛角,并结合温胆汤加减,方中常用苦参。张某心律不齐有明显劳力诱发倾向,从心气不足、心络瘀阻论治,所用黄芪、莪术、丹参、三七粉、红花、薤白为笔者治疗冠心病、胸痹的经验方。黄某心律不齐气阴两虚、心络瘀痹明显,以生脉饮和炙甘草汤方意加减。三例经过一段时间的治疗都有明显疗效,说明正确的辨证论治是心律不齐痼疾首要的治疗策略。

三个病例多年宿疾被治愈或显著减轻,仅仅施用合理的处方是不够的,笔者的经验,凡慢性痼疾,在正确辨证的条件下,疗效与疗程成正比关系。所以对所有慢性宿疾的治疗,笔者都会劝导患者坚持较长时间的治疗。在症状发作时日服一剂,病情显著好转时或已被控制时可二日一剂,体况良好时每剂药服 3 天,但务必坚持足够疗程。具体疗程视病种而定,如复发性口腔溃疡和慢性胃炎以半年为期,慢性结直肠炎则需适当延长至 1 年左右,慢性荨麻疹、皮炎、湿疹、类风湿性关节炎、皮肌炎及上述慢性的心律不齐等病症应 1 年以上。高血压病如能在西药降压控制,或服中药降压效果良好的条件下,应坚持 3 年以上治疗,则对于防范并发症的发生或控制病情加重有好处,等等。

所以,治疗慢性痼疾需足够长的疗程,也是重要的治疗策略。在临床上常发现慢性痼疾在治疗中,即使辨证论治正确,但起效较慢,在一段时间内似乎病情无改善,但坚持治疗,疗效会逐渐产生,而这种疗效会随着疗程的延长而加强,远期效果有时出乎预料的好。

从慢性痼疾需适当长的疗程才能取得较好的远期疗效思考，慢性痼疾的治疗目标应当是长期的缓解、减轻和痊愈，所以速效但不能长期有效的方法仅适合患者病痛严重，需快速缓解的医疗需求，即急者治标之为。但务必清醒地认识到医者的目标更应该追求远期的效果。

以上治疗慢性痼疾的策略，言之义简，但操作多困难，因医者对于久治常会迷失方向，或胸无成竹、方药杂乱，或偏执一效方而不问患者的具体病情百治不变，或患者因久服中药而心生厌恶，但不管怎么说，正确辨证论治和坚持足够疗程是中医药治疗慢性痼疾的不二金针，追求长期疗效则是医者的根本目标。

膏药奇效赖识用

中医膏药有外用内服之分，外用膏药起源很早，公元前 3 世纪末的《五十二病方》已见记载。内服膏药应用较晚，但至迟在唐代业已流传。《外台秘要》就收载了一些内服膏方，其中有以动物脂肪与蜜作基质，如陆抗膏（猪脂、羊脂、牛髓、白蜜、姜汁），也有以动物胶为基质，如鹿角胶煎（鹿角胶、苏子、生地黄汁、姜汁、白蜜、黄牛酥）。此外，晋唐盛行的煎（含生地黄汁、麦门冬汁、乳汁、酥油、蜂蜜等半浓缩饮料型药剂），经进一步浓缩也成为膏，因此可视为膏药的前身。在以上基础上，膏药逐步演变为用汤剂煎出液，浓缩后合胶、蜜、糖（冰糖或普通砂糖）纠味赋形，即今之荤膏。如不含胶质，俗称素膏，系浓度高于糖浆的药剂。

不论含胶与否，膏者肥腴之义，故选药总以多脂滋腻的补品为核心，所用基质，如各种动物胶（阿胶、龟甲胶、鳖甲胶、鹿角胶、黄明胶、虎骨胶等）及蜂蜜、糖均具补性，所以内服膏药主要用于调补，尤适用于老人怯弱之证，因此膏药亦称为膏滋。然而在《临证指南医案》《丁甘仁医案》等清代和民国时期的名医案例中，屡见用膏方治疗大证痼疾之例。笔者学习前人经验，体会到膏方对于难以速治急效的慢性痼疾，有时有特殊的疗效。

曾治一女性鼻衄患者，病起于幼时，已 30 余年，双鼻出血，冬轻夏重，遇燥热、受外感，以及情绪激动，过度劳作都能诱发，月经前期也有好发倾向。出血前常出现鼻腔干燥，伴鼻腔深部血管搏动、血液上涌感觉。患者皮肤比较干燥，脉舌无明显异常。经中西医久治不愈，诊断也众说纷纭。出血或缓或急长年不断，曾多次急诊处理。据病状及女子以肝为本、以血为贵之说，辨为阴虚内燥、火旺气逆、久衄伤气。治疗上不离滋阴凉血、泻火止衄、益气摄血诸法。治疗的第一阶段自 1971 年底起三年余，临衄投方，主用汤剂，效果平平如前。第二阶段从 1975 年始，改用膏方，于秋季连服 2~3 料，持续两年，都在药后及第二年，除盛暑偶有 1~2 次轻微鼻衄外，基本上平安无事。1977 年冬因故未服药，次年即鼻衄频发，于是重复冬季膏方调治达三年之久，获得基本控制。治疗的第三阶段，

1981 年后,因久无显著出血和工作调动之故,服药由怠至停,出血也由泯而萌,于 1984 年春夏大作,特别在夏月几乎日日见血,经某医院检查为右鼻腔血管瘤,先后作冷冻与激光术,待创痂脱落,创面修复后,两鼻仍不时衄血,以左鼻为主。该年底和次年春再度膏方调治,又获满意效果,从此再无鼻衄发作。本例所拟膏方,以增液、六味地黄丸、犀角地黄、三黄泻心、丹溪止衄散(生地黄、白芍、黄芪、赤茯苓、当归、阿胶)等为意,药量是汤剂日用量的 10 倍,重用养阴和龟甲、鳖甲、生石决明等类药,尤重用茅根凉血(每料 250 克),配入生地黄炭、当归炭、大黄炭、侧柏炭等炭药,有时研入维生素 C 6~10 克,芦丁片 1~2 克,旨在固化血管壁。基质为阿胶 120 克,冰糖(或白砂糖)1 千克。制法:除基质与维生素 C、芦丁片外,余药均共煎取 3 次滤液,将药液浓缩至 3000 毫升左右,加入基质,小火边煮边调,防止焦底,待基质化尽,药液收浓至可挂丝的稠汁即成,收于搪瓷、玻质的有盖器具内,每日早晚各服平平一汤匙,开水调服。每料膏药约服一月左右。在冬季气温不够低时,需每 10 天汽蒸或小火煮沸一次,后者应不时搅动,以免焦底,这样可以防止霉变。

上例说明治疗某些病证,欲速则不达,而积功徐图则有治本意义,其作用不容轻视。膏方如同汤剂一样,辨证而施,针对性是强的,而且体积小,含糖高,便于保存与适口,药性和缓,服用量不大,故易于为患者接受,有利于长期坚持治疗,况且作用稳健,远期疗效较优,甚合于潜移默化之治。

运用膏方应当讲究时间因素,意义有二:①习惯上膏药作小量久服之用,故多适用于病证的稳定阶段,以便辨证治疗。否则由于病情多变,膏药调制不及或中途缀废,造成浪费,影响疗效。②《素问·四气调神大论》说:"春夏养阳。"凡阳虚气寒患者,在春夏阳升,人气自然张动时投药,易于见效。反之"秋冬养阴",阴虚内热患者,宜在秋季阳降,人气自然内敛时治疗,较为顺势,如上例用法即取此义。

然而膏方黏腻,要注意脾胃功能,除配入几味健脾和胃药外,脾弱者少用或不用胶质,即使健脾之人,久服膏滋,也有可能滞胃,需每料更方时仔细辨证,时刻保护后天之本,不然难以坚持。

除上述之外,清代程国彭(程钟龄)称:尝用参附煎膏救治阳微将脱之症,以参麦煎膏救津液将枯之症,或代之以芪术,"随时处治,往往有功"(《医学心悟·论补法》)。这是内服膏药运用于急症的经验。虽然近现代在习惯上,急症抢救少用其法,但考虑到膏剂可预先制备,能够适应不时之需,其药又经浓缩加工,在足够服用量的条件下(如程钟龄一日间投膏数两),药力也可宏专。所以,笔者认为膏药又是急症治疗中应加以重视的一种传统剂型。

(原载马有度等主编《中医精华浅说》(续一),四川科学技术出版社,1989 版)

提高诊治疑难重证能力的建议

疑难重证是两个概念的合一。

疑难病:指病情复杂,诊断、治疗困难的病证。难明的原因,纠结的病机,难以预测疗效的治疗,是疑难病的特征。

重证:病情严重,对患者的生命、健康危害大的病证。

二者可合一,而且不论中西医学,处理疑难重证的能力历来是评价医师技术水平高低的重要指标。在 20 世纪 90 年代曾召开过几届全国中医疑难重证诊治经验研讨会。中医书刊上也不乏相关资料。提出的经验、论点甚多,如反常思维、知常达变、从痰论治、从瘀论治,以辨证论治为准等等。由于疑难重证并非单一病种,除辨证论治这一原则性的观点之外,所有单独的经验与方法在推广上都存在局限性,譬如你不能对所有的疑难重证都进行反向思维,别人朝东你偏朝西,也不能概用治痰化瘀方法等等。由于这些原因,有关经验的推广与被接受并不容易。

辨证论治是中医学术的基本特色之一,对疑难重证实施辨证论治路线在原则上是对的,因为对每一例疑难重证的诊治都是主治医师综合能力的体现。但做到正确地辨证论治,尤其对疑难重证正确地辨证论治就不是一件易事。

本人认为需要注意三个方面的培养,以提高自己在疑难重证方面的诊治能力。

一、强化信息积累(知识积累)和消化,提高综合能力

对一个中医而言,临床思维的展开须凭借自己的信息积累和综合质量,也即学识水平的深度、广度和有效性。当我们试图对疾病进行认知、分析、判断(诊断),并提出治疗方法时,总要动用脑子里已知的关于病证的理法方药知识模型与患者的情况进行比对,有适用者加以运用或修改后运用。显然学识水平越高,开展临床思维时,可以比对的模型就越多,比对的速度就越快。比对时对模型的加工能力就越强。金、元、明、清及民国时期各家学说和近代当代名家的经验观点,书刊上发表的经验观点,同行之间交流取得的经验观点等等,都属于既成的知识模型。这是一个庞大的知识系统,如果将内、难、伤寒及中医基础作为这个系统之根干,那么各家学说则为这一树形系统的主枝,其他各种经验观点以及自己医疗实践中总结出来的经验就组成这一系统的分枝,从而形成一个中医师的知识系统之树。毫无疑问这个系统之树越丰满越高大,表明这个人学识水平越高。

知识系统之树的构成隐含了临床经验积累与医学理论探讨相互促进的中医

学术发展史,也是每一位业者经验积累与理论深入和扩展的技术能力提高史。我们常常褒赞知名的前辈为学验俱丰之师,这也是业界对高级技术人才的知识要求。学验关系即理论与经验之间的对立统一关系被长期地讨论过,但未必可以自然地被正确对待。在基层单位工作的同行,往往偏重于经验的学习与积累,视理论为空谈,以为看好病才是实际有价的本事。今天却不说常见病的诊治也是需要理论地指导。仅对于疑难重证而言,常常没有现成的临床经验可以直接应用,而且曾经的个别的疑难重证的经验也未必能保证同证的其他病例的成功。所以往往处于漫无头绪的困惑。对此没有理论的思维,就是瞎撞盲打式的实践,即使成功,其偶然性也多。我们提倡培养深厚的理论知识,目的是减少包括疑难重证在内的临床实践的盲目性。反过来,好文轻治或以文为业者容易将理论置于空泛之地。岂不知,即使读书万卷、著作满载,而不经过长期的临床实践历练,则对于理论的领悟是雾里看花、纸上谈兵不切实际的。当遇到具体问题时,如何选择论说? 如何分析、判断病机和决策治疗方案头绪甚多,但茫然不定。学验俱丰之师其学问有丰富的经验支撑,不是干瘪枯燥的教条,其诊治疾病因有精深的理论指导,胸有成竹,思路清晰。所以学验俱丰之师处理疑难重证的能力较强。亦即各位同行,提高处理疑难重证的技术能力,必须在学与验两个方面进展,使你的知识系统之树高大而丰满。但知识系统之树的培养不可能一步登天,需长期刻苦学习,交流钻研,苦、勤两字是必须的途径。中医学习尤其如此,必须沉下心钻进去,淡化名利的偏导,做到真心实意执中医学术之术为终身的奋斗目标。

书山有路勤为径,学海无涯苦作舟。

建议在座同行、学员而需培植自己知识系统者多买书、多读书、善读书,不离临床,勤于交流,耐得住寒窗寂寞,诚实治学。

二、临床思维方向以病机结构分析为要

临床思维方向是获得思维产物的指南,也是深入疾病本质的前提。思维方向是否正确事关临床思维的质量,在疑难重证的诊治中,这是起始的,然而是关键的一步。

正确的临床思维应当有以下属性:①遵循中医理论指导。②体现人体在病理条件下的三性:整体性、动态性和个体性。③思维产物包含完整的理、法、方、药结构,四者一线贯穿,自成系统。其客观性和有效性充分得到治疗结果的支持。

必须思考以下三个问题:医师在临床思维中如何保证充分体现三性而不被丢失? 中医理论指导临床的重点是什么? 理法方药系统以何为核心?

理法方药环环相扣,理是核心,这"理"指的是病机。何谓病机? 病机是一个典型的中医学术概念,是导致疾病发生发展的内在的多种因素的综合,这些因

素主导了疾病的发生、发展和转归,或者说病机是疾病表象的内部本质。

《素问·至真要大论》提到病机十九条,内容无非根据疾病表现的属性,判断病因和病位。其中五脏病机各1条,上下病机各1条,风寒湿各1条,火病机5条,热病机4条。这是很不完善的。实际上中医病机理论在《内经》中已初成系统,据各篇记载,病机内容有邪正虚实、有无虚实、阴阳失调、升降出入失常、气化异常、脏腑经络功能失常、气血津液盛衰以及疾病传变规律等等,相当丰富。后世至今2000年内中医的发展过程中又作了大量细节分支的补充,如六经传变、卫气营血传变、中虚生阴火等等。中医的病机内容是个庞大的系统,运用这个病机系统知识认识疾病,是中医临床的主要内容。其实"理法方药"的提出,已经意味着临床思维就是在病机认识的基础上才能有针对性的寻找对策,制定治疗方案。分析"理",亦即病机是核心的工作。

病机知识的运用,对病患实际病机的分析判断,有可能被静止地、孤立地认识,而不是考虑疾病内在的整体性、动态性和个体性特征。产生这种倾向的原因在于将病机变化片段化,而不是视之为一个系统、一个结构。病证的病机,从疾病开始至终结,是一个由多个病机因素共同参与、相互关联、处于发展变化中的过程,这个过程是一个变化的结构。在其中发挥穿针引线、编织成统一结构作用的是因果联系。如风邪致痒是一个简单的因果联系。脾运失健→水谷积滞→化生火热→火热生风→风火犯血→皮肤潮红瘙痒,系由6个因素形成5个病机因果环节先后演化形成的,是较为复杂的病机。对这两种不同结构的病机,第一种只需疏风解毒,第二种就应健脾和胃、清胃凉血、疏风解毒数法并举。不同的病机结构临床上的意义各不相同。上述第二种病机结构称为层链结构。层链的位层越多病情就越复杂。再复杂一点的病机结构,在层链的某一位层或多个位层上,存在多种病机因素,而不只是一个。如上述层链结构中,在化生火热这一层不仅有胃火,还有肝火,其病机复杂性有所增加,治疗上清胃凉血应改为清泄肝胃、凉血解毒。更复杂的,在层链的基础上,出现旁支的反馈、迂回和交织的局面,如图4所示:

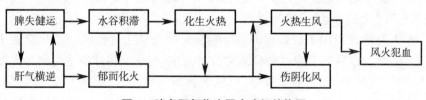

图4 脾虚肝郁化生风火病机结构图

这种病机结构称为网链结构。

病机结构中各个环节并非半斤八两,而是有先后主次之分。所以把握病机环节的先后主次是分析病机结构的重要目的。但不宜将病机环节孤立对待,而应置于整体的、动态的基础上理解。

在所有的病机变化中,因气机失调、气化异常的变化,对整体性的影响力最大,因此几乎一切病患的病机结构中,气机失调、气化异常总是处于突出的位置上,是病机结构中因果联系最常见的内容。

病机结构的提出有三大好处:

第一,正确反映疾病发生发展的内在机制。

第二,为疾病何以简单、何以复杂提供合理的解释。显然病证的复杂性与病机结构的复杂性呈正相关。

第三,病机结构是一个关于病患各种病机因素共同生成统一系统的概念,因各种病机因素之间的关联性和变化,必然包含人体在疾病条件下整体性、动态性和个体性的三性统一。或者说,病机结构是疾病中人体的普遍性、动态性和个体特点的统一的本质的体现。

第四,为治法和处方提供思路与依据。

结论:疑难重证之所以为疑难重证,系其中的病机结构较复杂难明,而且病机变化程度较严重。诊治疑难重证的关键在于正确分析判断病患的病机结构,而非孤立的一、二个病机环节。所以正确的临床思维方向就是竭尽所能客观地分析病证的病机结构。

三、脉诊为先,熟练运用四诊技术

分析病机结构从何下手,笔者的观点和体会,脉诊分析是极其有价值的工作。脉诊是中医四诊中最难掌握的诊断技术,但精湛的脉诊,常可揭示疑难重症的病机结构。一个有较深脉诊功力的医师,所获取的病患信息往往比望、闻、问诊更深入而客观。

天津已故名老中医邢锡波指出:"脉诊是临床辨证的圭臬,为立法用药的准则。"[1]

晚清太医赵文魁也认为:"审证求因,察舌观色,重在脉象,病状万千,终当以脉定夺。"(《文魁脉学》自序)。[2]

本人对脉诊运用于疑难重证,有所心得,体会到上述医家、专家、学者所言非虚。但脉诊在目的上应以病机结构分析为主,视角上将脉象变化作为人体气机整体的、立体的、动态变化观察,以脉气脉质为纲,寸口脉视为人体气机变化的三维动态信息系统。简化左右的寸关尺、浮中沉与内脏、三焦信息对应的定位,即左右一体、寸与浮位主上焦,关与中位主中焦,尺与沉位主下焦。寸口脉象就是人体综合的动态的个体化信息反映,疾病时,脉象蕴藏着较完整的病机结构信息。

例一:魏某,女,重庆大学退休教师。

2009 年 11 月 23 日初诊:脉诊:脉沉细滑,微感涩滞。望诊:舌红苔薄白,BP120/65mmHg。膀胱癌术后半年。术后 2 月左下肢反复浮肿,术后 3 月波及右下肢,经超声检查 3 次,未见左下肢大动静脉异常。同时纳呆厌食。接诊时见患者双下肢自膝盖以下均高度浮肿,患者患糖尿病 7 年,高血压 3 年。膀胱癌术后半年内多次小便隐血阳性,尿微量白蛋白升高(最近一次为 87mg/g.cr 正常值0~30),有时尿素氮升高。血糖控制欠稳定,血压用替米沙坦控制。

病机辨证:脾肾阳虚,水气失运。

处方:黄芪 30g、生白术 15g、赤小豆 50g、土茯苓 30g、泽泻 15g、猪苓 15g、车前草 30g、益母草 30g、山药 30g、刘寄奴 30g、黑豆 30g、楮实子 15g、仙灵脾 15g、桂枝 10g、排风藤 30g,6 剂。

2009 年 11 月 30 日复诊:药后下肢浮肿丝毫不减轻,脉细滑小数,舌红,苔薄黄糙腻。分析其脉象,前投温肾健脾无效,则细脉不当作虚证看待,是脉气有实邪壅塞而不张之象,脉滑示风、水、热合邪,且做过大手术,必有术后留瘀的存在。

病机辨证:湿(水)、热、瘀、风合邪阻络。

处方:桃仁 15g、红花 10g、当归 15g、刘寄奴 15g、茺蔚子 15g、川芎 15g、怀牛膝 15g、炒枳壳 10g、赤小豆 100g、紫苏叶 10g、荆芥 10g、川木通 10g、柴胡 10g、薏苡仁 100g、排风藤 30g,6 剂。

2009 年 12 月 7 日三诊:药后下肢浮肿似见减轻,但是踝上下的皮肤均显红疹,隐于皮下,夜间发痒。脉细滑略弦,舌红苔薄黄腻。脉形示风湿热瘀阻络未消,又见红疹热毒。上方加忍冬藤 30g、白鲜皮 15g、僵蚕 15g,6 剂。

2009 年 12 月 21 日四诊:双下肢浮肿已明显消退,患者已浮肿 4 个多月,今肿胀大半消退反觉不习惯了,下肢皮肤红疹夹红斑仍见,且全身肤痒。脉细带弦滑,左寸独浮。舌红,苔薄白略糙。苔示湿热减轻但脉形示风湿热瘀未退尽,皮表血分风热,原方加牡丹皮 15g、水牛角 30g,6 剂。

2009 年 12 月 28 日五诊:下肢水肿退尽,皮肤斑疹消,但仍痒,脉细滑虚弦,两寸浮,舌红苔薄白。脉形示正气已虚,湿毒化风。

改方:西洋参 5g、黄芪 30g、白鲜皮 15g、土茯苓 30g、僵蚕 15g、蜈蚣 2 条、山慈菇 10g、金银花 30g、蛇蜕 5g、秦艽 10g、排风藤 30g、千里光 15g、白蒺藜 10g、防风 15g、薏苡仁 50g、水线草 15g、重楼 15g、怀牛膝 15g、当归 15g、姜黄 12g,15 剂。

2010 年 1 月 15 日,六诊:下肢无水肿,无明显其他自觉症状,但尿隐血阳性始终不消。有时尿白细胞阳性或尿微量白蛋白增高。脉转沉细,弦甚失柔,舌红苔薄白。据其脉沉细弦而失柔,当为肝肾阴虚,肝郁化火下迫血络。遂改方(方略)。

按：本例膀胱癌术后不明原因下肢高度浮肿，又有糖尿病、高血压和肾功能损伤等基础疾病，辨证较难。首诊依照惯性思维，以为所见脉证表示癌症术后和宿疾日久，体虚为本，浮肿多因脾肾阳虚水气不化所致，但药而无效。二诊开始，对脉象作较深入地分析，脉象沉、细、滑、涩滞是脉络不畅、内有实邪之象，结合症状、舌苔和病史，其邪与湿、热、瘀、风相关，据此判断设方，治疗见效，而且在治疗中出现皮疹瘙痒，又进一步说明二诊所考虑脉滑系有风热之邪的正确性。患者沿二诊的辨治方向共 33 剂调治，浮肿与皮疹俱消，但这一较长的治疗过程也提示患者病机的复杂性和深重程度。

例二：朱某，女，48 岁。

2010 年 5 月 9 日首诊：脉诊：脉细弦而数，气刚上倾，两寸气团浮突，质小坚。望诊：苔淡黄腻，布于后根，舌红。主诉：右胁和胸骨后痛胀。询病史右侧有乳腺纤维瘤，又患胆囊息肉，慢性胃炎以及皮疹瘙痒。胸片未见显著异常。

病机辨证：气郁火逆，痰瘀结滞。

处方：柴胡 10g、赤芍 24g、炒枳壳 10g、三棱 10g、莪术 15g、牡丹皮 10g、炒栀子 10g、山慈菇 10g、淡海藻 15g、旋覆花 10g、当归 15g、延胡索 15g、制香附 10g，6 剂。

药后即痛消，仅感剑下痞满，原方加苦参 5g、蒲公英 30g，6 剂症消。

按：本例资料不多仅以右胁和胸骨后痛为主诉，需除外心、肺、肝、胆、胃、食管等器官的病变。由于脉细弦郁束，显然气机郁滞可以确定，脉气刚而数，而且上倾（寸浮，关尺依次下沉）为火旺上炎之象，两寸气团浮突偏硬，知上焦有痰瘀结滞。痰的存在尚有舌苔淡黄腻佐证，故感到有把握试以疏气清火，化痰消瘀之方，结果痛胀消失，说明据脉舌辨证是正确的。

本人并不主张孤立运用脉诊，口号是"脉诊为先，四诊合参"。"脉诊为先"是将脉诊提高到四诊之首的位置，早在（元）张元素就提出临床处方用药全凭指下脉气变化而为，但对指下脉气的分析，离开了望、闻、问诊，有时也会出错。例如脉象虚软，但尺部在重压下，绵力不尽。脉象虚软是气虚之象，尺脉重压绵力不尽有可能是肝阳，也可能是阳明内热。需察舌问诊补充资料，如患者头昏、失眠、血压高则是肝阳；如患者大便难，则是阳明郁热。这两种不同的辨证结论导致治法上有同有异，同者都需要用参芪术苓建中，异者肝阳当用桑、菊、钩藤、天麻、黄芩、石决明等平肝潜阳，阳明郁热当以苦参、当归、浙贝母、紫菀等清泄。所以重视脉诊，但不与望、闻、问断裂。但如果只提"四诊合参"，而不突出脉诊，脉诊实际上则被淡化、边缘化。

其次不应在强调"脉诊为先"时，否认现代医学检查的必要性，例如某患者，其一侧关尺之间沉位触及一稍坚气点，中医分析只能判断脐腹以下内部有痰瘀结滞，尚须 CT、超声、肠镜等检查，以确认结滞是良性还是恶性抑或炎症，结果该患者发现盆腔内一肿块，切除后活检系为一良性肿瘤。如果仅凭脉诊，需较长时间，结合其他动态资料，才能判断这一结滞的轻重危害。

参 考 文 献

［1］邢锡波.脉学阐微［M］.天津：天津市医药科学技术情报站，1976：1.

［2］赵绍琴.文魁脉学［M］.北京：北京出版社，1988：自序.

［重庆市中医药学术年会（黔江，2010 年）演讲稿，本文所涉病机结构、脉诊为先等观点也述于他篇，精神一致，但偏、全不一，系写作年份不同，思考于不同认识阶段之故］

柴葛清解汤应用

柴葛清解汤是笔者自拟的较常用的治疗外感高热经验方。

组方：柴胡、葛根、牛蒡子、僵蚕、黄芩、忍冬藤、板蓝根（或大青叶）、鱼腥草、淡竹叶。

主治：外感热病表证或表里兼证、伤寒在三阳、温热在卫气阶段。以畏寒或轻度畏寒、无汗、肢体酸痛困楚、壮热、头痛、脑胀为主症。

（一）组方思路

1. 笔者在《感证热病》一文中曾阐述一个观点，即感证热病在三阳或卫、气阶段较多风、寒、温、暑、时气等外邪自外而入，又每每兼心、肺、胃、肝胆等内热相应，形成事实上的表里相兼证。六淫表证，在外邪束表之下，卫阳因而郁遏，形成郁阳，所以一切表证都有与外邪相关的表象，又有具阳热之性的郁阳，以发热、脉数为郁阳的表现，典型的风寒表证，仍然不例外。表邪合郁阳，或表里相兼证的治疗大法无显著区别，均需透解外淫，又应重药解毒清热，表邪与郁阳、或外内之邪兼治。经验证明这一种治法疗效甚佳。

2.《外台秘要·卷一·诸论伤寒八家合一十六首》，其中华佗又云："若末春夏月初秋，凡此热月，不宜火灸，又不宜厚复，宜服六物青散，若崔文行度障散、赤散，雪煎也善。若无丸散及煎，但单煎柴胡数两，伤寒时行并可服也……"《普济方·卷一百四十八·时气门·时气一日》记载"治时气一日头痛壮热方（出《圣惠方》）：取生葛根净洗捣取汁一大盏，纳豉一合，煎至六分，去豉，不计时候分为二服，有汗即善，未得汗即再服，若心中热加栀子仁十枚，纳葛根汁中同煎，去渣服之。"这两条文献记载，反映古人已有运用大剂量柴葛清消热病壮热的经验，既可单用，也可根据证候加味，适应面广，此为柴葛清解汤中柴葛应用的文献依据。

加上牛蒡子、僵蚕则解外六淫之毒的力量增加。

3. (明)陶华《伤寒六书》、程国彭(钟龄)《医学心悟》内载有柴葛解肌汤。二书方名同,组方则有区别。《伤寒六书》方为柴胡、葛根、甘草、黄芩、羌活、白芷、芍药、桔梗、生姜、大枣、石膏。《医学心悟》方为:柴胡、葛根、甘草、芍药、黄芩、知母、生地黄、牡丹皮、贝母。显然前方偏重解表祛邪,故治疗伤寒表寒已轻而郁热已重之证,后方偏重清里,治疗春温夏热兼表气不开之证。但二方均有开表祛邪、清里除热之功,仅仅配伍侧重点不同而已,因此这二张柴葛解肌汤的配方意图可用来为感证热病外有表邪,里有郁阳或内热之证的治疗借鉴。柴葛清解汤中以柴葛、牛蒡子、僵蚕,配忍冬藤、黄芩、板蓝根、鱼腥草正是汲取古代医家的组方思路。

4. (明)张介宾《景岳全书·新方八阵·因阵》收录柴葛煎一方,组成:柴胡、干葛、芍药、黄芩、甘草、连翘。主治:痘疹表里俱热,散毒养阴,及瘟疫等证。此方组成与柴葛清解汤很近似,其功能养阴一项即芍药的作用,其余药味皆清解表里热邪瘟毒,由此可领悟到柴胡、葛根、黄芩以及连翘、金银花等药味在热病中的作用。

5. 笔者数十年的经验,感证热病无论属于病毒或细菌感染,重用忍冬藤、黄芩为组方不可缺少的一环。在此基础上加板蓝根、鱼腥草有增效作用。其中鱼腥草气味腥香,清热之外还有化湿去浊、帮助消化之效,在重庆地区民间用来消食,故对于外感热病脾胃运化迟钝,舌苔腻者,加用鱼腥草有好处。

(二)运用关键

有效运用这张处方的关键有两点:

1. **辨证施用**　有表证时如无汗、畏寒、体痛、鼻塞、流涕,适当增加透表之味,其中风寒高热其畏寒必甚,甚至战栗寒战、无汗、口不渴,脉无论在浮位或中位或沉位必弦直失柔,且在中或沉位有明显郁滑力,苔薄白,当以此方加薄荷、苏叶,或川芎、羌活、独活;又兼咳嗽气喘的,可加麻黄、杏仁、川朴、苏子,均增加辛温解毒药力。

如为风热、风温、春温、暑温、温燥所致表证和表里证,则不畏寒或短暂畏寒、口渴或不渴、有汗或无汗、口鼻出气热烫、咽干喉痛、舌红苔薄白或薄黄,其脉滑盛而气浮数(不一定是浮脉而是脉势亢张),如脉在中、沉位有郁滑有力之象,则内热重,病势也重。当于此方加桑叶、薄荷、蝉蜕主辛凉解表之旨,清热部分尚需加芦竹根、石斛,热毒甚者用大青叶、蚤休。如其脉洪、口渴、汗多,应重加生石膏、知母;如尺脉沉而满实有力、苔黄厚,又当加制大黄、全瓜蒌、天花粉、炒枳实;大便干结者改加大黄、芒硝急下。

夏天暑温证,此方应酌加青蒿、佩兰、滑石、通草,夏天受寒所致阴暑高热,则仿新加香薷饮法,加藿香、香薷、滑石、通草。

春夏秋的连绵雨季，外感高热易伴脘痞、腹胀、腹泻、舌苔腻，则运用此方加藿香、川朴、苍术、陈皮、茯苓、炒山楂、炒神曲、炒麦芽才会有效。如舌苔厚重秽腻，其体温高而不易消退或表现如疟状，一日之间时而恶寒时而高热，则需加槟榔、厚朴、草果、桔梗、莱菔子、草豆蔻。

温毒犯人，扁桃体脓肿或咽喉剧肿或皮肤疮疡肿痛溃烂，则宜将此方与蒲公英、连翘、蚤休、紫花地丁、野菊、石斛、白鲜皮、玄参、僵蚕、大青叶等选择 4~5 味配伍。既往在重庆地区此证用马勃疗效不理想，可能与马勃的品种有关，今重庆药市马勃已正宗，仍可用。

对病属卫气分证，但病势易入营血分的疾病，此方当合犀角地黄汤、黄连解毒汤配方。外毒重甚之证，壮热喘促伴胸闷烦乱易致呼衰，需加味白鲜皮 20~30g、栀子 15g、水牛角 30~50g、郁金或莪术 15g。

总之柴葛清解汤不能当作一成不变的万能钥匙，应按病证实际情况根据中医理论辨证加减应用。

2. 剂量重用 以笔者经验，成人量：柴胡、葛根、黄芩各 24~30g，忍冬藤 50~100g，板蓝根、鱼腥草各 30g；毒甚之证可加蚤休 30g，半岁内幼儿：柴胡 10g、葛根 10g、黄芩 10g、忍冬藤 20g、板蓝根 10g、鱼腥草（后下）10g。半岁至 3 岁幼儿：柴胡、葛根各 10~15g、黄芩 10g、忍冬藤 30g、板蓝根 10~15g、鱼腥草（后下）20g。

本文与"感证热病"为相辅补充之作，为避文重，其他内容及病例本文略。

附录 2：自拟经验方 18 首

鉴于"方海"无涯，令学习者不堪重负，本不考虑设置本内容，然拗不过建议与惯势，列以下自拟经验方 18 首以飨读者。方虽不多，仍需陈述以下两个观点：

(1) 掌握方剂，重在方理。目前尚不能从现代药理、药化、药代等知识技术当中寻找中医方剂整体作用的依据。在中医药自身的知识体系中，所谓方理指构方的主观意图，笔者主张构方时服从治法，以纠正相应的病症之病机变化为组方宗旨。病机变化体现在病机结构的变化上，则方剂在构设时也必然具备相应的结构。这一方剂结构与病机结构的相适关系即方理。笔者认为，中医临床的最高境界是辨病机结构论治，对掌握方剂的方理宗旨就在于抓住病机结构与方剂结构之间的统一关系。

(2) 方剂应用贯彻"因时、因地、因人"制宜三原则。病症之病机结构的变化有"常"有"变"，制约因素多与时间、地点和个体因素相关，三者稳定则不同个体同一病症的病机结构相对稳定，反之则变。中医临床从未终止过对病症之病机结构之"常"的探讨、总结，也从未忽略时间、地点、个体因素变化在病机结构变异上的作用，此即"知常达变"的技术要求。反映在方剂学上，对组方结构和主治范围相对固定的成方的总结，至今仍层出不穷，似永无止境，而临床对成方的应用，主流都会据实加减化裁。所以如此，总结成方是人脑认知方药功效时格式化或认知固化的表现，而临证对成方加减化裁又是创新力和面对病机结构变异时机变能力的体现。成方结构的相对稳定与临证据实加减的关系，本质上反映了病机结构的常变关系，其中贯彻因"时、地、人"之宜既是构方三大原则，也是理解方剂应用的重要线索。

以上两项观点显然是统一的。

为省版面，18 首验方中并未详阐方理和应用时如何常变应对，对方剂的深层认知需要实际应用时一例一例地积累。

本书总结了一些病症的诊治观点和经验，在精神上与上述观点保持一致，望读者前后互参。对一些病症构方的基本规律（公式）的探讨，是笔者乐而为之的工作，这将有助于减轻处方记忆负担，而又能法外求法、方外求方，一通百通，由此及彼，既提高疗效，又感到极大的工作乐趣。

四　画

分消水热饮

组成：苍术 10~15g、厚朴 10~15g、陈皮 10g、白术 10g、茯苓 15g、猪苓 15g、车前子 15g、泽泻 15g、赤石脂 15g、石榴皮 15g、干姜 5~10g、金银花 15g、连翘 15g、葛根 30g、羌活 10g。

功效：运脾化气，分消水热（湿热），涩肠升清。

主治：因伤暑、伤湿、伤食而水饮热邪或湿热下注大肠，腹泻水样便或稀溏便，一日数次甚至泻下无度，尿少。见于轮状病毒性腹泻，或其他病毒性、细菌性急性肠炎。

用法：小儿轮状病毒性腹泻重用茯苓、猪苓、泽泻、车前子淡渗药及赤石脂、石榴皮收涩药，干姜轻用，也可改用草果。细菌性腹泻属于水热或湿热下注者，清热药改用秦皮、黄连、黄芩，腹痛加广木香。

火逆鼻衄汤

组成：夏枯草 15~30g、荷叶 10g、栀子 10g、黄芩 15~20g、生石决明 30g、白茅根 30g、白芍 15g、玄参 15g、水牛角 30g、龟甲 15g 或龟甲胶 10g、茜草 15g、生地炭 15g、大黄炭 10~15g、当归炭 10~15g、血余炭 10~15g、炒槐花 10~15g。

功效：清降逆火，涵阳止衄。

主治：相火上逆鼻衄，脉象浮或亢。

用法：急者煎汤，缓者加阿胶制膏。

心络血痹汤

组成：黄芪 15~30g、莪术 15g、丹参 30g、桃仁 15g、三七 3g（研末冲服）、瓜蒌 15g、薤白 15g。

功效：活血化瘀，畅通血脉。

主治：冠心病，心肌缺血或其他疾病寸脉或寸关之间郁满，或呈气团，胸闷痛，气憋，心律不齐，心悸。

用法：黄芪重用。可加生山楂、荷叶、葛根等消浊痰，有燥象去三七，改红花，兼心气不足合生脉饮。

五　画

凉血解毒汤

组成：水牛角 30g、生地黄 30g、赤芍 15g、牡丹皮 15g、紫草 15g、桃仁 15g、红花 10g、防风 10g、大青叶 10g、金银花 30g、白茅根 30g、炒槐花 15g。

功效：凉血解毒。

主治：血分瘀热瘀毒皮肤病，脉象沉郁数，皮损焮红或瘀赤。

用法：水牛角、白茅根用量宜重。

六　　画

华盖散加减方

组成：麻黄 10g、杏仁 10g、紫苏子 10~15g、桑白皮 15g、黄芩 15~18g、桔梗 10g、前胡 15g、牛蒡子 15g、甘草 3~5g。

功效：宣肺清热，化痰止咳。

主治：风寒犯肺，肺热内应咳嗽证，脉浮弦滑数或浮郁滑数，或浮位弦而中位脉郁滑、具内力。

用法：黄芩必用，加用忍冬藤、板蓝根较好。

九　　画

枳术清胃方

组成：白术 10~15g、枳实 10g、苦参 5~10g、蒲公英 30g。

功效：健脾理气，清胃除热。

主治：慢性胃炎属脾虚兼胃热证或湿热中阻，胃脘痞满、隐痛，脉阴阳相间，如关弱、尺部滑，中位脉虚、沉位郁滑，脉沉弱但内含绵力不尽等等。

用法：脉弱脾虚甚加人参、茯苓；脾虚胃燥加南沙参、北沙参、麦门冬、石斛、天花粉；兼肠炎加秦皮；胃黏膜糜烂加刺猬皮；胃黏膜肠化、肥厚加金果榄、三七、蚤休、丹参。

（丹溪）咳血加减方

组成：青黛 10~15g、栀子 10g、黄芩 15~18g、桔梗 10g、瓜蒌 15~30g、诃子 10g、款冬花 15g、知母 15g、贝母 10g、麦门冬 15g、天门冬 15g、海蛤壳 30g、枇杷叶 10g。

功效：清肝降火，化痰止咳。

主治：肝火犯肺咳嗽，咳呛气急，痰吐不利，症状夜重，心胸烦热，脉弦数。

用法：多加用柴胡，痰黄加金荞麦，痰血加白茅根、侧柏炭、花蕊石。

祛毒化瘀除痹汤

组成：黄芪 30~50g、当归 15g、乳香 10g、没药 10g、石斛 15~30g、木瓜 15g、天麻 15~30g、制白附子 10g（先煎）、制南星 10g（先煎）、牛膝 15g、赤芍 15g、秦艽 10g、肿节风 15g、忍冬藤 30g。

功效：祛风邪、逐痰湿、肃热毒、活血化瘀。

主治：风、痰湿、瘀血郁热合痹筋肉骨脉所致痹痛，如类风湿关节炎等病症，脉象郁满有力。

用法：黄芪、赤芍、石斛重用。苔腻、关节肌肉漫肿加苍术、草薢、薏苡仁。局部红肿加知母、桑枝。关节畸形加蜈蚣、僵蚕、乌梢蛇。脏腑阴阳气血不足按脉象和症状加味扶正药。

祛痰攻毒汤

组成:制白附子 10g(先煎)、制天南星 10g(先煎)、海藻 30g、甘草 10g、夏枯草 30g、蜈蚣 2 条(研细末冲服)。

功效:攻伐痰毒。

主治:肺癌、淋巴瘤以及免疫异常性疾病存在痰毒病机如类风湿、皮肌炎、结节红斑等,脉象满盛有力。

用法:癌瘤加金荞麦、蒲公英、山慈菇、蜂房、僵蚕,间断使用黄药子;淋巴瘤尚可用猫爪草;肺癌用石见穿、莪术;类风湿等免疫异常病症加金银花、牡丹皮、虎杖、石斛、木瓜、黄芪、天麻、赤芍、当归等。

处方中海藻与甘草虽犯十八反禁忌,但数十年来从未观察到两药相加有不良反应。

十　　画

柴葛清解汤

组成:柴胡 24g、葛根 30g、牛蒡子 15g、僵蚕 10g、黄芩 24g、忍冬藤 50~70g、板蓝根 30g、鱼腥草 30g、淡竹叶 30g。

功效:疏风散热,清热解毒。

主治:外感热病表证或表里证,上方在三阳,温热在卫气阶段,以畏寒、或轻度畏寒、无汗、肢体酸痛困楚、壮热、头痛、脑胀为主症。随三阳和卫气不同证候加减应用。

用法:随三阳、卫气不同证候加减。

柴胡清瘀汤

组成:柴胡 15~24g、黄芩 15~24g、赤芍 30g、王不留行 30g、虎杖 30g、乳香 10g、没药 10g。

功效:清热通瘀。

主治:热郁脉络致瘀。用于腹部盆腔因手术创伤或感染引起的炎性疼痛,也可用于咽喉、肩颈等部位相同性质的疼痛以及前列腺炎。

用法:成人量,柴胡、黄芩、赤芍、王不留行、虎杖均重用 24~30g,乳香、没药以 10g 为限,脾胃弱者 5g。

柴平加减方

组成:柴胡 10~15g、黄芩 15g、苍术 15g、厚朴 15g、陈皮 10g、法半夏 10g、茯苓 15g、茵陈蒿 30g、藿香 10g、郁金 10g、石菖蒲 10g、枇杷叶 10g、莱菔子 30g、山楂 15g、炒神曲 15g、炒麦芽 15g。

功效：化湿消滞，疏解气痹。

主治：湿滞互结证，随证加减，脉关尺部位或中沉位郁力盛重，舌苔糙腻、舌根厚。

用法：随湿滞互结中焦所致的气痹、化热、化燥、化火、化风、化毒及所犯不同加减。

柴前梅连加减方

组成：柴胡 15g、前胡 15g、乌梅 10g、黄芩 15g、黄连 10g、桑白皮 15g、瓜蒌 15g、麦门冬 15g、天门冬 15g、胆南星 10g、贝母 10g、桔梗 10g、海蛤壳 30g、忍冬藤 30g、金荞麦 50g。

功效：清化顽结的痰热。

主治：痰热咳喘，寒热阵作，胸闷气憋，烦热，痰色黄绿或青绿，黏稠量少如弹丸，口干苦，舌苔黄腻，脉象弦郁滑数。

用法：柴胡、黄芩和忍冬藤、金荞麦剂量需足够大，可加北沙参、玄参、天花粉，贝母，成人用浙贝母，幼童宜川贝母。

消毒酒

组成：制大黄 5g、黄连 5g、黄柏 5g、苦参 5g、儿茶 3g、白鲜皮 5g、炒地榆 5g、蛇床子 5g、白芷 5g、薄荷 3g、红花 3g、千里光 5g、白及 5g、制白附子 3g、木鳖子 2g，75% 酒精 500ml。

制法：木鳖子碾碎，用吸纸反复吸去油脂，其余各药制成粗粒，全部药材用酒精浸泡 1 周以上，液体呈深褐色时即可使用。不使用时密闭保存，有效期 2 年左右。

功效：消毒、敛疮、止痒。

主治：因虫咬叮吸、皮肤小创伤及湿疹、皮炎等瘙痒或红肿、浅溃疡。

用法：棉签蘸药外搽，一日 3 次或更多次。

十 一 画

清胃理气汤

组成：苦参 5~10g、蒲公英 30g、半夏 10g、陈皮 10g、瓜蒌 15g、佛手 10g、砂仁 10g、郁金 10g、厚朴 15g、茵陈蒿 15~30g、藿香 10g、枇杷叶 10g。

功效：清热除湿、理气消胀止痛。

主治：胃热或湿热中阻，气痹胃脘痞胀疼痛，脉弦数，苔黄腻。

用法：苦参宜小剂量（5g），口燥干者重加石斛、芦根。

清胃养阴汤

组成：蒲公英 30g、浙贝母 10g、竹茹 15g、枇杷叶 10g、白芍 15g、麦门冬 15g、石斛 15g、扁豆 30g、茯苓 15g、陈皮 10g、川楝子 10g、代代花 10g、白蒺藜 10g。

功效：清热养阴、理气和胃。

主治：胃热伤阴，胃脘灼痛、嘈杂、口干、口中异味、脘痞，脉细弦数或中位脉滑数加压至沉位转细弦数，舌红苔黄。

用法：胃镜有胃黏膜糜烂者加重楼或连翘、白花蛇舌草、藤梨根之类。

十 二 画

湿热肠炎汤

组成：苦参 10~15g、秦皮 10~15g、白头翁 10~15g、广木香 10g、炒白术 10g、炒苍术 10g、当归 15g、车前子 15g、赤石脂 15g、石榴皮 15g。

功效：清泄下焦湿热，敛涩护肠。

主治：慢性结肠炎属湿热证，脉象滑，以关尺气盛为主。

十 七 画

癌瘤扶正汤

组成：人参 5~15g、黄芪 30g、生白术 15~18g、女贞 15g、枸杞子 15g、当归 15g、锁阳 15g。

功效：扶元益气。

主治：癌瘤元气不足，其脉气性刚数或弱。

用法：人参以红参为好，抗癌作用较他种人参强。癌瘤多正虚邪实，常与攻伐痰毒、清热解毒药合用。

注：以上方剂以"方"为名者，都是笔者相对稳定的对成方的加减方，读者可联系原成方分析。剂量设置为成人量，儿童与体弱脾虚者酌减。